Barral, Croibier

Manipulation kranialer Nerven

Jean-Pierre Barral, Alain Croibier

Manipulation kranialer Nerven

Deutsche Übersetzung
von Gudrun Meddeb

ELSEVIER

ELSEVIER
Hackerbrücke 6, 80335 München, Deutschland
Wir freuen uns über Ihr Feedback und Ihre Anregungen an books.cs.muc@elsevier.com

Titel der Originalausgabe
Manipulation des nerfs crâniens
Erschienen bei: Elsevier Masson SAS
An imprint of Elsevier Limited

Wichtiger Hinweis für den Benutzer
Die Erkenntnisse in der Medizin unterliegen laufendem Wandel durch Forschung und klinische Erfahrungen. Herausgeber und Autoren dieses Werkes haben große Sorgfalt darauf verwendet, dass die in diesem Werk gemachten therapeutischen Angaben (insbesondere hinsichtlich Indikation, Dosierung und unerwünschten Wirkungen) dem derzeitigen Wissensstand entsprechen. Das entbindet den Nutzer dieses Werkes aber nicht von der Verpflichtung, anhand der entsprechenden Literatur zu überprüfen, ob die dort gemachten Angaben von denen in diesem Buch abweichen und seine Verordnung in eigener Verantwortung zu treffen.

Bibliografische Information der Deutschen Nationalbibliothek
Die Deutsche Nationalbibliothek verzeichnet diese Publikation in der Deutschen Nationalbibliografie; detaillierte bibliografische Daten sind im Internet über http://www.d-nb.de abrufbar.

1. Auflage 2008
Unveränderte Studienausgabe 2018

24 25 26 27 6 5 4 3

Planung und Lektorat: Christl Kiener, München
Projektmanagement: Annekathrin Sichling, München
Übersetzung: Gudrun Meddeb, Tunis
Herstellung: Angelika Brandtner
Satz: abavo GmbH; TnQ, Chennai
Druck und Bindung: Rodona Industria Gráfica S.L., Pamplona/Spanien
Umschlaggestaltung: SpieszDesign, Neu-Ulm
Titelfotografie: totemstudio.com

ISBN 978-3-437-58201-1

Aktuelle Informationen finden Sie im Internet unter **www.elsevier.de**

Inhaltsverzeichnis

Einleitung

Seit mehr als 60 Jahren übt das Kranium, angeregt durch die Arbeiten von William Garner Sutherland, auf die osteopathische Welt eine nicht enden wollende Faszination aus. Die 22 durch Suturen gelenkig verbundenen und durch Membranen zusammenhängenden Knochen erstaunen und interessieren die Mechaniker, die wir sind, immer wieder aufs Neue. Vielleicht ist es gerade diese Faszination, die uns begreiflich macht, warum sich praktisch alle kranialen Manipulationen auf den Schädel, die Hülle, und nicht auf den Inhalt des Kopfes beziehen.

In unserem Buch *Manipulation peripherer Nerven* (Elsevier Urban & Fischer, München 2004) haben wir bereits auf die Bedeutung der propriozeptiven Stimulierung durch unsere Manipulation hingewiesen. Diese lokalen und allgemeinen Ergebnisse erreichen wir aufgrund der Tatsache, dass alle Gewebe über ein System aus Mechanorezeptoren verfügen, das mit dem Kleinhirn und dem Thalamus verbunden ist.

Die Hirnnerven sind für die Sensibilität der Knochen, des Periosts, der Suturen und der Meningen zuständig. Will man also auf die Dura mater, auf die Falx cerebri oder das Tentorium cerebelli einwirken, ist es besonders wichtig, Zugang zu ihrem Nervensystem zu finden.

Die Manipulationen der Hirnnerven eröffnen neue Möglichkeiten, die Wirkung unserer Behandlungen auf den Schädelinhalt auszuweiten. Sie verbessern und verlängern die Wirkung der kranialen Manipulationen. Sie bieten uns einen Zugang zum wertvollsten und mysteriösesten Teil des menschlichen Wesens: das Gehirn.

In diesem Buch werden wir uns zudem mit den Techniken befassen, die sich auf die Veränderungen der intrakraniellen Drücke beziehen. Das Gehirn ist von seiner Konsistenz her wie ein Pudding. Zwar wird es durch den Liquor cerebrospinalis geschützt, reagiert aber dennoch sehr sensibel auf jegliche Druckveränderung.

Das Gehirn wird von einer Vielzahl kleiner Arterien und Venolen durchzogen. Die Veränderung des intrakraniellen Drucks beeinflusst auch die Zirkulation und das Gehirn. Ein gut funktionierendes Gehirn muss modellierbar und plastisch sein.

Indem man den intrakraniellen Druck manuell variiert, erzielt man interessante Wirkungen auf die hydromechanischen Bedingungen des Gehirns.

Dieses Buch befasst sich in erster Linie mit der Praxis der Manipulation. Dank der zahlreichen und neuen Abbildungen ist es jedoch auch ein gutes Nachschlagewerk, das dem Leser hilft, eine bessere Vorstellung von den Gehirnnerven zu gewinnen und die zahlreichen Funktionen besser zu verstehen.

I Theoretische Grundlagen

KAPITEL

1 Grundlagen

1

Every nerve must be free to act and do its part
Andrew Taylor Still

Wir empfehlen unseren Lesern, sich zur Vorbereitung zunächst mit den verschiedenen Eigenschaften der Nerven zu befassen, wie sie in unserem Buch *Manipulation peripherer Nerven* beschrieben werden und erst dann tiefer in das Thema Manipulation der Hirnnerven einzusteigen.

Für all jene Leser, die sich doch gleich mit den Hirnnerven befassen wollen, bieten wir hier eine kurze Zusammenfassung der wesentlichen und unverzichtbaren Grundlagen.

1.1 Funktionelle Anatomie des Nervs

Die Nervenfasern werden in funktionelle histologische Einheiten zusammengefasst, die als *Nervenfaserbündel* bezeichnet werden und von unterschiedlichen Bindegewebsschichten umgeben sind.

Das Bindegewebe umfasst 50 bis 90 % der gesamten Gewebemasse der peripheren Nerven.

1.1.1 Bindegewebe des Nervs

Die Bindegewebe der peripheren Leitungsbahnen umfassen je nach Topographie das Endoneurium, das Perineurium und das Epineurium.

Endoneurium

Das Endoneurium bildet das die Nervenfasern umgebende Bindegewebe. Es fasst eine bestimmte Anzahl von Nervenfasern zu einem primären Nervenfaserbündel (Faszikel) zusammen. Jede Nervenfaser wird zudem, neben den Gliastrukturen, von einer stützenden Hülle umgeben.

Die Endoneuralscheide ist eine dehnbare, elastische Struktur; sie setzt sich aus einer dichten Kollagenmatrix zusammen, die der Ernährung und dem Schutz dient.

Das Endoneurium nimmt zusammen mit dem Endoneuralraum bezüglich des Flüssigkeitsdrucks eine wichtige Rolle ein, indem es innerhalb dieses Raums einen leicht positiven Druck aufrecht erhält und somit ein konstantes Umfeld für die Nervenfasern sichert.

Perineurium

Das Perineurium stellt das perifaszikuläre Bindegewebe dar. Mehrere primäre Faserbündel werden durch das Perineurium umhüllt und zu sekundären Nervenfaserbündeln zusammengeschlossen.

Das Perineurium besteht aus 7 bis 8 Schichten dichter Fibroblastenzellen.

Es hat folgende Aufgaben:

- Schutz des Inhalts, d. h. der Endoneuralscheide
- als Diffusionsbarriere verhindert es, dass bestimmte Substanzen in den intrafaszikulären Bereich eindringen
- als mechanische Barriere widersetzt es sich externen Kräften.

Das Perineurium ist jener Teil des Bindegewebes, der zuletzt reißt, wenn der Nerv sehr großen Zugkräften ausgesetzt wird.

Epineurium

Das Epineurium bildet das interfaszikuläre Bindegewebe. Es breitet sich zwischen und um die sekundären Nervenfaserbündel aus und stellt die den peripheren Nervenstamm umgebende Bindegewebshülle dar.

Im Epineurium setzt sich die Dura mater bis zum Ende der peripheren Nerven fort.

Funktionell übernimmt das Epineurium eine zweifache Rolle:

- Einerseits trennt es die Nervenfaserbündel voneinander (internes Epineurium),
- andererseits bildet es eine genau definierte Hülle um die Nervenfaserbündel (externes Epineurium).

Das Epineurium ist auch Träger der Gefäßstrukturen: es enthält die Vasa nervorum, welche die Mikrovaskularisation des Nervs sicherstellt.

Das Epineurium beinhaltet seinerseits Nerven, die Nervi nervorum. Dabei handelt es sich um sensible und sympathische Nervenfasern, die aus dem Nervenstrang bzw. aus den perivaskulären Nervengeflechten stammen und zur Versorgung von Epineurium, Perineurium und Endoneurium dienen.

Das Epineurium ist eine Bewegungsstruktur, die ein Gleiten zwischen den Nervenfaserbündeln ermöglicht.

1.1.2 Vaskularisation des Nervs (Vasa nervorum)

Das Epineurium verfügt über ein hoch entwickeltes Gefäßnetz. Seine Arteriolen und Venolen sind großteils in

Längsrichtung angeordnet und durch eine Vielzahl von Anastomosen untereinander verbunden.

Im Perineurium gibt es ein umfangreiches Geflecht an Kapillaren sowie ein weit verzweigtes Netz kleiner Arterien und Venen, die in Längsrichtung verlaufen.

Im Endoneurium sind die Kapillaren ebenfalls in Gefäßgeflechten angeordnet. Die Zahl der Venolen ist im Allgemeinen etwas größer als die Zahl der Arteriolen.

Im Endoneuralraum findet man häufig leere Kapillaren, was darauf schließen lässt, dass ein Teil der Gefäße eine ausschließlich funktionelle Rolle erfüllt.

Wird der Nerv auch nur leicht bewegt, beginnen diese Kapillaren sofort zu funktionieren.

Unsere Nervenmanipulationen wirken sich unmittelbar auf das Gefäßsystem aus.

1.1.3 Innervation des Nervs (Nervi nervorum)

Das Bindegewebe der peripheren Nerven, der Nervenwurzeln und des autonomen Nervensystems verfügt über ihre eigene Innervation, die Nervi nervorum, die aus lokalen axonalen Ästen stammen.

Diese Nerven sichern die intrinsische Sensibilität des Nervs, sie kontrollieren permanent den mechanischen, metabolischen und trophischen Zustand des Nervs. Die Nervi nervorum sind für die Weiterleitung der Informationen an das Rückenmark und das ZNS unerlässliche Elemente.

Sie bilden eine Afferenzen bezüglich der intrinsischen Sensibilität des Nervs und sind somit oft an pathologischen Prozessen der peripheren Nerven beteiligt. Sie reagieren auf verschiedene (chemische, elektrische und mechanische) Reize wie primäre Nozizeptoren.

Die Nervi nervorum setzen die an Entzündungsreaktionen beteiligten Prostaglandine und Neuropeptide frei.

Wenn ein Gewebe leidet, wird es zum Ausgangspunkt einer *nozizeptiven Information*. Auch wenn diese *nicht immer ausreicht, um einen identifizierbaren Schmerz zu erzeugen*, beeinträchtigt sie die regionale Biomechanik, indem sie eine Schutzreaktion (Schonhaltung) erzeugt, um die betroffene Nervenzone zu entlasten.

N.B.: Die nozizeptiven Endungen reagieren stärker auf Dehnung denn auf Kompression. *Die Kunst der neuralen Manipulation besteht vornehmlich darin, eine ausreichende und effiziente Dehnung ohne zu viel Kompression zu erzeugen.*

Es wird auch eine vasomotorische extrinsische Innervation für die Vasa nervorum beschrieben, die über Fasern erfolgt, die auf der Ebene der perivaskulären Plexus in den Nerv eindringen. Die Blutgefässe des Perineuriums und des Epineuriums werden durch den Sympathikus innerviert.

1.2 Mechanische Eigenschaften des Nervs

1.2.1 Mobilität

Das Nervengewebe wird aufgrund der Körperbewegungen zahlreichen Einflüssen unterworfen. Es passt sich an diese Belastungen auf zwei Arten an:

- durch eine Gleitbewegung gegenüber seinem anatomischen Umfeld
- durch eine Deformation der eigenen Strukturen, die sich, je nach Situation, verkürzen, falten oder dehnen lassen.

1.2.2 Viskoelastizität

Manche Materialien reagieren auf Belastung durch eine unmittelbare Deformation, auf die eine verzögerte Deformation folgt. Dieses Verhalten wird als Viskoelastizität bezeichnet. Diese unterscheidet sich von der Elastizität, welche die sofortige Rückkehr einer Struktur zu ihrer ursprünglichen Form beschreibt, sobald die deformierende Kraft nicht mehr auf sie einwirkt.

Der Nerv ist eine viskoelastische Struktur. Aus diesem Grund ist er permanent beachtlichen inneren Spannungen ausgesetzt, die sich, je nachdem welche äußeren Spannungen auf ihn einwirken, ständig verändern.

Die Viskoelastizität ist der größte mechanische Vorteil für einen Nerv, der Zugspannungen ausgesetzt ist, denn sie macht den Nerv gegenüber diesen Belastungen besonders widerstandsfähig.

Gleichzeitig reagieren Nerven bereits auf die geringste Kompression sehr sensibel.

Wir verwenden die Viskoelastizität therapeutisch, indem wir die verzögerte Rückkehr des Gewebes zusätzlich verlangsamen.

1.2.3 Neurale Belastungen

Intrinsischer intraneuraler Druck

Der intrinsische intraneurale Druck (IID) bezeichnet die Gesamtheit der intrazellulären Drücke jedes Axons, erhöht durch den intravaskulären Druck in den Vasa nervorum. Er wird durch den intrafaszikulären Druck, der durch die verschiedenen Bindegewebsschichten ausgeübt wird, modifiziert.

Die Viskoelastizität setzt den Nerv einer longitudinalen, zentrifugalen oder distalen Spannung aus. Jede Variation in der Intensität dieser Spannung verändert auch den intrinsischen intraneuralen Druck.

Extrinsischer intraneuraler Druck

Der Nerv unterliegt dem Druck der umliegenden Gewebe, die diesen an seine verschiedenen Hüllen weiterleiten. Erhöht sich der exogene Druck, steigt auch der extrinsische intraneurale Druck (EID).

Beziehung zwischen Zugspannung und Kompression

Jede Kompressionsbelastung, die zu einer Einklemmung führt, kann im Inneren des Nervs Zugspannungen erzeugen.

Umgekehrt erhöht der Anstieg der longitudinalen Zugspannung eines Nervs, der bereits unter Druck steht oder eingeklemmt wurde, die Kompressionsbelastungen im Nerv.

1.2.4 Distale Dauerspannung

Durch jahrelange Palpation zahlloser Nerven konnten wir ein Phänomen beobachten, das wir als distale Dauerspannung bezeichnen. Allem Anschein nach versucht das distale Ende des Nervs ständig sich in Richtung Peripherie zu verlängern.

Der Anatom Jean Brachet studierte die Entwicklung der Nerven, vor allem des N. vagus, auf embryologischer Ebene. Er unterstrich eine Tatsache, die diese Theorie untermauert:

„Das Versorgungsgebiet des N. vagus erstreckt sich primär auf jene Eingeweide, die im Kopf-Hals-Bereich liegen, und wandert sekundär Richtung Rumpf ab. Dieser Prozess ist Teil einer allgemeinen Tendenz der Nerven ihr Versorgungsgebiet nach unten hin auszubreiten."

Um diesem Phänomen Rechnung zu tragen, versucht man bei der Behandlung die Nerven so weit distal wie möglich zu dehnen, um die gesamte intrinsische Spannung zu beeinflussen.

1.3 Funktionelle Einheit des Nervensystems

Es ist wichtig, das Nervensystem als eine unteilbare Einheit zu verstehen. Kein anderes System unseres Körpers verfügt über so viele Verbindungen und Komplexität.

Die funktionelle Einheit des Nervensystems basiert auf folgenden Parametern:

- Elektrische Parameter: Die Neuronen sind untereinander verbunden. Jeder Impuls, der an einem Ende des Systems entsteht, kann innerhalb weniger Millisekunden das andere Ende erreichen.
- Mechanische Parameter: Die verschiedenen das Nervensystem umgebenden Hüllen stellen eine Gewebekontinuität zwischen Zentralnervensystem und peripherem Nervensystem her.
- Biochemische Parameter: Die gleichen Neurotransmitter existieren auf zentraler und peripherer Ebene. Es gibt zentrifugale und zentripetale axonoplasmische Ströme.
- Elektromagnetische Parameter: Das perineurale System ist ein Vektor kontinuierlicher, von den Hirnwellen erzeugter Ströme, die sich über das neurale Netz im Inneren des Körpers ausbreiten. Diese Ströme spielen eine große Rolle bei der Kontrolle der Gewebereparatur nach einer Läsion. Sie sind ein wichtiger Vektor zum Erhalt der Homöostase und der Organisation der Wundheilungskräfte.

Zudem sind die Nerven elektrisch oder magnetisch nicht völlig isoliert, sodass ein Informationsaustausch mit den umliegenden Geweben und insbesondere mit dem Fasziensystem stattfindet.

1.4 Funktionelle Pathologie des Nervs

1.4.1 Neurale Fibrose

Die *intraneurale Bewegung* erfolgt zwischen den Gewebselementen der Nerven und den Elementen des Bindegewebes. Sie ist Ausdruck jener Beweglichkeit, die dazu führt, dass Zugspannungen auf die verschiedenen Nervenstrukturen einwirken können, ohne dass der Nerv dadurch Gefahr läuft zu reißen. Die Nervenfasern können sich gegenüber dem Endoneurium einwickeln und entfalten. Im Inneren eines Nervs oder einer Nervenwurzel besteht eine gewisse Gleitfähigkeit zwischen den einzelnen Nervenfaserbündeln.

Eine ähnliche Gleitfähigkeit besteht auch zwischen dem Gehirn und der umgebenden Dura mater cranialis bzw. zwischen dem Rückenmark und der Dura mater spinalis.

Wird ein Nervenstamm verletzt, kommt es am Läsionsort fast unmittelbar zur Exsudation von zirkulierendem Albumin.

Das endoneurale Ödem erhöht den intravaskulären Druck und dieser führt zu einer Verringerung des Blutflusses in den Kapillaren. Ein lang anhaltendes Ödem führt zu *endoneuraler Fibrose* und zur *Bildung einer intrafaszikulären Narbe.*

Somit beeinflusst jede Fibrose, jedes Ödem die intrinsischen Adaptationsmechanismen des Nervs.

1.4.2 Kompression

Die Pathophysiologie der Kompressionsphänomene ist sehr komplex. Dabei besteht ein wechselseitiger Zusammenhang zwischen der direkten Kompression von Nervenfasern und der Ischämie in Form eines Circulus vitiosus:

- Kompression
- primäre Ischämie
- Transsudation
- Erhöhung des intraneuralen Drucks
- Verringerung der venösen und lymphatischen Drainage
- Ödem des Nervs
- Erhöhung des intraneuralen Drucks
- Blockade des Zuflusses an arteriellem Blut
- sekundäre Ischämie
- Läsion des Nervs.

In der Osteopathie vertrat man lange Zeit die Auffassung, dass allein extraneurale Spannungen für Kompressionsphänomene verantwortlich seien. Insofern zahlreiche osteopathische Manöver im Umfeld des Nervs mit dem Ziel ausgeführt werden, die Nervenkompression aufzuheben.

Tatsächlich scheinen die Verhältnisse jedoch komplexer zu sein. Die Kompression hat zwei Gesichter. Sie führt gleichfalls zu intrinsischem Druck und zu Phänomenen wie Fibrose oder Ödem am Nerv selbst.

Durch die direkte Wirkung auf den Nerv, sein perineurales Bindegewebe, seine Mikrovaskularisation und seine Mikroinnervation, können entsprechende Belastungen reduziert werden.

1.5 Konzept von Einheit und Globalität

Wir unterstützen voll und ganz das von A. T. Still entwickelte Konzept der Globalität. Alle Strukturen und Elemente des Körpers sind unerlässliche Bestandteile zur Aufrechterhaltung der Homöostase. Der Organismus ist eine wunderbare Maschine, für deren einwandfreies Funktionieren alle Komponenten in gutem Zustand erhalten werden müssen.

Der Mensch ist ein Ganzes, das man nicht in Einzelteile trennen kann, ohne zu riskieren, dass man osteopathische Spezialisten für die verschiedenen Körperregionen bräuchte.

Wir vertreten den Standpunkt, dass erfolgreiche Manipulationen mit höchster Präzision ausgeführt werden müssen und dass dafür spezielle Kenntnisse erforderlich sind, die es zu erwerben gilt. Gleichzeitig muss der Osteopath immer ein „Generalist" bleiben. In dieser Funktion muss er sich, gleich einem Mechaniker, in gleichem Masse für den Fuß, die Organe, die Wirbelsäule oder das Kranium interessieren und alle Strukturen und Regionen des Körpers mit größter Kompetenz zu behandeln wissen.

Die Techniken zur Manipulation der Hirnnerven sind ein hervorragendes Werkzeug, das uns die Möglichkeit eröffnet, auf das Gehirn und über dieses auf den Rest des Körpers einzuwirken.

Die Manipulation der Hirnnerven ermöglicht es uns, die Suturen, die Hirnhäute und das Gehirn zu beeinflussen. Jede lokale Stimulierung zielt darauf ab, eine globale Reaktion des Organismus hervorzurufen, die in diesem Fall durch das Gehirn induziert wird. Dieses Buch wurde im Einklang und unter Achtung der von A. T. Still aufgestellten Prinzipien und Konzepte verfasst.

KAPITEL

2 Besonderheiten der Hirnnerven

2

2.1 Wiederholung

Die Zentren des Zentralnervensystems sind mit den peripheren Organen (sensibel oder motorisch) über zerebrospinale Nerven verbunden, die in ihrer Gesamtheit das periphere Nervensystem bilden.

Je nach Austrittsort werden die peripheren Nerven entweder als kraniale oder Hirnnerven bezeichnet, wenn sie aus dem Gehirn oder dem Hirnstamm austreten, oder als Spinalnerven, wenn sie vom Rückenmark abzweigen.

Wie die Spinalnerven sind auch die kranialen Nerven gegenüber dem Zentralnervensystem symmetrisch angeordnet. Sie bestehen aus 12 Nervenpaaren, die die verschiedenen Hirnhäute durchqueren, um letztlich durch Öffnungen (Foramina) an der Schädelbasis aus dem Schädel auszutreten. Im Vergleich dazu treten die Spinalnerven seitlich aus dem Rückenmark aus.

2.2 Nomenklatur

Die Nomenklatur und die Nummerierung der Hirnnerven, wie wir sie heute verwenden, wurden 1778 festgelegt (Willis). Die 12 paarigen Nerven werden dabei ausschließlich nach beschreibenden Kriterien unterschieden: sie werden von anterior nach posterior von I bis XII nummeriert und entweder nach ihrer Form (N. trigeminus), ihrem Wirkungsort (N. facialis, N. glossopharyngeus) oder der ihr zugeschriebenen Funktion (N. olfactorius, N. opticus, N. acusticus) benannt.

Allerdings haben die Embryologie und die vergleichende Neurologie gewisse Ungenauigkeiten hinsichtlich dieser Benennung zu Tage gebracht, von denen hier einige Beispiele angeführt werden:

- Der N. accessorius (XI) und der N. hypoglossus (XII) verfügen zwar über eine Austrittsstelle im Kranium, ihr Ursprung liegt allerdings im Rückenmark, sie könnten daher als Spinalnerven betrachtet werden.
- Der N. vagus (X) und der medulläre Anteil des N. accessorius (XI) bilden eigentlich ein und denselben Nerv, den so genannten N. Vagoaccessorius.
- Der N. trigeminus (V) der Säugetiere entstand durch die Verschmelzung von zwei Nerven, die bei den Wirbeltieren noch getrennt ist: N. ophthalmicus profundus und N. maxillomandibularis.

Die ➤ Tab. 2.1 gibt einen Überblick über die Hirnnerven sowie ihre lateinischen und englischen Bezeichnungen.

2.3 Embryologische Besonderheiten

Die Spinalnerven sind in Metameren gegliedert und symmetrisch angeordnet: jeder Somit umfasst eine Hinter- und eine Vorderwurzel, wobei die Vorderwurzel der motorischen und die Hinterwurzel der sensiblen Nervenwurzel entspricht.

Die Hirnnerven behalten diese Aufteilung in ventrale und dorsale Nerven mehr oder weniger bei, ihre Metamereinteilung ist jedoch oftmals nicht mehr nachvollziehbar.

Tab. 2.1 Die Hirnnerven und ihre verschiedenen Bezeichnungen

Deutsche Bezeichnung	Anatomische/lateinische Bezeichnung	Englische Bezeichnung
Riechnerv	Nervus olfactorius (I)	Olfactory nerve
Sehnerv	Nervus opticus (II)	Optic nerve
Augenmuskelnerv	Nervus oculomotorius (III)	Oculomotor nerve
Augenrollnerv	Nervus trochlearis (IV)	Trochlear nerve
Drillingsnerv	Nervus trigeminus (V)	Trigeminal nerve
Augenmuskelnerv	Nervus abducens (VI)	Abducens nerve
Gesichtsnerv	Nervus facialis (VII)	Facial nerve
Hörgleichgewichtsnerv	Nervus vestibulocochlearis (VIII)	Vestibulocochlear nerve
Zungenschlundnerv	Nervus glossopharyngeus (IX)	Glossopharyngeal nerve
Umherschweifender Nerv	Nervus vagus (X)	Vagus nerv
Beinerv	Nervus accessorius (XI)	Accessory nerve
Unterzungennerv	Nervus hypoglossus (XII)	Hypoglossal nerve

Im Bereich des Rumpfes ist die segmentale Verteilung der Spinalnerven relativ leicht erkennbar. Die Organisation der Hirnnerven erscheint demgegenüber viel komplexer. Ein kurzer Blick auf die Embryologie hilft uns diese Zusammenhänge besser zu verstehen.

2.3.1 Neuralrohr

Gegen Ende des ersten Schwangerschaftsmonats entsteht aus zunächst drei und später fünf Gehirnbläschen, die später das Gehirn und seine Anhangstrukturen (Kleinhirn und Hirnstamm) bilden, das Neuralrohr (➤ Abb. 2.1):

- das Proencephalon, das sich in das Diencephalon (zur endokrinen Steuerung) und das Telencephalon (Denken) aufteilt
- das Mesencephalon
- das Rhombencephalon (Hirnstamm), das das Metencephalon (Kleinhirn) und das Myencephalon (Medulla oblongata) bildet.

Jedes dieser Gehirnbläschen ist mit einem oder mehreren Paaren der zukünftigen Hirnnerven verbunden, die jeweils links und rechts angeordnet sind.

2.3.2 Sinnesorgane

Am kaudalen Ende des Embryos entstehen die Anlagen für die Sinnesorgane. Die Riech-, die Linsen- und die Ohrplakoden sind Verdickungen des Ektoderms, die zu beiden Seiten des zukünftigen Kopfes entstehen (➤ Abb. 2.2). Diese Plakoden haben Verbindungen zum N. olfactorius (I), zum N. opticus (II) und zum N. vestibulocochlearis (VIII).

2.3.3 Muskeln und andere Gewebe

Die späteren Muskeln der Kopfregion haben zwei unterschiedliche mesodermale Ursprünge:

- die Somiten und
- die Schlundbögen.

Somiten

Im Bereich des Rumpfes bilden die Somiten differenzierte Segmente des paraxialen Mesoderms, die den Ursprung der Metamere darstellen.

Am kranialen Ende sind die Somiten weniger genau abgegrenzt und man spricht daher von diffusen Somiten oder Somitomeren.

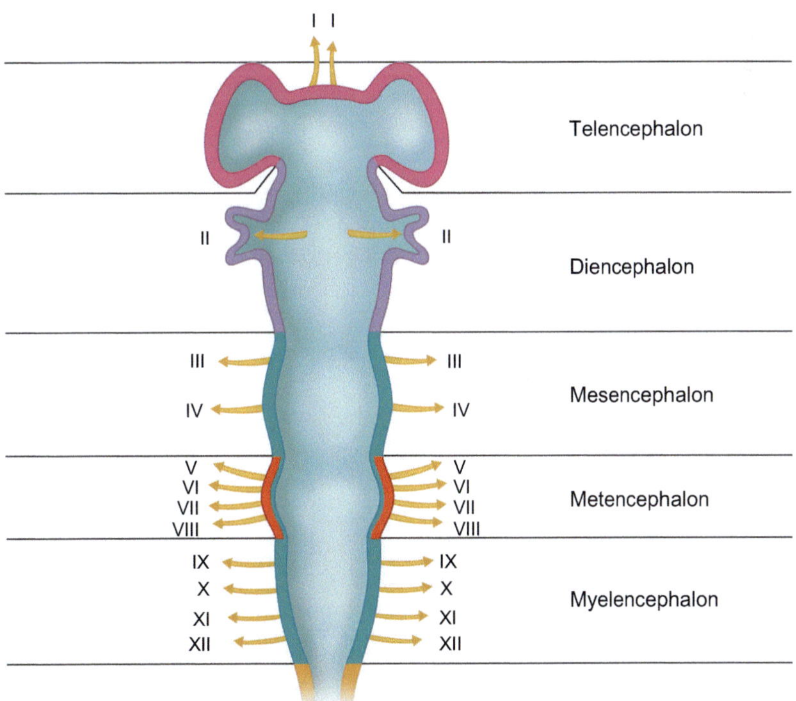

Abb. 2.1 Gehirnbläschen und zukünftige Hirnnerven

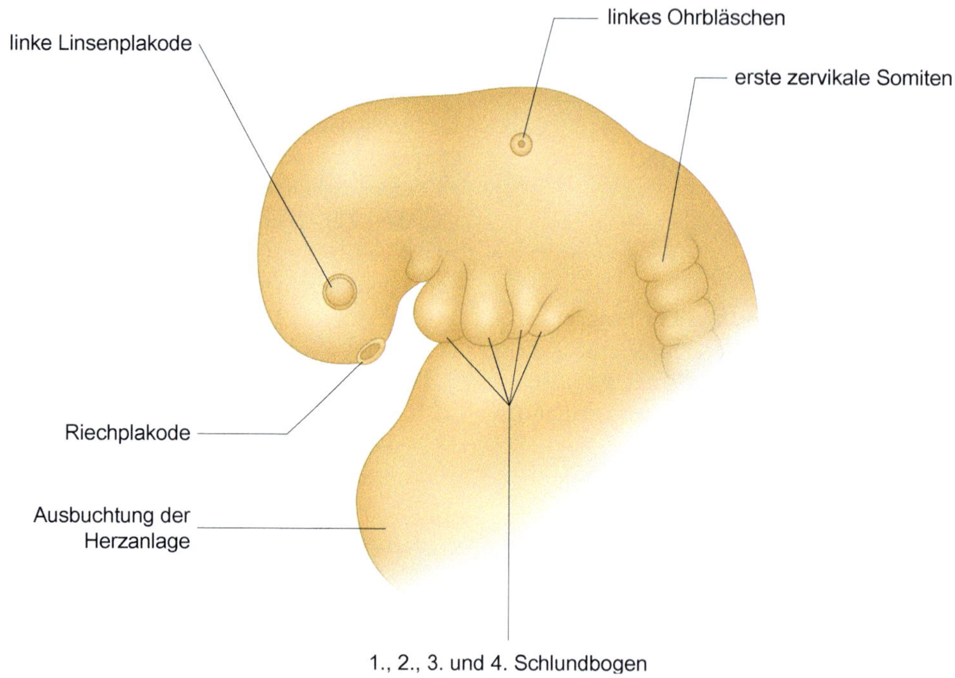

Abb. 2.2 Plakoden

Je nach Position unterscheidet man zwei Kategorien:

- die präotischen Somiten (vor der Ohrplakode), welche die äußeren Augenmuskeln bilden, die mit folgenden Nerven verbunden sind: N. oculomotorius (III), N. trochlearis (IV) und N. abducens (VI)
- die postotischen Somiten (hinter der Ohrplakode), aus denen sich die Zungenmuskeln bilden, die durch den N. hypoglossus (XII) versorgt werden.

Schlundbögen

Die Schlundbögen sind Verdickungen des Mesenchyms, die den Vorderdarm des Embryos begrenzen (> Abb. 2.3). Sie werden an ihrer Außenseite von Oberflächenektoderm und an ihrer Innenseite von Endoderm überzogen.

Aus den Schlundbögen entwickeln sich die meisten Strukturen des Gesichts und des Halses.

Die Nerven der Schlundbögen sind gemischte (motorische und sensible) Nerven. Sie bilden das segmentale Pendant zur spinalen Innervation im Rest des Körpers.

Die Nerven eines Schlundbogens umfassen:

- motorische Neuronen, die die gestreiften, aus dem Schlundbogen stammenden Skelettmuskeln versorgen; sie werden auch branchimotorische Neuronen genannt
- sensible Neuronen für das Oberflächenektoderm, das die Schlundbögen bedeckt
- viszerosensible Neuronen für die Auskleidung des Entoderms des Vorderdarms.

Die Schlundbögen werden wie folgt innerviert:

- erster Schlundbogen: N. trigeminus (V)
- zweiter Schlundbogen: N. facialis (VII)
- dritter Schlundbogen: N. glossopharyngeus (IX)
- vierter Schlundbogen: N. vagus (X)
- sechster Schlundbogen: N. vagus (X) (> Abb. 2.4).

N.B.: Bei den Fischen entwickeln sich die sechs Schlundbögen weiter und bilden die Anlage für die Kiemen und das Viszerokranium. Bei den Säugetieren beschreibt man fünf Schlundbögen, den 1., 2., 3., 4., und 6. Schlundbogen; der 5. Schlundbogen wird nicht weiterentwickelt.

2.4 Funktionelle Merkmale

Die Hirnnerven bilden die sensible und motorische Innervation für den Kopf und den Hals, einzig der N. vagus innerviert auch den Thorax und das Abdomen. Zudem vermitteln manche Hirnnerven auch sensorische Informationen aus den Sinnensorganen. Auf motorischer Ebene bewirken sie die willkürlichen und unwillkürlichen Impulse für die muskuläre Kontrolle.

Die Hirnnerven funktionieren also wie modifizierte Spinalnerven, die einige Besonderheiten aufweisen. Im

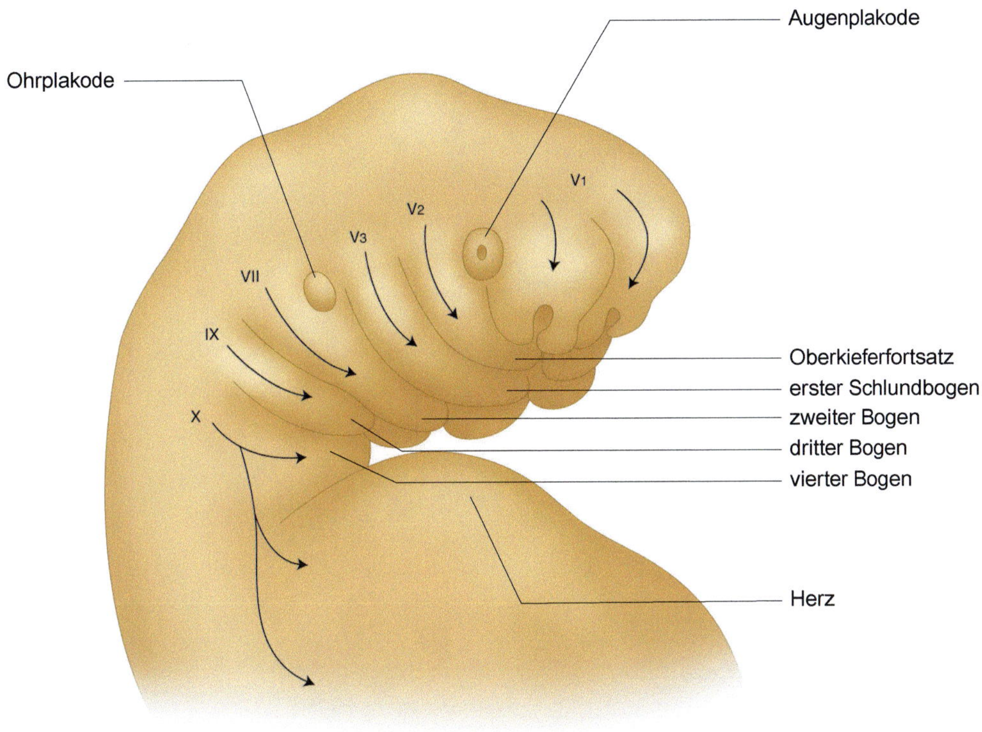

Abb. 2.3 Schlundbögen

Allgemeinen umfassen sie sowohl sensible als auch motorische Fasern. Manche dieser Nerven sind rein sensible, andere rein motorische Nerven und wieder andere sind gemischte Nerven.

2.4.1 Die sechs verschiedenen Nervenimpulse

Die Hirnnerven übertragen sechs unterschiedliche Impulse, drei sensible und drei motorische.

Sensible Impulse:

- allgemeine Sensibilität: Wahrnehmung von Berührung, Schmerz, Temperatur, Druck, Vibration und propriozeptiver Information
- viszerale Sensibilität: alle sensiblen Reize aus den Organen und Gefäßen mit Ausnahme der von den Organen kommenden Schmerzen
- spezielle Sensibilität: sensorische Wahrnehmung wie Geruchs-, Seh-, Geschmacks- Gehör- und Gleichgewichtssinn.

Motorische Impulse:

- somatomotorische Impulse: Innervation der sich aus den Somiten entwickelnden Muskeln
- branchiomotorische Impulse: Innervation der sich aus den Schlundbögen entwickelnden Muskeln
- viszeromotorische Impluse: Innervation der Drüsen und der glatten Muskulatur der Organe.

2.4.2 Ähnlichkeiten und Unterschiede zu den Spinalnerven

Unabhängig von seiner Lage ist ein Nerv immer ein Nervenfaserkabel. Die Fasern sind Dendriten oder Axone, die den Zellkörpern entstammen, die entweder im Zentralnervensystem oder einem peripheren Ganglion liegen. Dennoch unterscheiden sich Spinalnerven und Hirnnerven sehr stark hinsichtlich der Organisation der Fasern.

Die Hirnnerven können in zwei große Kategorien mit sehr unterschiedlicher neurologischer Organisation unterteilt werden:

- einerseits jene Hirnnerven, die den Spinalnerven sehr ähnlich sind (homolog), die motorischen und die gemischten Nerven
- andererseits die reinen Sinnennerven, die mit den speziellen Sinnesorganen im Kopfbereich in Verbindung stehen (N. olfactorius, N. opticus, N. vestibulocochlearis).

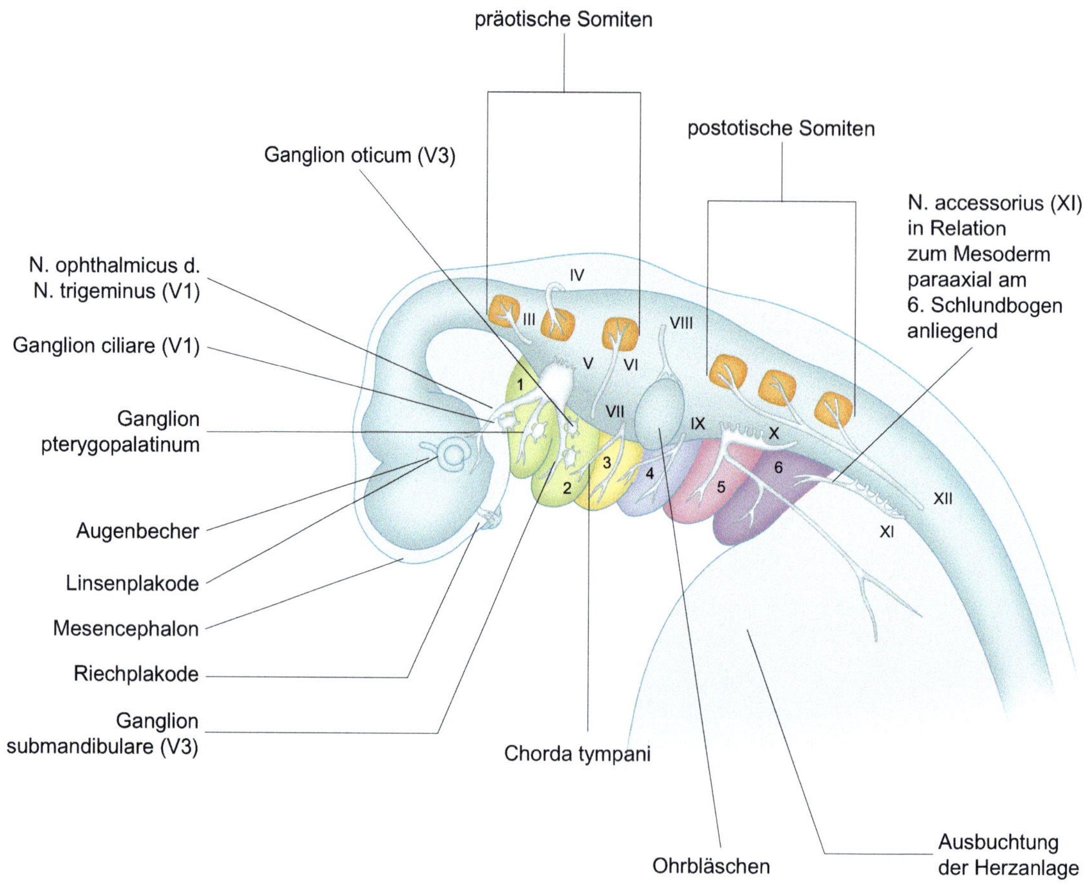

Abb. 2.4 Anlage der Hirnnerven

Homologe Hirnnerven

Die Spinalnerven sind gemischte Nerven, die durch die Verbindung von zwei aus dem Rückenmark stammenden Wurzeln, einer Hinter- und einer Vorderwurzel, entstehen. Die als homologe Hirnnerven bezeichneten Nerven entsprechen nur jeweils einer Wurzel, entweder der dorsalen oder der ventralen.

Vorderwurzeln

Alle motorischen Nerven (N. oculomotorius [III], N. trochlearis [IV], N. abducens [VI], N. hypoglossus [XII]) entsprechen den Vorderwurzeln der Spinalnerven. Mit Ausnahme des III. Hirnnervs, der auch viszeromotorische Fasern für die glatte Muskulatur des Auges enthält, handelt es sich um ausschließlich somatomotorische Nerven. Sie innervieren die gestreiften, aus den kranialen Myotomen stammenden Muskeln (motorische Augenmuskeln, hypobranchiale Muskeln).

Hinterwurzeln

Alle gemischten Nerven (N. trigeminus [V], N. facialis [VII], N. glossopharyngeus [IX], N. vagus [X]) entsprechen aufgrund ihrer sensiblen Fasern den Hinterwurzeln der Spinalnerven. Wie diese umfassen sie die aus den ganglionären Neuronen stammenden sensiblen Fasern, die in den metamerisierten kranialen Ganglien liegen.

Diese sensiblen Fasern werden von zwei Arten von motorischen Fasern begleitet:

- von viszeromotorischen Fasern, die die Tränen- und Verdauungsdrüsen sowie die glatte Muskulatur der Rumpforgane (Magen, Darm, Lungen und Bronchien) innervieren. Sie bilden den Hauptteil der parasympathischen Versorgung des Schädels
- von somatomotorischen Fasern, die die gestreifte Muskulatur und insbesondere die Muskeln des Gesichts und des Kehlkopfs innervieren. Diese Muskeln sind viszeralen Ursprungs, da sie sich aus der branchiomotorischen Säule entwickeln.

Spezielle Hirnnerven

Dabei handelt es sich um Nerven, die mit den Sinnesorganen des Kopfes verbunden sind: Riechorgan, Augen, Innenohr.

Der „Nervus“ opticus gehört eigentlich nicht zum peripheren Nervensystem. Die Retina ist ein sehr spezieller sensorischer Rezeptor, dessen Ursprung im Gehirn liegt. Der N. opticus ist somit ein einzigartiges Nervenfaserbündel aus dem Zentralnervensystem.

Der N. olfactorius und der N. vestibulocochlearis entstammen den Sinnesplakoden, aus denen sich auch die entsprechenden Sinnensorgane entwickeln.

2.4.3 Die unterschiedlichen Funktionen der Hirnnerven

Sensible Funktion

Hirnhäute

Dura mater, Arachnoidea, Pia mater, Falx und Tentorium cerebelli erhalten ihre sensible Versorgung über die Hirnnerven, insbesondere – wie wir im Weiteren noch sehen werden – aus dem N. trigeminus. Andere Nerven, wie etwa der N. trochlearis, sind manchmal gleichfalls an der Sensibilität beteiligt.

Diploe

Die Hirnnerven bilden die sensible Versorgung der Diploe, des Knochenschwammwerks (Spongiosa) der Schädelknochen.

Suturen

Kurioserweise gibt es in der medizinischen Literatur nur sehr wenige Informationen über die Innervation der Suturen. Testut, der uns hier als Referenz dient, erwähnt nur die Innervation der Sutura lambdoidea durch Nervenfasern aus dem N. supraorbitalis, einem Ast des N. frontalis, welcher wiederum aus dem N. trigeminus stammt.

Für uns ist der N. trigeminus der wichtigste Nerv, wenn es um die Innervation der Suturen geht, insbesondere auch, weil er Nervenfasern zur Sutura coronalis, der Königin der Suturen, die beim Abfedern von Schlägen und Stößen an vorderster Front steht, aussendet.

Nasennebenhöhlen

Die Schleimhaut der Nebenhöhlen ist sehr sensibel und reaktiv. Diese Sensibilität wird durch die Hirnnerven sichergestellt und auch hier spielt der N. trigeminus wieder die wichtigste Rolle. Dank seiner drei Äste innerviert er die Sinus frontalis, sphenoidalis, ethmoidalis und maxillaris.

Kopfhaut und Gesicht

Die Hirnnerven versorgen die Kopfhaut und das Gesicht sensibel, sie tun dies aber nicht allein.

So wird die Kopfhaut zusätzlich durch Fasern aus dem N. occipitalis major[1] innerviert. Aus diesem Grund werden wir auch seine Manipulation beschreiben, obwohl er nicht zu den Hirnnerven zu zählen ist.

Arterien

Die Fasern der Hirnnerven sind in Verbindung mit Fasern aus den sympathischen Ganglien für die Sensibilität der Arterien verantwortlich. Bestimmte Formen von Migräne hängen mit der Vasodilatation der Kopfarterien zusammen.

Und das Gehirn?

Das Gehirn selbst scheint nicht sensibel zu sein. Die intrakranielle Sensibilität betrifft v. a. die Meningen und das Gefäßsystem.

Motorische Rolle

Die Muskeln der Zunge, des Ohrs und des Auges enthalten aus den Hirnnerven stammende Fasern. Gleiches gilt auch für die Muskeln des Schädels, wie die Mm. temporalis, occipitalis und frontalis. Verantwortlich dafür sind die Nn. oculomotorius, trochlearis, abducens, facialis und hypoglossus.

Sensorische Rolle

Dank der Hirnnerven erhält das Gehirn Informationen, die es uns erlauben zu riechen, zu sehen, zu hören, zu

[1] Arnold-Nerv, benannt nach Friedrich Arnold (1803–1890): deutscher Anatom, Professor für Anatomie in Zürich, Freiburg, Tübingen und Heidelberg.

schmecken und, letztlich, zu denken und zu sein. Die Sinnesnerven sind die Nn. olfactorius, facialis, opticus und vestibulocochlearis.

Rolle für den Gesichtsausdruck

Dank der Hirnnerven kann unser Gesicht Erstaunen, Freude, Trauer, Ablehnung, Angst etc. ausdrücken. Diese Rolle wird vornehmlich vom N. facialis wahrgenommen.

Viszerosensible Rolle

Die Nn. glossopharyngeus, vagus und facialis sind viszerosensible Nerven.

Rolle für die Drüsen

Die Speichel- und Tränendrüsen werden gleichfalls durch die Hirnnerven versorgt.

KAPITEL

3 Anatomische Organisation der Hirnnerven

Wie alle peripheren Nerven verfügen auch die Hirnnerven über einen Ursprung, einen Verlauf und eine Endigung.

3.1 Ursprung

3

Gewöhnlich wird der Ursprung eines Hirnnervs mit der Austrittsstelle des Nervs aus dem Gehirn gleichgesetzt (➢ Abb. 3.1). Alle Nerven treten an der Ventralseite des Großhirns aus, mit Ausnahme des N. trochlearis, der über einen dorsalen Ursprung verfügt.

Die Ursprünge der Hirnnerven konzentrieren sich im Wesentlichen auf die mittlere und hintere Schädelgrube.

Von posterior nach anterior können folgenden Lokalisationen angegeben werden:

- Medulla oblongata:
  - N. abducens (VI)
  - N. facialis (VII)
  - N. vestibulocochlearis (VIII)
  - N. glossopharyngeus (IX)
  - N. vagus (X)
  - N. accessorius (XI) (auch im Bereich des Rückenmarks)
  - N. hypoglossus (XII)
- Pons: N. trigeminus (V)
- Mesencephalon (dorsal): N. trochlearis (IV)
- Pedunculus cerebri: N. oculomotorius (III)
- Chiasma opticum: N. opticus (II)
- Bulbus olfactorius: N. olfactorius (I).

Bedeutung für die Osteopathie Wir können somit festhalten, dass sieben Hirnnerven an der Medulla oblongata austreten. Dies erklärt die Bedeutung von Manipulationen der Dura mater occipitalis und der Dura im oberen Zervikalbereich, zudem scheinen auch die Techniken, die zur Öffnung der posterioren Foramina beitragen (Foramen magnum, Foramen jugulare) ihre Wichtigkeit zu haben.

3.2 Verlauf

Der Verlauf eines Hirnnervs kann in einen intrakraniellen, einen kranialen und einen extrakranialen Abschnitt unterteilt werden.

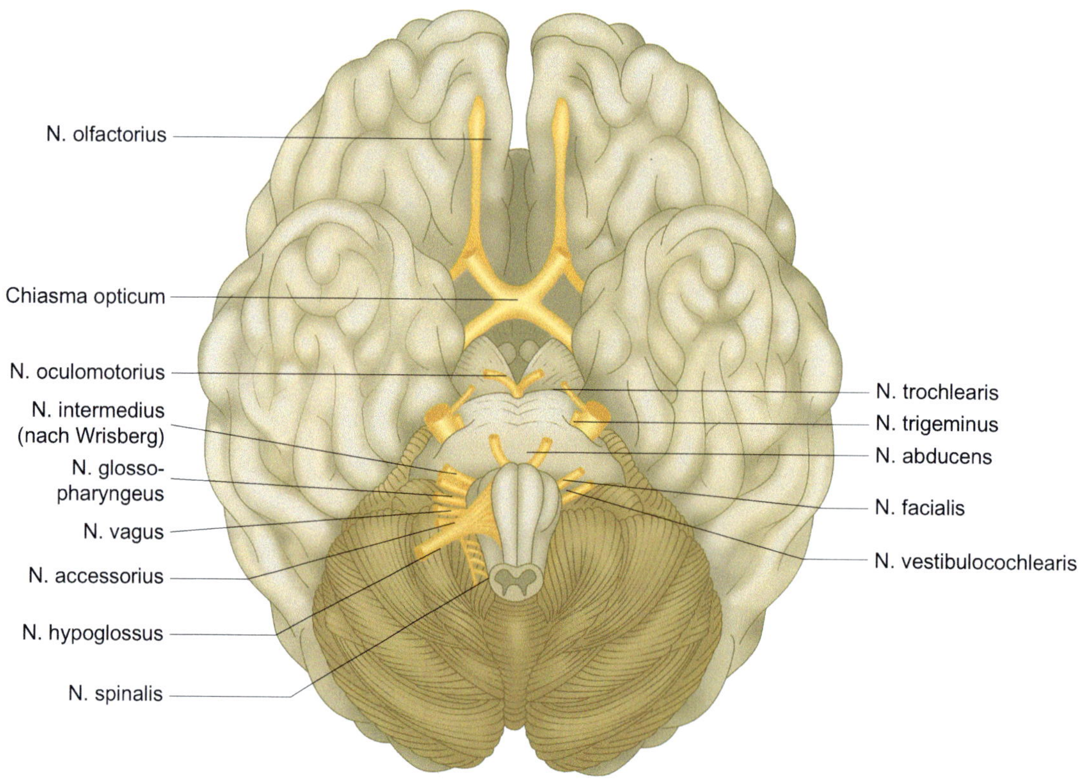

Abb. 3.1 Ursprung der Hirnnerven

3.2.1 Intrakranieller Verlauf

Im intrakraniellen Bereich wird der Nerv von der Pia mater cranialis umhüllt, er durchzieht die Zisternen des Subarachnoidalraums.

- Der N. opticus (II) durchquert die Cisterna chiasmatica.
- Der N. oculomotorius (III) befindet sich in der Cisterna interpeduncularis.
- Die Nn. trigeminus (V), facialis (VII), vestibulocochlearis (VIII), glossopharyngeus (IX), vagus (X) und accessorius (XI) verlaufen durch die Cisterna cerebellomedullaris.
- Die Nn. oculomotorius (III), trochlearis (IV), abducens (VI) und ophthalmicus (VI) queren überdies den Sinus cavernosus.

3.2.2 Kranialer Verlauf – die Durchtrittsöffnungen

Der so genannte kraniale Verlauf betrifft den Durchtritt der Nerven durch die verschiedenen, an der Schädelbasis befindlichen Öffnungen (➢ Abb. 3.2):

- Lamina cribrosa für den I. Hirnnerv
- Canalis opticus für den II. Hirnnerv
- Fissura orbitalis superior als Durchtrittsstelle für die Nerven III, IV, VI und V/1
- Foramen rotundum für den N. maxillaris (V/2)
- Foramen ovale für den N. mandibularis (V/3)
- Meatus acusticus internus für den VII. und den VIII. Hirnnerv
- Foramen jugulare für die Hirnnerven IX, X und XI
- Öffnung des Canalis hypoglossi für den XII. Hirnnerv.

Am Austritt aus dem knöchernen Schädel werden die Nerven von der Pia mater, der Arachnoidea und der Dura mater umgeben, um das Verletzungsrisiko im Bereich des Austritts so gering wie möglich zu halten.

Treten mehrere Nerven durch die gleiche Öffnung aus, so kann es bei Tumoren oder Aneurysmen zu Kompressionen der verschiedenen Strukturen kommen und klinisch zu verschiedenen Symptome aus dem Symptomenkomplex des Kleinhirnsyndroms führen.

3.2.3 Extrakranialer Verlauf

Extrakranial verlaufen die Hirnnerven entweder im Gesichts-, Zervikal- oder im Thorakal- und Abdominalbereich (➢ Abb. 3.3).

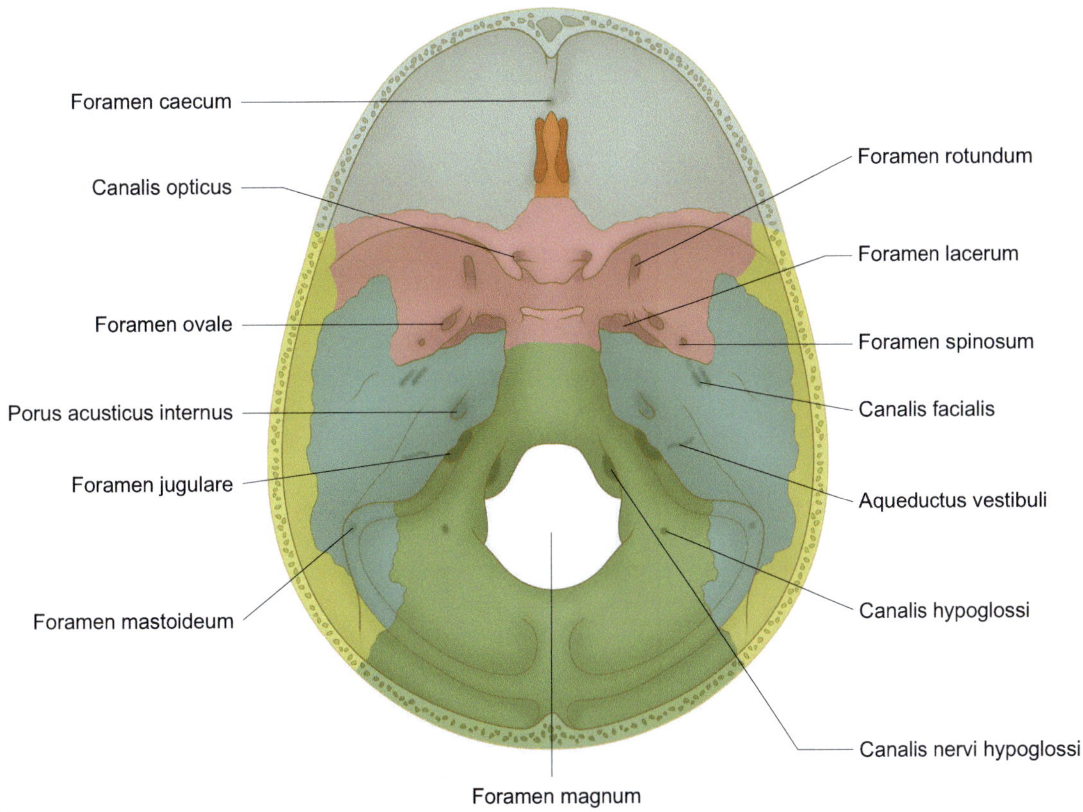

Abb. 3.2 Öffnungen an der Schädelbasis

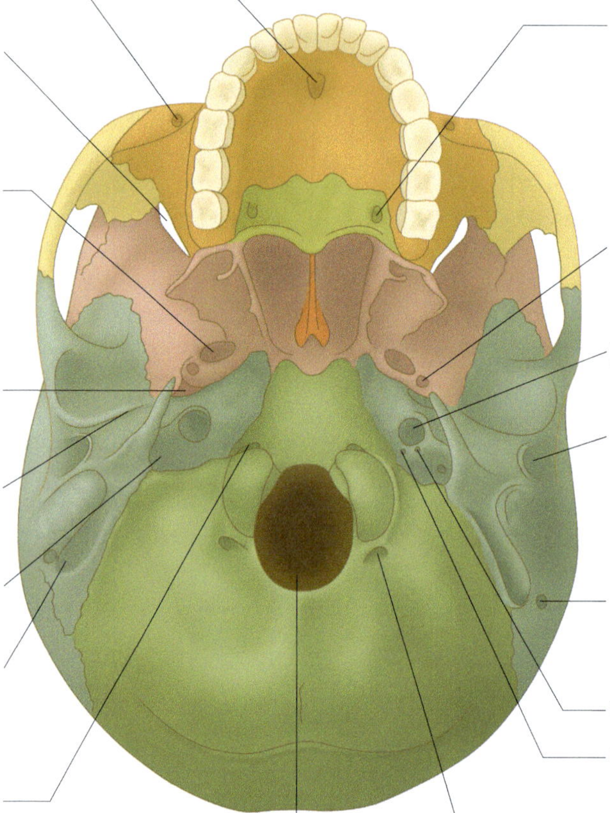

Abb. 3.3 Exokraniale Öffnungen

3.3 Nervenäste

Die terminalen und kollateralen Nervenäste versorgen die verschiedenen knöchernen und Weichgewebestrukturen an Kopf und Hals sowie die Brust- bzw. Verdauungsorgane.

Es gibt zahlreiche periphere Verknüpfungen, die die vielfältigen Funktionen und Wechselwirkungen der Hirnnerven erklären.

3.4 Ganglien

Die sensiblen Ganglien liegen in folgenden Bereichen:

- N. trigeminus: Ganglion trigeminale (klinisch: Ganglion Gasseri)
- N. facialis: Ganglion geniculi
- N. acusticus: Ganglion cochleare und Ganglion vestibulare
- N. glossopharyngeus: Ganglion superius (Ehrenritter[1]) und inferius (Andersch[2])
- N. vagus: Ganglion superius und Ganglion inferius.

Die vegetativen Ganglien, die lokale Nervengeflechte bilden, sind mit bestimmten Hirnnerven verbunden. So wird die parasympathische Versorgung durch Nervenfasern folgender Nerven sichergestellt:

- vom N. oculomotorius für das Ganglion ciliare
- vom N. facialis für das Ganglion pterygopalatinum, das Ganglion submandibulare und das Ganglion sublinguale
- vom N. glossopharyngeus für das Ganglion oticum.

[1] Johann Ehrenritter (†1790) : österreichischer Anatom (Wien).

[2] Carol Samuel Andersch (1732–1777): deutscher Arzt und Anatom.

KAPITEL

4 Durchtrittsstellen im Kranium

Anatomisch betrachtet wird der knöcherne Schädel in drei Gruben, die vordere, mittlere und hintere Schädelgrube, unterteilt.

Zudem besteht der Schädel aus zwei funktionellen Einheiten:

- dem Neurokranium mit dem Großhirn, das das Schädeldach und den endokranialen Anteil der Schädelbasis umfasst und
- dem Viszerokranium, dem Gesichtsschädel, mit der Mandibula und den verschiedenen „viszeralen“ Öffnungen (Mund, Nasenhöhlen, Nasennebenhöhlen, Pharynx etc.).

Diese beiden Einheiten, die sich auch hinsichtlich ihres embryologischen Ursprungs unterscheiden, sind unterschiedlichen mechanischen Einflüssen ausgesetzt:

- neuromeningealen Einflüssen im Bereich des Neurokraniums
- zerviko-thorako-abdominalen Einflüssen im Bereich des Viszerokraniums.

Im Folgenden werden wir, um auch diese beiden Einheiten einzuschließen, statt des Begriffes „Schädelgrube“ den Terminus „Abschnitt“ verwenden. Davon ausgehend, kann man die Durchtrittsöffnungen für die Hirnnerven in drei Abschnitte aufteilen.

4.1 Vorderer Abschnitt

4.1.1 Lamina cribrosa

Durch die Siebbeinplatte gelangen die Riechfäden des N. olfactorius in die Nasenhöhlen. Wie wir später noch sehen werden, können wir nur indirekt über die Nervenendigungen auf den N. olfactorius einwirken, da er aufgrund seiner Tiefe nicht direkt zugänglich ist.

4.1.2 Harter Gaumen

Der harte Gaumen verfügt über mehrere Öffnungen, durch welche folgende Strukturen ziehen:

- Canalis incisivus: N. nasopalatinus
- Foramen palatinum majus: N. palatinus major
- Foramina palatina minora: Nn. palatini minores.

4.1.3 Öffnungen des Gesichtsschädels

Die Öffnungen im Bereich des Gesichtschädels ermöglichen es uns auf die tiefer liegenden Teile der Hirnnerven Einfluss zu nehmen (> Abb. 4.1). Vergessen wir dabei nicht, dass die feinen Nervenendigungen am stärksten reflexogen sind.

Augenregion

Die Augenregion verfügt über mehrere Öffnungen, über die die Hirnnerven ins Gesicht gelangen.

Zu erwähnen sind in diesem Zusammenhang die Fissura orbitalis superior, der Canalis opticus und die Fissura orbitalis inferior, die die Verbindung zwischen dem Schädel, der Augenregion und dem Gesichtsschädel herstellen.

Manche Nerven sind direkt am Austritt aus ihren Öffnungen zugänglich, anderen müssen wir uns indirekt über die austretenden Fasern annähern.

- direkter Zugang:
  - das Foramen supraorbitale für den N. supraorbitale (N. ophthalmicus, V/1)
  - das Foramen infraorbitale für den N. infraorbitale und sein Nervenfaserbündel (N. maxillaris V/2)
  - das Foramen zygomaticotemporale für den R. zygomaticotemporalis (N. maxillaris, V/2).
- indirekter Zugang:
  - der N. opticus wird über die Mobilisation des Augapfels erreicht
  - der N. supratrochlearis, der am inneren Augenwinkel zugänglich ist, oberhalb der Trochlea (N. ophthalmicus)
  - der N. infratrochlearis, der häufig mit dem N. supratrochlearis anastomosiert und von diesem nur durch die Trochlea getrennt wird
  - der N. lacrimalis, im Bereich des äußeren Augenwinkels (N. ophthalmicus, V/1).

Kinnregion

Das Foramen mentale ist der Austrittspunkt für den N. mentalis, einen Ast des N. mandibularis (V/3).

4.2 Mittlerer Abschnitt

Das Sphenoid ist hinsichtlich seiner Öffnungen ein sehr wichtiger Knochen, da es sowohl im Knochen selbst als auch an den Artikulationen zu den umliegenden Strukturen mehrere Öffnungen bildet.

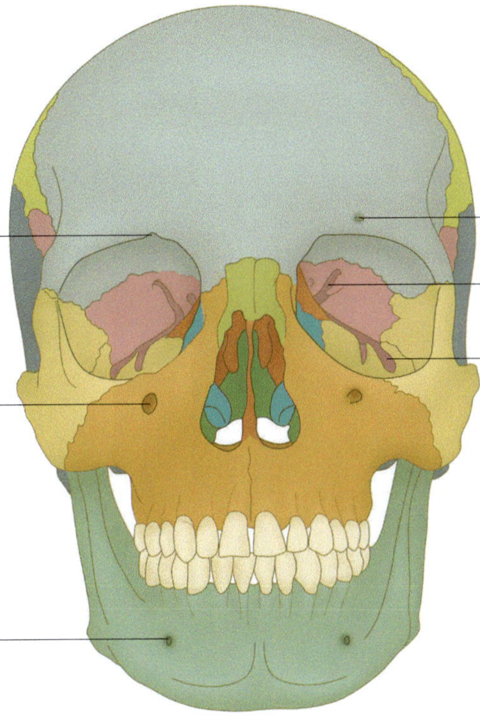

Abb. 4.1 Öffnungen des Gesichtsschädels

- Die Fissura orbitalis superior stellt die Verbindung zwischen der Schädelhöhle und der Augenhöhle her. Durch diesen Spalt treten viele Hirnnerven und Kollaterale aus (➤ Abb. 4.3):
  - N. lacrimalis (Ast des V/1)
  - N. frontalis (Ast des V/1)
  - N. trochlearis (IV)
  - N. abducens (VI)
  - N. oculomotorius (III)
  - N. nasociliaris (Ast des V/1).
- Durch den Canalis opticus zieht der N. opticus
- Das Foramen rotundum ist Durchtrittsstelle für den N. maxillaris
- Das Foramen ovale beherbergt:
  - den N. mandibularis und
  - ein Venengeflecht
- Das Foramen spinosum wird durchzogen von:
  - Ramus meningeus n. mandibularis
  - A. meningea media
- Der Canalis caroticus. Die A. carotis interna und der Plexus caroticus internus sind mit zahlreichen Hirnnervenfasern verbunden
- Der Hiatus canalis nervi petrosi majoris ist Durchtrittsstelle für den N. petrosus major
- Am Hiatus canalis nervi petrosi minoris treten aus:
  - der N. petrosus minor und
  - die A. tympanica superior.

Besonderheiten

Die drei wichtigsten Durchtrittsstellen sind:
- Foramen supraorbitale
- Foramen infraorbitale
- Foramen mentale

Die drei Foramina liegen insgesamt auf einer vertikalen Linie, die in 2 bis 3 cm Entfernung von der Mittelinie verläuft (➤ Abb. 4.2).

4.3 Hinterer Abschnitt

Die Durchtrittsstellen im posterioren Abschnitt des Schädels werden in der ➤ Abb. 4.4 dargestellt.

- Das Foramen magnum hat eine große strategische Funktion, da es die Verbindung zwischen der Medulla oblongata und dem Gehirn sicherstellt.

Folgende Strukturen verlaufen durch das Foramen magnum:

- beide Nn. accessorii
- beide Aa. vertebrales
- beide Vv. vertebrales
- A. spinalis anterior
- beide Aa. spinales posteriores
- V. spinalis.

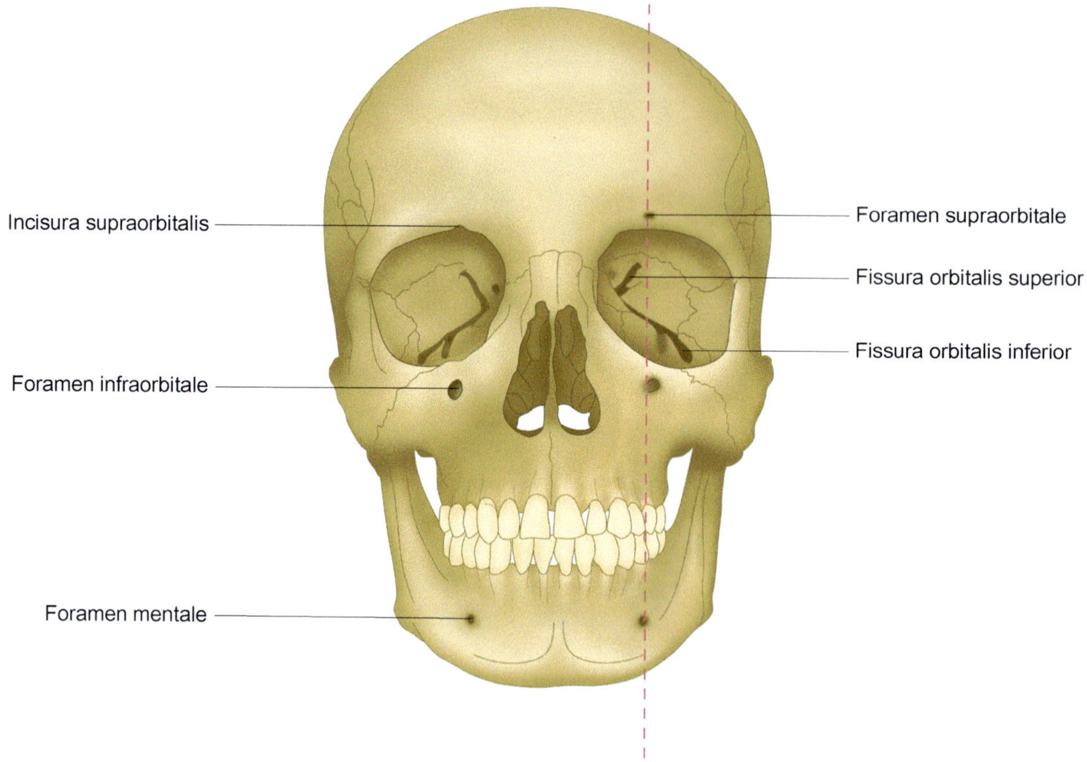

Abb. 4.2 Anordnung der Nervenöffnungen im Gesichtsschädel

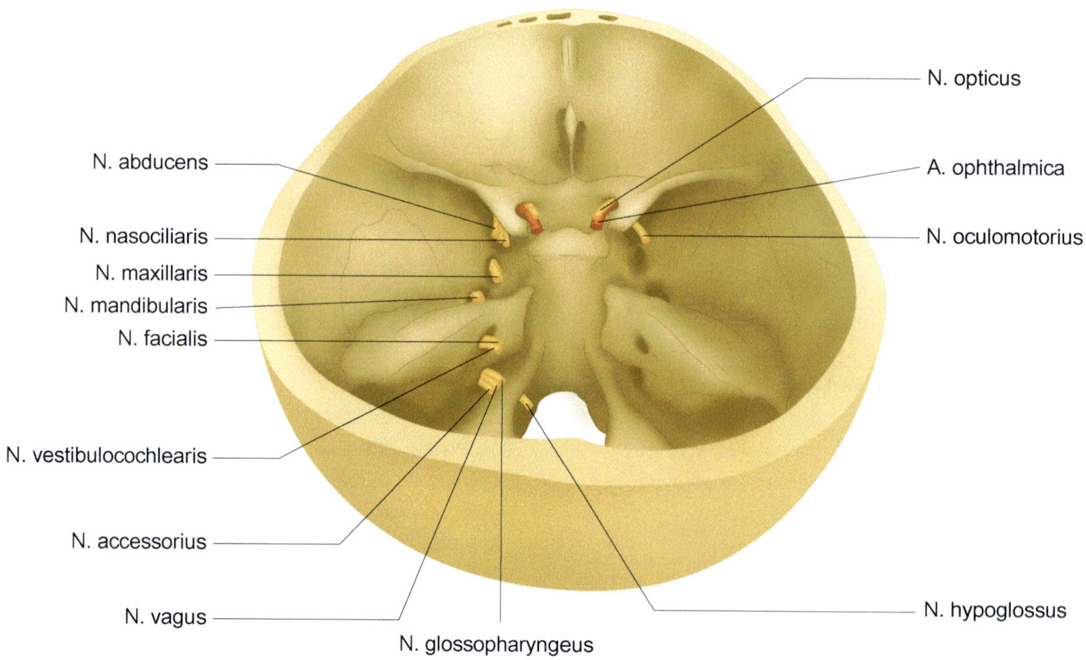

Abb. 4.3 Durchtrittsstellen im mittleren Schädelabschnitt

4

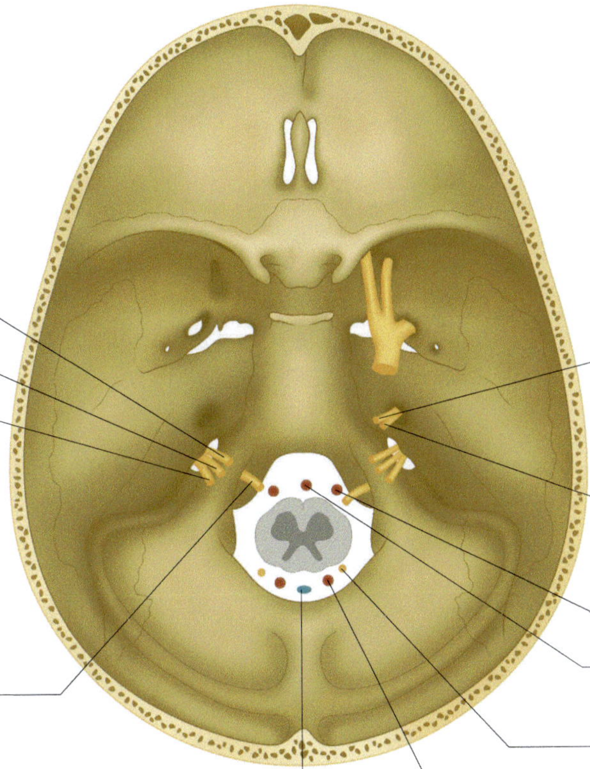

Abb. 4.4 Durchtrittsstellen im hinteren Schädelabschnitt

- Der N. hypoglossus hat seine Durchtrittsstelle am Canalis hypoglossi
- Neben der Fissura orbitalis superior wird auch das Foramen jugulare von einer Vielzahl von Nervenstrukturen durchzogen:
  - N. glossopharyngeus
  - N. vagus
  - N. accessorius (Ramus externus)
- Durch das Foramen jugulare ziehen außerdem:
  - die Vena jugularis interna
  - die A. meningea posterior
- Der Meatus acusticus internus enthält:
  - den N. vestibulocochlearis
  - den N. facialis
  - die A. labyrinthi und die V. labyrinthi, Gefäßstrukturen, die häufig mit pulsierendem Tinnitus in Verbindung gebracht werden
- Das Foramen stylomastoideum ist Durchtrittsstelle für:
  - den N. facialis
  - die A. stylomastoidea
- Die Fissura petrotympanica (Glaser) leitete die Chorda tympani zur äußeren Schädelbasis.

Anmerkung: Auf den ersten Blick scheinen diese Durchtrittsstellen sehr ungleichmäßig verteilt zu sein. Dabei darf jedoch nicht unberücksichtigt bleiben, dass diese Öffnungen über mechanische, neurale und Flüssigkeitsverbindungen miteinander in Beziehung stehen und sich gegenseitig beeinflussen. Eine leicht erhöhte Spannung in der Hirnhaut einer kleinen Öffnung kann über die reziproken Spannungen der Dura auch eine große Fissura beeinträchtigen.

KAPITEL

5 Innervation der Dura mater cranialis

Ein Gutteil der von uns erzielten Ergebnisse ist wahrscheinlich auf die reflektorische Wirkung der neuralen Manipulationen auf die Dura mater zurückzuführen.

Die Dura mater cranialis besitzt eine sehr umfangreiche sensible Innervation, auf die im Nachfolgenden kurz eingegangen wird.

5.1 Dura mater – periostales Blatt

5.1.1 Supratentorielle Dura mater

Die Innervation des periostalen Blatts der Dura mater im Bereich der vorderen und mittleren Schädelgrube wird durch die drei Äste des N. trigeminus (➤ Abb. 5.1) sichergestellt:

- N. ophthalmicus (V/1)
- N. maxillaris (V/2)
- N. mandibularis (V/3).

Die Dura mater der vorderen Schädelgrube wird wie folgt innerviert:

- im medianen Teil durch die Rami meningei anteriores des N. ethmoidalis anterior, der wiederum ein Ast des N. ophthalmicus ist
- im Bereich der Ala minor des Sphenoids, durch den Rr. meningei des N. maxillaris
- im lateralen Teil durch den N. mandibularis.

Die Dura mater der mittleren Schädelgrube wird wie folgt innerviert:

- im vorderen Teil, der der Region der Fissura orbitalis superior entspricht, durch den Ramus meningeus medius des N. maxillaris
- im hinteren und lateralen Teil durch den Ramus meningeus (N. spinosus) des N. mandibularis.

5.1.2 Infraatentorielle Dura mater

Die Dura mater der knöchernen Strukturen der hinteren Schädelgrube wird wie folgt innerviert:

- N. vagus (X)
- N. hypoglossus (XII)
- sensible Äste der posterioren Wurzeln der drei ersten Spinalnerven (C1 bis C3).

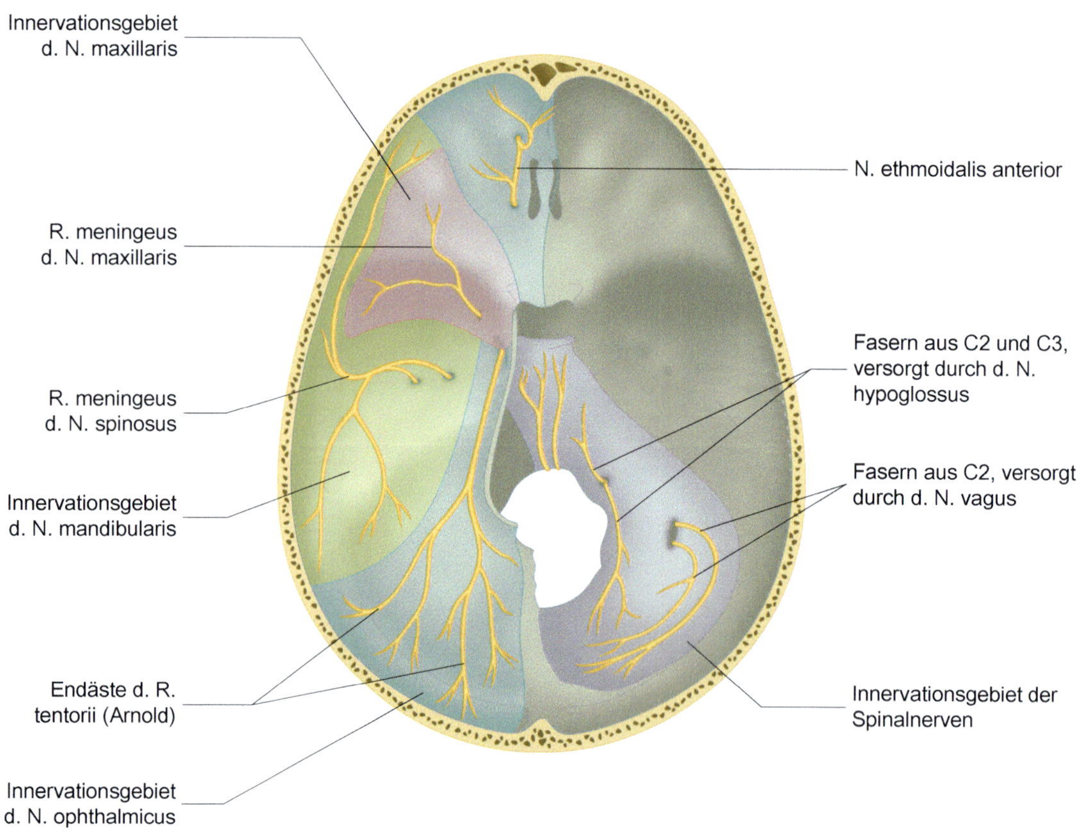

Abb. 5.1 Innervationsgebiete der Dura mater

In der Realität ist die Systematisierung noch viel komplexer, da zwischen den einzelnen Systemen zahlreiche Anastomosen gebildet werden.

5.2 Dura mater – meningeales Blatt

5.2.1 Falx cerebri

Im anterioren Teil wird die Innervation der Falx cerebri durch die Rami meningei anteriores der Nn. ethmoidales sichergestellt, die aus dem N. nasociliaris (N. ophthalmicus, V/1) stammen.

Im posterioren Teil wird die Sensibilität durch die aufsteigenden Äste der Rami tensorii, die wiederum vom N. ophthalmicus stammen, sichergestellt.

5.2.2 Tentorium cerebelli

Das Tentorium cerebelli wird durch den aus dem N. ophthalmicus stammenden Ramus tentorii (➢ Abb. 5.2) innerviert.

Die sensiblen Nervenendigungen sind beidseits des Sinus sagittalis superior und im Bereich des Tentorium cerebelli zahlreicher als im Bereich der Schädelbasis.

5.3 Sensibilität der Dura mater

In folgenden Zonen sind die nozizeptiven Fasern besonders zahlreich:

- in den Zonen nahe den Sinus venosi und den Aa. meningeae
- an den Durchtrittsstellen von Arterien oder Venen durch die Dura mater.

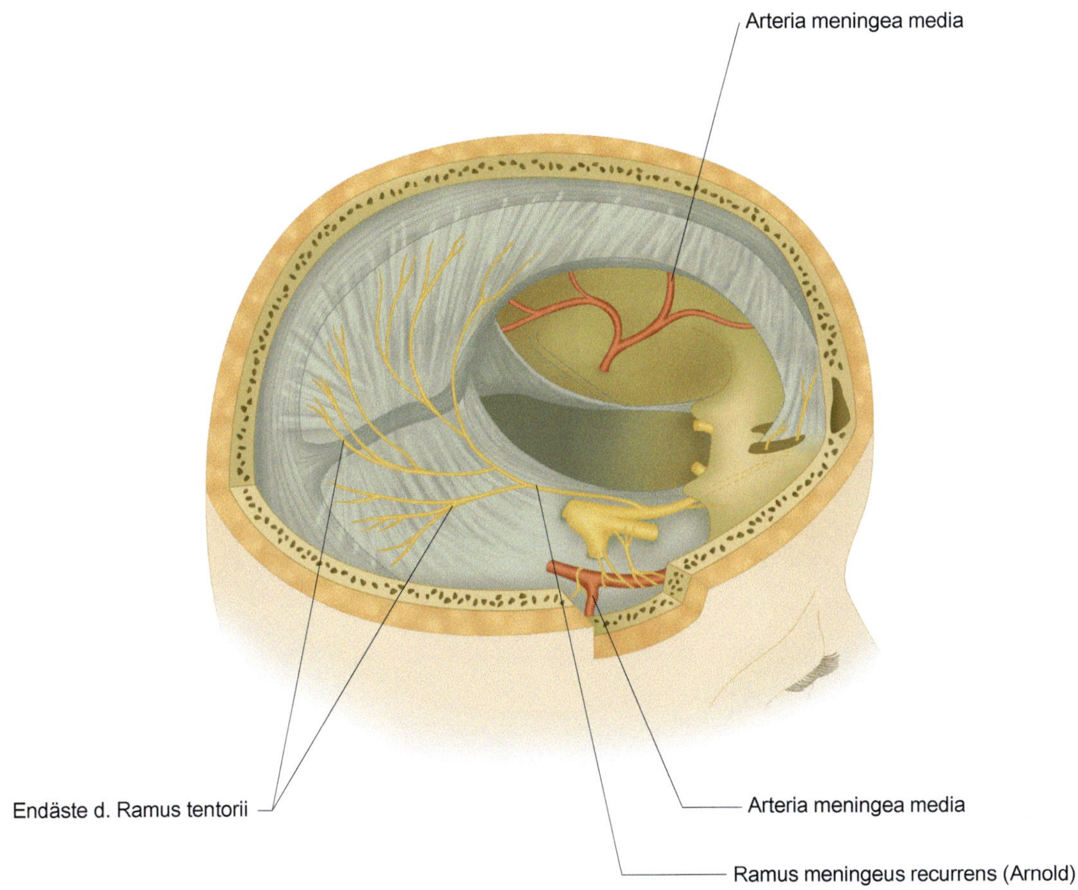

Abb. 5.2 Innervation der reziproken Spannungsmembran

Die Dura mater ist sehr schmerzempfindlich, sodass Zugspannungen:

- an den Arterien der Schädelbasis
- an den Venen, nahe dem Vertex oder der Schädelbasis
- an den Perforationsstellen der Dura mater

Schmerzen verursachen können.

Es gibt zahlreiche Ursachen für Kopfschmerzen, eine davon scheint die Dehnung der Kopfhaut bzw. der Meningealgefäße zu sein. Viele Arten von Kopfschmerzen haben ihren Ursprung in der Dura, etwa jene, die nach einer Lumbalpunktion zur Entnahme von Liquor cerebrospinalis auftreten. Es wird vermutet, dass diese Kopfschmerzen durch die Stimulation der sensiblen Nervenendigungen der Dura mater und durch die Beeinträchtigung der arterio-venösen Zirkulation entstehen. Durch die Entnahme des Liquors steigt das effektive Gewicht des Gehirns an, das Großhirn senkt sich leicht ab und übt somit Druck auf die Dura mater und Zug auf die Trabekeln der Arachnoidea aus.

KAPITEL

6 Funktionelle Anatomie der Hirnnerven

Die Hirnnerven unterscheiden sich an und für sich anatomisch nicht von den peripheren Nerven. Allerdings weisen sie gewisse Charakteristika auf, die bei der Manipulation zu berücksichtigen sind.

6.1 Nervenwurzeln

Die Nervenwurzeln sind nicht direkt erreichbar. Sie können nur dadurch gedehnt werden, dass man leichten Druck auf den Schädel ausübt und den Kopf in verschiedene Rotationspositionen bringt.

Der N. opticus ist jener Nerv, bei dem wir sehr direkt auf die Nervenwurzeln einwirken können, da der Augapfel eine große anteroposteriore Mobilität aufweist.

6.2 Nerven

Die Hirnnerven entstehen im Kranium paarweise:

- im Inneren des Schädels sind sie sehr sensibel gegenüber mechanischer Belastung und vor allem gegenüber jeder Art von Druckveränderung
- an ihren Austrittsstellen aus dem Kranium werden sie von Pia mater, Arachnoidea und Dura mater umgeben, die Hirnhäute schützen den Nerv gegen Läsionen beim Durchtritt durch die verschiedenen Foramina und Fissuren des Schädels.

Manche Nerven sind insbesondere im Bereich der Endäste nicht myelinisiert. Dies könnte damit zu tun haben, dass damit weniger Platz benötigt bzw. die Mobilität der Nerven erhöht wird. Dies gilt zum Beispiel für den N. opticus, der seinen Durchmesser von ursprünglich 5 mm auf 1,5 mm im Bereich der Sklera des Auges reduziert. Vergessen wir dabei nicht, dass er aus mehr als 800.000 Nervenfasern besteht. Hier kann man von einer extremen Konzentration sprechen!

6.3 Schädelöffnungen

6.3.1 Die Rolle der Öffnungen

Im Bereich der Öffnungen werden die Nervenwurzeln durch die Meningen gut geschützt und das Risiko von Nervenläsionen wird bei Schädelverletzungen reduziert.

Aus „funktioneller" Sicht sollten diese Öffnungen so weit wie möglich geöffnet sein, da bereits die geringste Spannung im Bereich der Hirnhäute, unabhängig von ihrem Entstehungsort, die durchtretenden Strukturen beeinträchtigen kann.

Die Öffnungen müssen zugleich kleinste Gleitbewegungen aller durch sie verlaufenden Strukturen zulassen.

Im Bereich der Öffnung werden die Hirnnerven meist von einer Arterie und einer Vene begleitet. Letztere dient auch zum mechanischen Schutz des Nervs.

Es wird davon ausgegangen, dass sich diese Öffnungen aufgrund der Schädelbewegungen während der Expansionsphase leicht weiten.

Es ist wichtig, dass das Gelenkspiel im Bereich der Schädelöffnungen perfekt funktioniert und die Öffnungen optimal sind, nur so kann sichergestellt werden, dass die mikroskopischen Gleitbewegungen der durchziehenden Strukturen tatsächlich möglich sind. Wir werden im Weiteren noch sehen, welche Parameter zur Erfüllung dieser Bedingungen erforderlich sind.

Die Gleitbewegungen in den Öffnungen

Wenn wir die Position unseres Kopfes verändern bzw. wenn sich der intrakranielle Druck verändert, muss es im Bereich der Schädelöffnungen zu mikroskopischen Gleitbewegungen der in ihr befindlichen Strukturen kommen. Diese Bewegungen werden durch die Meningen und die Wechselbeziehung zwischen den verschiedenen Öffnungen ermöglicht.

Dabei sollte nicht vergessen werden, dass sich die Belastungen an einer Öffnung über die reziproke Spannungsmembran und den intrakraniellen Druck auch auf andere Öffnungen auswirken können.

Das Gleichgewicht der Druckgradienten

Die großen Öffnungen, wie etwa die Orbita, der Porus acusticus, der Meatus acusticus und das Foramen magnum, erlauben den Ausgleich großer Druckunterschiede.

Wenn Sie dies bezweifeln, achten Sie auf den intrakraniellen Druck während Sie husten oder niesen. Wenn Sie zudem gerade Kopfschmerzen haben, wird das Ergebnis noch überzeugender sein.

Die Aufgabe der kleineren Öffnungen, wie der Fissura orbitalis, des Foramen lacerum und des Foramen jugulare, besteht darin, die Schwankungen des intrakraniellen Drucks zu harmonisieren.

6.3.2 Funktionsweise

Die optimale Öffnung

Die Schädelöffnungen können durch Schädeltraumata, durch die intrauterine Lage oder durch Dystokien beeinträchtigt werden. Dies unterstreicht die Notwendigkeit, Neugeborene so bald wie möglich nach der Geburt kranial zu untersuchen bzw. zu behandeln.

Eine beeinträchtigte Öffnung kann eine chronische Sinusitis oder eine Fazialislähmung *a frigore* begünstigen.

Ein rhythmisches Öffnen

Wir sind fest davon überzeugt, auch wenn wir dies bisher noch nicht beweisen konnten, dass sich die Schädelöffnungen während der Expansionsphase des Kraniums weiten.

All jene, die dies nicht glauben, weisen wir darauf hin, dass im Körper nichts völlig unbeweglich ist. Ja selbst Mineralien sind dem Phänomen der rhythmischen Dilatation unterworfen. Das Wasser, das zur Bildung der Stalaktiten führt, folgt dem Mondzyklus. Der Durchmesser der Poren im Gestein variiert je nach Mondphase und beeinflusst damit die durch diese Poren fließende Wassermenge.

6.4 Austrittsstellen der Hirnnerven

Die Hirnnerven können im Bereich ihrer Austrittsstellen, die häufig im Bereich des Gesichts bzw. auch auf dem Schädel und im Halsbereich liegen, kontaktiert werden.

Der N. vagus bildet eine Ausnahme, da er der einzige Hirnnerv ist, der im Thorax und im Abdomen Austrittsstellen aufweist.

Im Bereich der Austrittsstellen selbst können die Hirnnerven, genauso wie die peripheren Nerven, durch eine kleine Faszienhülle umgeben werden. Dieser Faszienring, eine Verdickung des perineuralen Bindegewebes, muss entspannt werden, um die Wirkung der neuralen Manipulationen zu optimieren und den Nerv von jeglicher externen Belastung zu befreien.

Die Austritte im Bereich der Haut sind insofern interessant, als sich die Manipulation auf die tieferen Nervenfasern auswirken kann. Verwendet werden dabei Techniken wie die Rollmassage; sie werden vornehmlich für den N. trigeminus und den N. facialis verwendet.

KAPITEL

7 Funktionelle Pathologie der Hirnnerven

In unserem letzten Buch über die *Manipulation peripherer Nerven* sind wir auf die verschiedenen Parameter eingegangen, die den Nerv negativ beeinflussen und Dysfunktionen erzeugen können.

Die funktionelle Pathologie der Hirnnerven basiert auf den gleichen Ursachen wie jene der peripheren Nerven.

Allerdings müssen bei den Hirnnerven noch die Nähe des Gehirns sowie die Tatsache berücksichtigt werden, dass es endokranial auch zu Druck auf den Nervenverlauf kommen kann. Nachstehend werden die diesbezüglichen Komponenten beschrieben.

7.1 Mechanische Funktion

Aus mechanischer Sicht findet die Einheit Rückenmark – Spinalnerven ihre Entsprechung in der Einheit Gehirn – Hirnnerven.

7.1.1 Spannungen

In unserem Buch *Manipulation peripherer Nerven* haben wir darauf hingewiesen, dass das Gleichgewicht zwischen Hirnhäuten und Medulla oblongata teilweise durch das Spannungsgleichgewicht der Nervengeflechte und durch die freie Beweglichkeit der aus ihnen hervorgehenden Nerven beruht.

Im Bereich des Kraniums begegnet man dem gleichen Phänomen: Das Gleichgewicht zwischen Hirnhäuten und Gehirn basiert teilweise auf dem mechanischen Spannungsgleichgewicht der 12 Hirnnervenpaare.

Die intrakraniellen Membranspannungen spielen eine beachtliche Rolle bei der Veränderung des intrakraniellen Drucks.

7.1.2 Drücke

Das mechanische Grundmodell wird durch die Miteinbeziehung des intrakraniellen Drucks (IKD) etwas komplexer.

Das Gehirn braucht für sein Funktionieren einen möglichst konstanten Druck. Im Bereich des Kraniums verändern sich der Druck des Liquor cerebrospinalis und der intravaskuläre Druck umgekehrt proportional.

Die Verankerungen des Gehirns durch die Hirnnerven lässt sich mit den arachnoidalen Verbindungen vergleichen.

Die Spannung der verschiedenen Nerven wirkt sich somit auf den intrakraniellen Druck aus und dieser hat wiederum Einfluss auf die Spannung der Nerven.

Das Gehirn „schwimmt" oder „schwebt" gewissermaßen im Liquor cerebrospinalis, was zu einer beachtlichen Gewichtsreduktion beiträgt. Erinnern wir an dieser Stelle daran, dass ein Gehirn, das außerhalb des Schädels 1.300 g wiegt, aufgrund des Auftriebs im Liquor nur mehr 40 g wiegt. Unter normalen physiologischen Bedingungen übt das Gehirn also nur einen sehr geringen Zug auf seine arachnoidalen Fixierungen aus.

Nimmt der Druck des Liquors ab, erhöht sich die Spannung der Meningenverbindungen. Dies ist einer der Gründe für das nach einer Lumbalpunktion auftretende postpunktionelle Syndrom, bei dem durch den Anstieg des effektiven Gehirngewichts Kopfschmerzen entstehen.

Umgekehrt nimmt die Spannung an den arachnoidalen Trabekeln ab, wenn der Druck des Liquor cerebrospinalis ansteigt. Jede Druckveränderung bewirkt somit eine Spannungsveränderung in den Befestigungsstrukturen des Gehirns.

7.2 Vaskuläre Funktion

Bei der Pathogenese von Neuralgien oder Paresen der Gehirnnerven zählen Schädigungen des Gefäßsystems sicherlich zu den häufigsten Ursachen (Doyon). Durch vaskuläre Faktoren lassen sich viele „essenzielle" Neuralgien oder Paresen *a frigore* erklären.

Die Vaskularisation der Hirnnerven wird durch sehr feine Gefäße sichergestellt, die von den umliegenden Arterien abgeleitet werden. Diese reagieren sehr sensibel auf Veränderungen des intrakraniellen Drucks, auf sympathische Stimulation durch den Plexus caroticus internus und auf mechanische Belastungen der Schädelöffnungen.

Die Pathologie und die Klinik zeigen, dass es bei Bluthochdruck, Diabetes, Arteriitis (viralen oder anderen Ursprungs), posttraumatischer Arteriendissektion, arteriovenösen Fisteln oder nach einer therapeutischen Embolisation bestimmter Arterienäste zu ischämischen Störungen der Hirnnerven kommen kann.

Zudem können auch bestimmte Gefäßschleifen oder bestimmte Aneurysmen an der Kompression der Hirnnerven im Bereich der an der Schädelbasis befindlichen Zisternen beteiligt sein. Klassische Beispiele hierfür sind die Kompression des VII. Hirnnervs und die damit verbundene halbseitige Fazialisparese sowie die Kompression des V. Hirnnervs bei essentiellen Neuralgien.

Aus funktioneller Sicht scheinen viele Störungen entlang dem Nervenverlauf mit lokalen arteriovenösen Faktoren verbunden zu sein. Dabei kann es sich entweder um eine Störung der intrinsischen Vaskularisation des Nervs handeln oder um einen mechanische Störung, die im Umfeld des Nervs, zwischen der Gefäßwand und den perineuralen Strukturen, entsteht.

Diese Ereignisse, die auch bei den peripheren Nerven eine Rolle spielen, wirken sich bei den Hirnnerven wesentlich stärker aus. Die notwendige Konstanz des intrakraniellen Drucks ist in pathogener Hinsicht ein entscheidender Faktor. Entlang ihrem intrakraniellen Verlauf sind die Nerven besonders anfällig gegenüber jeglicher Druckveränderung, sei sie nun intrinsischen oder extrinsischen Ursprungs.

Diese neurovaskulären Beziehungen bieten uns auch die Möglichkeit, auf die Mikrozirkulation der Hirnnerven einzuwirken.

7.3 Neurovegetative Funktion

Manche kranialen und zervikalen Organe werden durch das autonome Nervensystem, durch Sympathikus und Parasympathikus, reguliert. Die Hirnnerven sind mit dem zervikalen Anteil des Sympathikus verbunden und werden durch die afferenten und efferenten parasympathischen Nervenfasern benutzt. Eine neurale Dysfunktion kann über diese Verbindung Auswirkungen auf die Trophik der Schleimhäute oder die Drüsensekretion (Tränendrüsen, Speicheldrüsen) haben oder durch vasomotorische Störungen zum Ausdruck kommen.

7.4 Informations- und propriozeptive Funktion

7.4.1 Zentrale Desinformation

Wie in unserem Buch *Manipulation peripherer Nerven* ausführlich dargestellt, ist das perineurale System sehr stark innerviert. Es enthält polymodale Rezeptoren und kann, je nach Situation, propriozeptive oder nozizeptive Nervenimpulse erzeugen.

Langfristig verursacht ein Nervenleiden nicht notwendigerweise Schmerz, es kann auch eine propriozeptive Desinformation erzeugen, durch welche die Kompensationsmechanismen auf zentraler Ebene aktiviert werden.

Befreit man den Nerv von seiner Belastung, kann der fehlgeleitete neurologische Kreislauf unterbrochen werden.

7.4.2 Hilton'sches Gesetz

„Die Nerven, die die Sensibilität eines Gelenks liefern, innervieren gleichzeitig die das Gelenk mobilisierenden Muskeln, die Haut, die es überdeckt, und die artikulären Ansätze dieser Muskeln."

Die logische Folgerung daraus ist, dass die Nerven, die die Haut über dem Gelenk innervieren, im Allgemeinen auch für die artikuläre Sensibilität der betreffenden Region sorgen.

Im Bereich des Schädels muss man die Begriffe „Gelenk" und „Muskel" durch die Begriffe „Suturen" und „Membranen" ersetzen.

Mit der Manipulation bestimmter Äste des N. trigeminus kann eine Entspannung der suturalen und meningealen Mechanik erzielt werden.

7.5 Elektromagnetische Funktion

Das perineurale System ist der Sitz einer gleichmäßigen Strömung und das System, über das sich die Hirnwellen ausbreiten.

7.5.1 Die perineurale Strömung

Im Gegensatz zu den Neuronen, die punktförmige Verbindungen herstellen, stellt das perineurale System die Kommunikation aufgrund eines den Körper überziehenden Gitternetzes sicher.

Diese Art der Kommunikation, die auf der Störung einer kontinuierlich fließenden Strömung beruht, rückt heute immer mehr ins Zentrum des wissenschaftlichen Interesses. Es wird vermutet, dass alle Körpergewebe unter einem permanenten elektrischen Einfluss stehen, der durch die perineurale Strömung erzeugt wird. Die Gewebe verhalten sich wie Flüssigkristalle, d. h. wie Strukturen mit variabler Leitfähigkeit. Demnach könnten die Zellen eines Gewebes, je nach Ausrichtung der Strömung, ihre Polarisierung ändern.

Die perineurale Strömung reagiert auf unterschiedlichste Faktoren: elektromagnetische, tellurische, kosmische, barometrische und atmosphärische Veränderungen. So ist es uns gelungen, durch die Manipulation bestimmter Nerven Schmerzen zum Verschwinden bringen, die seit langer Zeit bestanden hatten und die nach den Angaben der Patienten durch Witterungsänderungen verstärkt wurden.

7.5.2 Hirnwellen

Die Hirnwellen breiten sich entlang dem perineuralen System aus und vermischen sich mit dieser kontinuierlichen Strömung. Ihre Resultante ist ein Kraftvektor für die Homöostase. Sie bilden ein Schlüsselelement für die Kontrolle der Gewebereparatur und, so ist anzunehmen, für alle internen Heilungsprozesse. Die positive Einstellung des Patienten ist für die Heilung unerlässlich. Die Hirnwellen, die der Patient aussendet, setzen sich im perineuralen System bis zu den betroffenen Körperzonen fort, unabhängig davon, wo sich diese befinden. Dieser Parameter scheint eines der physiologischen Stützsysteme dessen zu sein, was die Wissenschaftler üblicherweise als *Placeboeffekt* bezeichnen.

Unsere Manipulationen verbessern durch ihre Wirkung auf das perineurale System diese verschiedenen Phänomene. Die Patienten berichten häufig von unmittelbaren und zeitlich verzögerten Reaktionen, die durch die Neurophysiologie alleine nicht erklärt werden können. Die Nervenmanipulation wirkt sich maßgeblich auf all jene Phänomene aus, die zur Erholung und zum Ausgleich innerhalb des durch den behandelten Nerv innervierten Versorgungsgebiets erforderlich sind.

7.5.3 Intention

Die Arbeiten von Sidorov haben uns einige neue Informationen zu den elektrischen Phänomenen des perineuralen Systems geliefert. Demnach folgen die Hirnwellen nicht nur dem perineuralen System, um in die verschiedensten Zonen des Körpers zu gelangen, sie scheinen sich auch auf die *angrenzenden Organe zu übertragen.*

Diese Entdeckung könnte einige Aspekte der therapeutischen Auswirkung von Berührung erklären. Demnach genügt Berührung allein nicht, der Therapeut muss zudem eine bestimmte geistige Haltung annehmen. Sein Tun muss mit einer positiven und wohlwollenden „Intention" gekoppelt sein.

Unser perineurales System könnte diese Verbindung zwischen dem Gehirn und unseren Händen erklären. Könnte es der Vektor für das sein, was wir als *therapeutische Intention* bezeichnen?

7.6 Chemische und hormonale Funktion

Das Gehirn verfügt über eine Stoffwechselfunktion, durch die Neurotransmitter und Hormone ausgeschüttet werden. Jede Störung des intrakraniellen Drucks verändert diese Aktivität, was sich möglicherweise auf die großen Körperfunktionen auswirken kann.

So kann man nach einem Trauma zum Beispiel feststellen, dass es zu einer Veränderung des Serotonin- und des Gonadotropinspiegels kommt.

7.7 Ätiologie der neuralen Fixierungen

Die große Anzahl an so genannten „essenziellen", d. h. ungeklärten Neuralgien und Paresen veranlasste uns dazu, über die Ursachen der Dysfunktionen von Gehirnnerven nachzudenken.

7.7.1 Beeinträchtigungen der Schädelöffnungen

„Natürliche" Asymmetrien

Die alten Anatomen vermaßen die Schädelöffnungen, vor allem das Foramen jugulare, um herauszufinden, ob es zwischen dem linken und dem rechten Foramen einen natürlichen Unterschied gibt.

Ihren Studien zufolge ist das linke Foramen jugulare von Natur aus kleiner als das rechte. Gleiches gilt auch für andere Foramina, die aufgrund ihrer unregelmäßigen Form schwieriger abzumessen sind.

Unter Bezug auf die verschiedenen anatomischen Studien werden diese Asymmetrien häufig als „natürlich" angesehen. Dabei darf nicht vergessen werden, dass die Messungen und Beobachtungen am trockenen Knochen durchgeführt wurden. Tatsächlich beinhaltet der trockene, tote Knochen die Spuren aller mechanischen Belastungen, denen der Knochen zeit seines Lebens ausgesetzt war. Die asymmetrischen Durchmesser der Foramina könnten daher auch als das Ergebnis der lokalen bzw. regionalen Belastungen interpretiert werden.

Diese Asymmetrien sind „natürlich", die rechte Hemisphäre ist niemals ganz gleich wie die linke. Die intrauterine Position, die Geburtslage, die dominante Seite, all diese Faktoren könnten diese Asymmetrien erklären. Diese Asymmetrien sind häufig, sie sind manchmal genetischen Ursprungs, manchmal erworben.

Erworbene Asymmetrien

Fetale Fehlposition

Die relativ häufigen fetalen Fehlpositionen erzeugen Belastungen am Kranium, die sich auf die Öffnungen und Foramina auswirken.

Intrauterine Belastungen

Intrauterine Belastungen können auf Gebärmutterspasmen, manchmal auch auf eine zu lange sitzende oder auch liegende Position der Mutter zurückzuführen sein. Es kann auch sein, dass sich der Fetus zu früh ins Becken hinab senkt. Zukünftige Mütter versuchen immer so lange wie möglich vor der Geburt zu arbeiten, um nach der Geburt einen möglichst langen Mutterschaftsurlaub genießen zu können. Das Kind, das mit gedrehtem Kopf gegen das Becken gedrückt wird, entwickelt zwangsläufig eine Kompression auf einer Körperseite. Manche Öffnungen sind dann kleiner oder weniger beweglich und können somit den normalen Schädelbewegungen nicht mehr folgen.

Kaiserschnitt

Kaiserschnitte ersparen dem Schädel des Kindes die Kompressionen der Austreibungsphase und der Wehen. Sie sind in manchen Fällen unvermeidlich, gleichzeitig haben sie aber auch den Nachteil, dass der Schädel des Kindes durch das Absenken und die Kompression im Geburtskanal nicht „modelliert" wird. Somit ist der Kopf auch nach der Geburt noch im gleichen Zustand wie in utero, was nicht immer wünschenswert ist, vor allem wenn kraniale Deformationen vorliegen.

Zange und Saugglocke

Zangen und Saugglocken sind unerlässliche Hilfsmittel, wenn das Leben des Kindes oder der Mutter in Gefahr ist. Dennoch führt deren Anwendung häufig zu schweren Belastungen der Knochen- und Knorpelstrukturen.

7.7.2 Schädel- und Gesichtstraumata

Dabei denkt man zunächst an direkte Traumata, allerdings können auch Stürze ohne direkte Auswirkung auf den Schädel aufgrund der Kollisionskräfte ihre Spuren hinterlassen.

Die bildgebenden Verfahren werden zwar immer besser, dennoch erlauben sie nicht immer jene funktionelle Störungen aufzudecken, die mit der Hand erspürt werden können.

7.7.3 Infektionsfolgen

Die Meningitis beeinträchtigt die Konsistenz und die Dehnbarkeit der Dura mater, der Pia mater und der Arachnoidea. Ähnliche Reaktionen können auch nach einem hohen Fieber oder, in seltenen Fällen, nach einer Enzephalitis auftreten.

Wenn die Dura mater ihre Beweglichkeit verliert, engt sie den Nerv mechanisch ein und behindert dadurch die normale Flüssigkeitszirkulation.

7.7.4 Folgen von Schädel- und Gesichtschirurgie

Jeder chirurgische Eingriff erzeugt ein Ungleichgewicht in den Geweben und beeinflusst den intrakraniellen Druck, Folgen die oft über Jahre asymptomatisch bleiben. Sie können allerdings auch Ausgangspunkt für neurale Spannungen sein, die Schmerzen und funktionelle Störungen erzeugen.

7.7.5 Kieferorthopädische Korrekturen

Alle in den Mund eingesetzten Geräte stellen eine Belastung für das Kranium und den Gesichtsschädel dar.

In der Kieferorthopädie wird genau diese Wirkung zu erzielen versucht. Die Toleranzgrenze gegenüber diesen Belastungen ist allerdings von Mensch zu Mensch sehr unterschiedlich. Sie hängt zudem von dem Alter, dem kieferorthopädischen Gerät, dem Fortschritt und der Dauer der Behandlung ab.

Zudem können veraltete Zahnprothesen und andere zahnprothetische Geräte mechanische Distorsionen erzeugen. So können anfänglich gut sitzende Prothesen nach einigen Jahren pathogen werden.

7.7.6 Entzündungsreaktionen

Allergien

Allergien können aufgrund der von ihnen ausgelösten Stauungsphänomene, insbesondere im Bereich der Nebenhöhlen und des Gesichts, Nerven beim Austritt aus den Schädelöffnungen und im Kontakt mit den Schleimhäuten irritieren.

Tumore

Tumore führen zu einer Erhöhung des intrakraniellen Drucks. Sie sind oft ungünstig platziert und inoperabel. Wir konnten bei Meningeomen, die durch die mechanische Belastung der Nervenwurzeln Kopfschmerzen verursachten, einige positive Ergebnisse erzielen.

Migräne und Kopfschmerzen

Die Hirnnerven können auch die Ursache oder ein unterstützender Faktor bei bestimmen Formen von Migräne und Kopfschmerzen sein. Sie sind in jedem Fall das „Trägerelement".

Die Hirnnerven können durch die Migräne oder den Kopfschmerz, deren Ursachen im viszeralen, im Immun- oder im Zirkulationssystem liegen, irritiert werden. Sie können wie etwa nach kraniofazialen Traumata auch Ursache derselben sein.

Im Allgemeinen beginnen Kopfschmerzen mechanischen Ursprungs an der Rückseite des Kopfes bzw. der Halswirbel und strahlen von dort nach vorne aus.

Kopfschmerzen viszeralen Ursprungs beginnen eher im Frontalbereich und breiten sich dann zur Rückseite des Kopfes aus.

KAPITEL

8 Diagnose und Behandlung der Hirnnerven

8.1 Terminologie

Wie in allen Berufen ist es auch in der Osteopathie wichtig, zunächst die Fachbegriffe richtig zu verstehen. Aus diesem Grund wollen wir im Folgenden einige Begriffe definieren, die in den einzelnen Kapiteln dieses Buches verwendet werden.

8.1.1 Gewebediagnose

Die Gewebediagnose wird mit Hilfe der Hand durchgeführt. Diese wird auf einen Teil des Körpers gelegt und nimmt die verschiedenen, durch den Organismus übertragenen Gewebespannungen wahr.

Gewebefixierungen

Unter diesem Begriff versteht man den teilweisen oder vollständigen Verlust der elastischen und Dehnungseigenschaften eines Gewebes. Durch diese Fixierung verliert das Gewebe sowohl an Mobilität als auch an Motilität, was wiederum Auswirkungen auf die anderen Strukturen und Systeme des Körpers hat.

Ecoute

Der Ecoute (engl.: listening) ist ein Test und keine Behandlung, der mit der Hand ausgeführt wird. Dabei wird die Hand auf den Körper gelegt. Man spürt, wie die Handfläche zunächst in Richtung der Fixierungszone gezogen wird und dann im Bereich der Fixierung anhält.

Der Ecoute-Test ist eine topographische Diagnose. Man unterscheidet zwischen dem globalen Ecoute-Test (engl. global listening), welcher einen allgemeinen Hinweis auf die Zone gibt, und dem lokalen Ecoute-Test (engl. local listening), der topographisch präziser ist.

Neurale Fixierung

Ein Nerv besteht aus verschiedenen Bindegewebsschichten. Diese sind: Endoneurium, Epineurium, Perineurium, Mesoneurium. Diese Bindegewebe können ihre Elastizität, ihre Viskoelastizität und ihre Dehnbarkeit verlieren und fibrös werden. Derartige Veränderungen können zu anomalen Stimulationen der Nervi nervorum führen.

Die auf die Nervi nervorum ausgeübten Spannungen wirken sich ihrerseits auf das arterielle, venöse und lymphatische System des Nervs aus.

Nervenknoten

Mechanische Spannungen können sich in den verschiedenen Bindegewebsstrukturen organisieren und sogar eine Art Relief bilden, das als Nervenknoten bezeichnet wird. Der intraneurale Druck des fixierten Nervs steigt an und es entstehen kleine harte und sensible Erhebungen. Da sich der intraneurale Druck auf die Schwachpunkte des Nervs konzentriert, kann es zur Ausbildung einer kleinen Hernie kommen. Nervenknoten können relativ leicht behandelt werden, indem man den intraneuralen Druck wieder normalisiert.

Bei den Hirnnerven konnten Nervenknoten nur im Bereich der Austrittsstellen nachgewiesen werden.

Distale Dauerspannung

Die distale Dauerspannung bezeichnet die Eigenspannung des Nervs, die permanent eine Expansion in distaler Richtung erzeugt. Sie entsteht durch die vaskulären und neuralen Turgeszenzkräfte, die eine Art Vorspannung im Bindegewebe erzeugen.

Möglicherweise ist diese Expansion eine Erinnerung an die enormen Kräfte, die während der Embryogenese entstehen. Nach dem 3. Schwangerschaftsmonat werden *bis zu 5.000 Neuronen pro Sekunde produziert* und ihre Axone üben ständig Druck in Richtung Peripherie aus.

Bei der Behandlung des Nervs versucht man diese Expansionskräfte dadurch wieder herzustellen, dass man die Bindegewebsfasern des Nervs in distaler Richtung dehnt.

Neurale Viskoelastizität

Wenn ein Gewebe komprimiert wird, kehrt es aufgrund seiner Elastizität sehr schnell in die Ausgangsposition zurück. Die Viskoelastizität eines Gewebes führt das Gewebe langsam in die Ausgangsposition zurück. Es handelt sich also um eine zeitlich verzögerte Rückkehr zur ursprünglichen Position. Der Nerv braucht eine gute Viskoelastizität, damit die intraneuralen Elemente nicht komprimiert werden.

Kraniale Bewegung

Der geniale Dr. Sutherland

Es sei uns gestattet, an dieser Stelle unsere tiefe Bewunderung für William Garner Sutherland, dem Entdecker der kranialen Bewegung, Ausdruck zu verleihen. Es war eine große Entdeckung, denn vor ihm hatte niemand diese Bewegungen gespürt. Ähnlich wie Hahnemann in der Homöopathie trieb Sutherland seine professionelle Wissbegier so weit, dass er bestimmte Teile seines Schädels blockierte, um die Auswirkungen an sich selbst zu spüren. Wir glauben fest an die von Sutherland beschriebenen Flexions- und Extensionsbewegungen.

Expansions- und Retraktionsphase des Schädels

Anlässlich der Kurse, die wir in verschiedenen Ländern abhalten durften, mussten wir immer wieder feststellen, dass es gewisse Differenzen hinsichtlich der Beurteilung und Benennung der kranialen Mobilität, vor allem hinsichtlich des neuromeningealen Systems gibt. Aus diesem Grund bezeichnen wir in diesem Buch die Dilatationsphase des Kraniums, die der Flexion entspricht, als „Expansion" und die Rückbewegungsphase, die der Extension entspricht, als „Retraktion".

8.1.2 Behandlung von Nerven

Direkte Behandlung

Die direkte Behandlung zeichnet sich dadurch aus, dass der Nerv direkt in die Korrekturrichtung bewegt wird. Die Hand kämpft sozusagen direkt gegen die Fixierung.

Diese Techniken werden vor allem bei perineuralen Adhäsionen im Bereich der Austrittsstellen der Hirnnerven verwendet.

Indirekte Behandlung

Die Hand bewegt den Nerv in die der Fixierung entgegengesetzte Richtung, jene Richtung also, in die die Bewegung naturgemäß leichter auszuführen ist.

Induktion

Die Hand bewegt den Nerv in die vom Ecoute-Test angezeigte Richtung. Nicht der Therapeut wählt die Richtung aus, sondern die Gewebe. Die Hand führt echten Druck aus. Dies ist die effizienteste Nerven-Technik und gleichzeitig die am wenigsten invasive.

N.B.: Die Induktion kann den Nerv in die gleiche Richtung wie bei der indirekten Technik bewegen, es muss aber nicht notwendigerweise so sein.

Viskoelastische Behandlung

Die viskoelastische Behandlung spielt mit dem Nervendurchmesser, und zwar alternierend mit den verschiedenen Kompressions- und Dekompressionsphasen. Der Finger übt sanften Druck auf die Nervenknoten oder auf die verhärtete Zone des Nervs aus. Er lässt den Nerv anschließend sanft in die Ausgangsposition zurückgleiten, verzögert diese Bewegung allerdings, sodass der Nerv nicht sofort zu seinem ursprünglichen Durchmesser zurückkehren kann.

Diese Technik eignet sich besonders gut für das Nervengewebe. Diese Technik funktioniert am besten in Kombination mit Induktion.

Kombinierte Behandlung

Die kombinierte Behandlung verbindet die neurale Manipulation mit der Manipulation eines anderen Körperteils, wie etwa eines Gelenks, eines Organs, eines Ligaments oder eines anderen Nervs.

8.2 Diagnose

8.2.1 Globaler kranialer Ecoute-Test

Der globale kraniale Ecoute-Test ist ein unerlässliches diagnostisches Hilfsmittel, um exo- und endokraniale Fixierungen rasch aufzufinden (➤ Abb. 8.1 und ➤ Abb. 8.2). Es ist ein sehr präziser, sehr feiner und schnell auszuführender Test.

Zunächst ermöglicht der kraniale Ecoute-Test das Lokalisieren jenes Teils des Kraniums oder seines Inhalts, der manipuliert werden soll. Dabei gilt, *„zuerst spüren und dann denken"*, lassen Sie die Gewebe zu Ihren Händen sprechen.

In einer zweiten Phase kann man genauer bestimmen, welche Struktur tatsächlich betroffen ist. Dabei stellt man sich die Frage, auf welcher Ebene sich die Fixierung befindet:

8

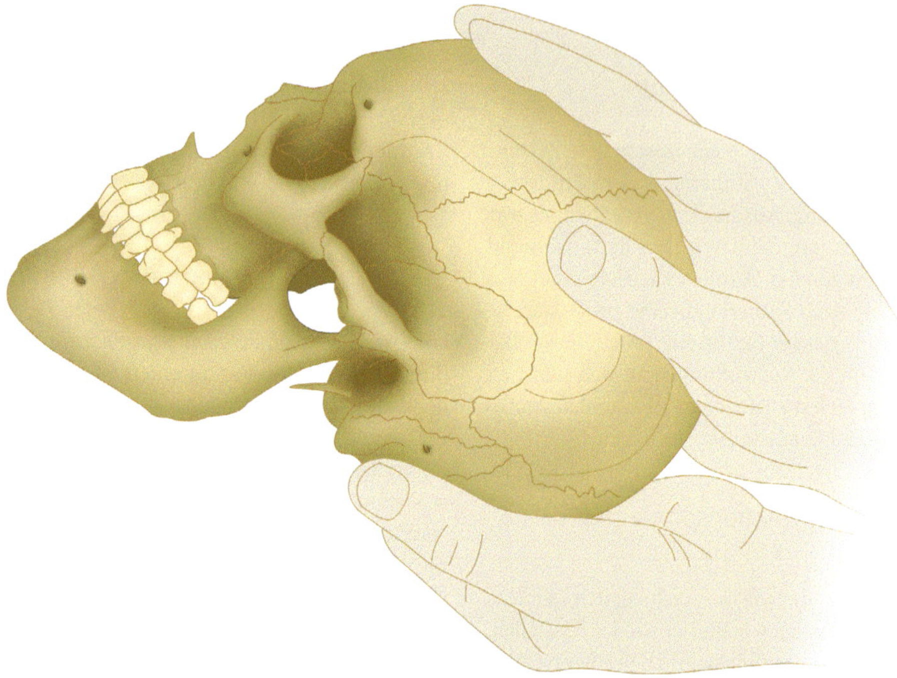

Abb. 8.1 Globaler kranialer Ecoute

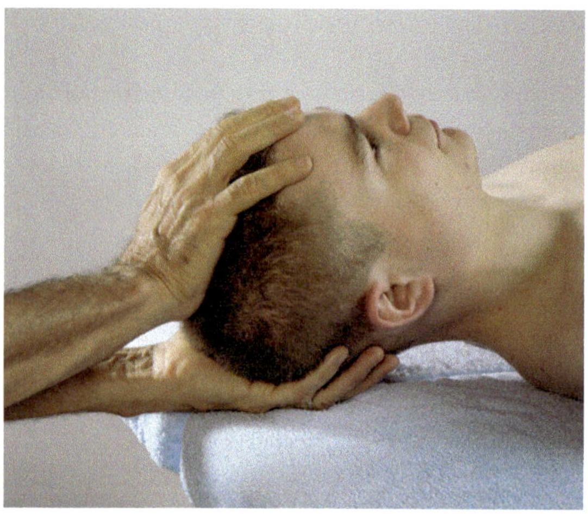

Abb. 8.2 Globaler kranialer Ecoute

- knöcherne
- suturale
- membranöse
- nervöse
- zerebrale Ebene.

Position des Patienten

Der Patient liegt mit ausgestreckten Beinen auf dem Rücken, seine Hände liegen auf dem Abdomen, um die Faszienspannungen in den oberen Extremitäten zu minimieren. Der Therapeut sitzt hinter dem Patienten am Kopfende der Behandlungsliege.

Rechtshänder legen die Handfläche der linken Hand unter das Okziput und die Handfläche der rechten Hand so über das Parietale, dass der Mittelfinger entlang der Sutura sagittalis zu liegen kommt.

Die okzipitale Hand kann die Position des Kopfes etwas verändern, um die fixierte Zone genauer auszumachen und ihre Tiefe zu bestimmen.

Dreidimensionales Spüren

Um wirklich dreidimensional zu spüren, stelle man sich vor, der Schädel sei ein Ballon mit Inhalt. Dabei sollte nicht vergessen werden, dass der „edelste" Teil des Kraniums nicht der Knochen, sondern das Gehirn ist. Bei Schädelfrakturen ist nicht die knöcherne Läsion, sondern die Schädigung des Gehirns entscheidend.

Mit der Handfläche spüren

Mit der Handfläche können Fixierungen präzise erspürt werden. Es ist immer die Handfläche, die die Fixierung anzeigt. Wenn sich die Finger des Therapeuten nach links und die Handfläche nach rechts bewegen, liegt die Fixierung auf der rechten Seite.

Man spürt zunächst, wie die Handfläche in Richtung Fixierung gleitet und wie sie dann, je nachdem welches Gewebe betroffen ist, mehr oder weniger tief in die Zone eindringt.

Diagnose

Knöcherne Fixierung

Die Handfläche gleitet und hält ziemlich eindeutig in ihrer Bewegung inne, ohne in die Tiefe zu gehen. Es ist, als bliebe sie kleben (➢ Abb. 8.3). Dieser Ecoute-Test kann mit dem Ecoute-Test des Integumentums verwechselt werden, eine einfache Palpation ermöglicht eine genauere Unterscheidung.

Man komprimiert die fixierte knöcherne Zone, um den Grad an Kompressionsfähigkeit zu testen. Eine knöchernen Fixierung zeichnet sich dadurch aus, dass gegenüber anderen knöchernen Zonen ein Gefühl von Härte zu spüren ist.

Suturale Fixierung

Die Handfläche gleitet und hält an einer präzise zu definierenden Stelle an, wobei man das Gefühl hat, sie möchte etwas weiter in die Tiefe eindringen (➢ Abb. 8.4). Die Erfahrung hat uns gezeigt, dass die Sutura coronalis die Referenz für alle suturalen Fixierungen ist. So kann eine Fixierung dieser Sutur auf der rechten Seite die Folge und das Zeichen für eine Fixierung der Sutura occipitomastoidea rechts sein.

Membranöse Fixierung

Dura mater parietalis

Die Handfläche gleitet und dringt ein wenig horizontal ein, ohne klar und unmittelbar anzuhalten wie beim knöchernen Teil (➢ Abb. 8.5).

Falx cerebri und Tentorium cerebelli

Die Handfläche gleitet, dringt etwas ein, hält kurz an und dringt dann weiter vertikal ein, ohne einen klaren Endpunkt zu haben. Bei der Falx ist die Bewegung sehr vertikal, beim Tentorium dagegen eher schräg verlaufend.

Fixierungen am Gehirn

Strukturelle Beeinträchtigung

Die Hand gleitet und vermittelt dann den Eindruck, in die Tiefe eindringen zu wollen. Der Eindruck ist viel präziser als bei membranösen Fixierungen (➢ Abb. 8.6).

Häufig bleibt die Handfläche dabei nicht flach, sondern kippt um die radiale oder ulnare Handkante. Bei der Analyse des Gespürten hat man den Eindruck, dass die Hand einem kleinen, sehr engen Brunnen folgt.

Wir konnten mit dieser Methode (leider!) schon ungefähr zwanzig Gehirntumore entdecken, die mit den

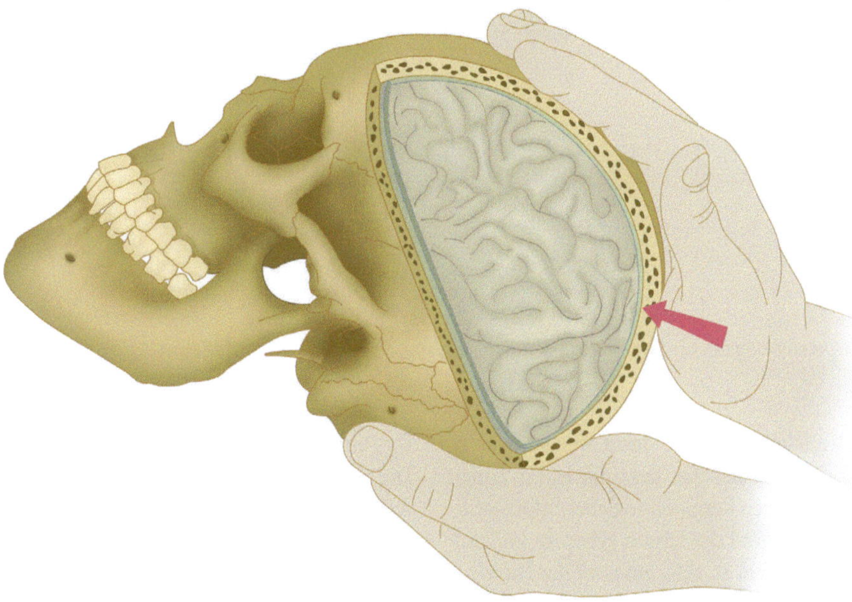

Abb. 8.3 Ecoute bei knöcherner Fixierung

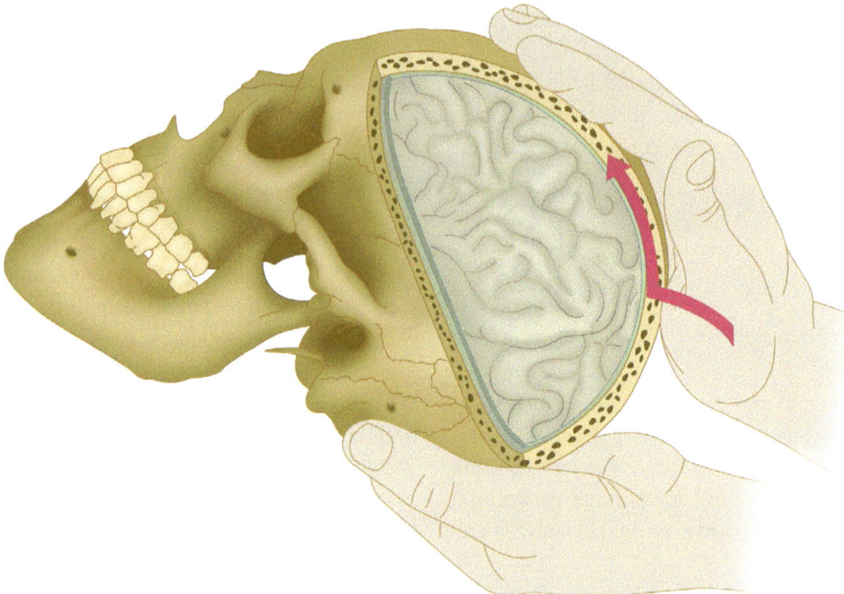

Abb. 8.4 Ecoute bei suturaler Fixierung

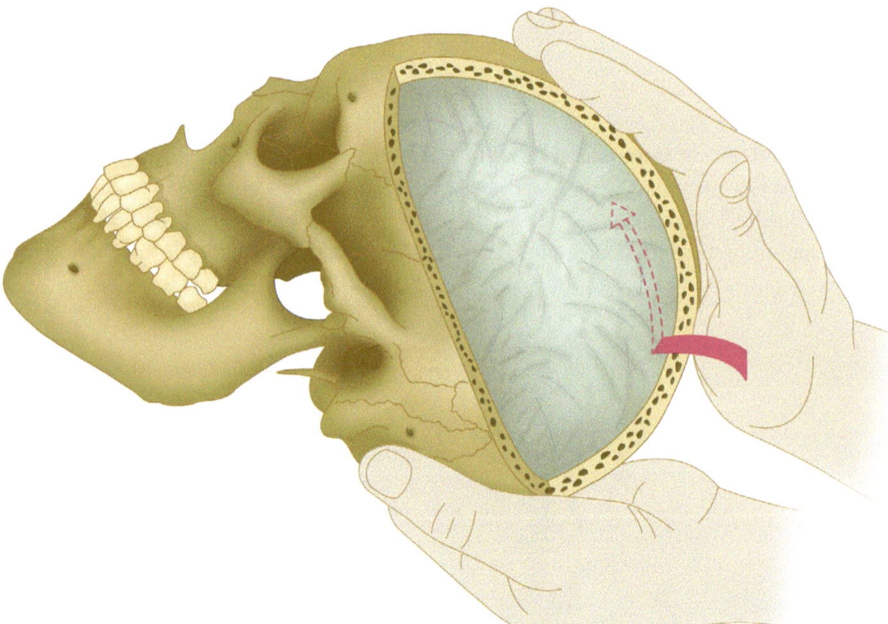

Abb. 8.5 Ecoute bei Fixierung des periostalen Blatts der Dura mater

bildgebenden Verfahren nicht entdeckt worden waren. Dies unterstreicht die Tatsache, dass die Hand Zonen mit großer Dichte spüren kann, ohne dabei Informationen über den Schweregrad der Läsion geben zu können. *Glauben Sie also nur ja nicht, dass man mit der Hand erspüren kann, ob es sich um eine gutartige oder bösartige Läsion handelt.*

Dysfunktionszonen

Die Handfläche gleitet und dringt tief ein, das Gefühl ist weniger präzise als bei den strukturellen Problemen (➤ Abb. 8.7). Es ist, als könnte sich die Hand nicht entscheiden. Dysfunktionen im Bereich Os temporale oder occipitale spürt man bei Hör- oder Sehproblemen besonders gut.

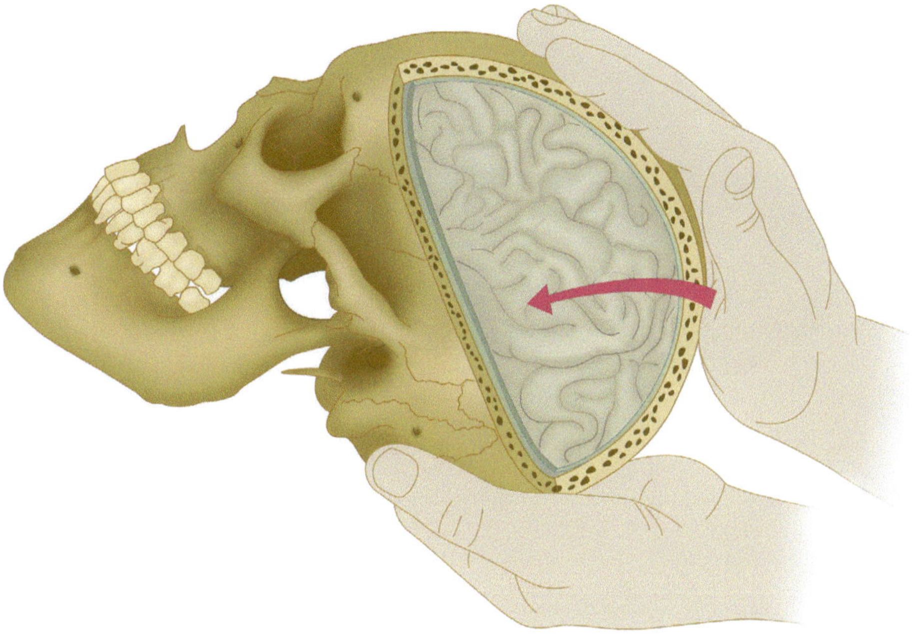

Abb. 8.6 Ecoute bei Fixierung des Gehirns mit organischem Ursprung

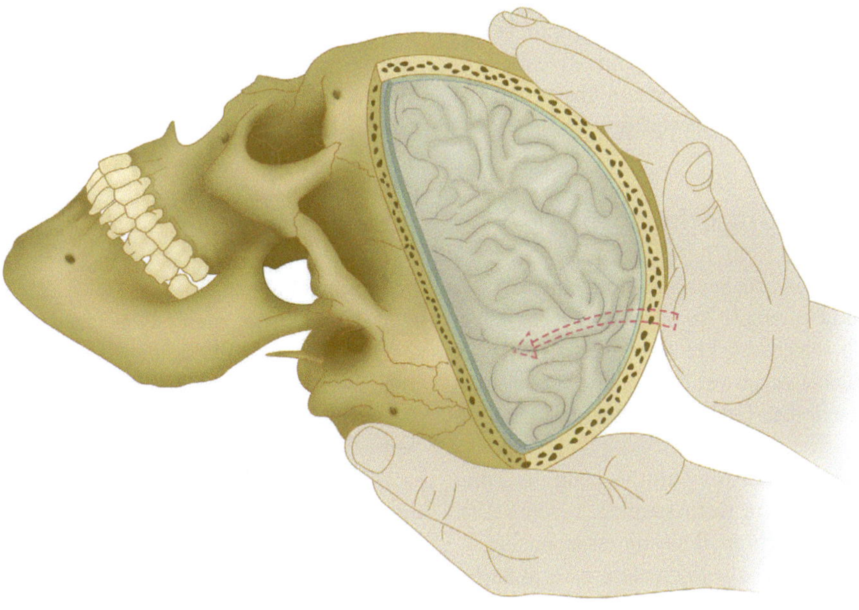

Abb. 8.7 Ecoute bei funktionellen Fixierungen des Gehirns

Neurale Fixierungen

Neurale Fixierungen sind sehr subtil. Glücklicherweise gibt es, neben den Symptomen, auch eine spezifische Palpation der aus dem Kranium austretenden Nerven, mit deren Hilfe diese Fixierungen erkennbar werden (➢ Abb. 8.8).

Die Hand gleitet und dringt zunächst breitflächig in die Tiefe und anschließend sehr präzise in die Gewebe ein und erreicht ziemlich schnell einen Endpunkt.

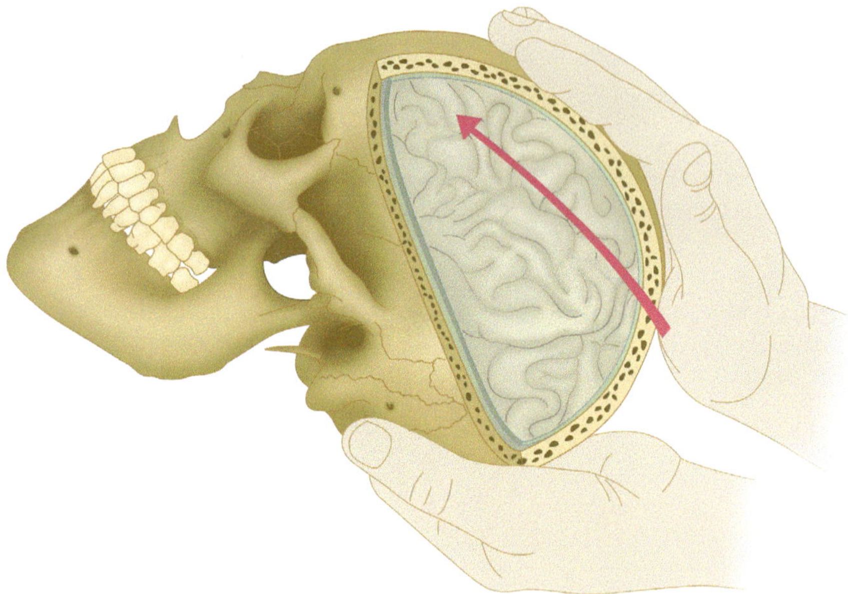

Abb. 8.8 Ecoute bei neuralen Fixierungen

8.2.2 Exokranielle Tests

Auf der Grundlage der Anamnese, der Symptome und des kranialen Ecoute-Tests kann man mit Hilfe der Sensibilität der austretenden Nervenfasern überprüfen, ob an einem Hirnnerv ein Problem vorliegt.

Tests an den Austrittsöffnungen

Diese Tests helfen uns die Sensibilität des Hirnnervs zu untersuchen und zu erspüren, ob er in seinem Kanal bzw. innerhalb seiner knöchernen Austrittsstelle über eine gewisse Gleitfähigkeit verfügt. Dabei hat es sich als nützlich erwiesen, den Test im Seitenvergleich auszuführen.

Komprimieren Sie den Nerv am Ausgang des Foramens und lassen Sie ihn dann spontan in seine Ausgangsstellung zurückkehren. Dabei untersuchen Sie:

- seine Härte: bevor sich die Nervenfasern etwas nach innen drücken lassen, beurteilt man ihre Härte und ihre Sensibilität
- seine unmittelbare Rückbewegung: indem man auf den Nerv am Foramen eine Kompression ausführt, analysiert man die Rückbewegung; er sollte sofort seine ursprüngliche Position wieder einnehmen. Natürlich beurteilt man auch die Viskoelastizität. Dieser Test gibt Aufschluss über die Bewegungsfreiheit des Nervs in seinem Foramen und im distalen Teil seines Kanals.

Intrategumentäre und intramuskuläre Tests

Bei diesen Tests werden die Endäste des Hirnnervs im Bereich der Kopfhaut, des Gesichts und des Halses einer Gleitbewegung ausgesetzt und folgende Aspekte beurteilt:

- Bewegungsfreiheit, die Äste müssen kontraktil und elastisch sein
- Härte
- Sensibilität.

Zur Durchführung dieser Tests erzeugt man mit einem Finger einen Fixpunkt auf dem Nerv und mit dem anderen Finger dehnt man ihn. An der Wange hat man einen Finger im Mundraum und einen Finger an ihrer Außenseite.

Die beiden Finger berühren sich auf dem Nerv und beurteilen seine Dehnbarkeit und Sensibilität.

Beim N. facialis können einige Fasern auch in den Muskeln des Schädels getestet werden. Es ist relativ leicht, zwischen der Konsistenz der Nervenfasern und der Muskelfasern zu unterscheiden. Die Nervenfasern sind feiner, widerstandsfähiger, wenig komprimierbar und sehr sensibel.

Neuraler Ecoute-Test mit den Fingern

Im Prinzip sollte ein freier Nerv ohne Fixierungen keinen Ecoute erzeugen. Wenn Ihr Finger in eine bestimmte Richtung gezogen wird, ist der Nerv wahrscheinlich fixiert. Die Fixierung ist entweder intraneural oder betrifft das Umfeld des Nervs.

Wenn der Finger im Bereich der Öffnung in die Tiefe gezogen wird, liegt die Fixierung im Inneren des Kanals oder sie ist intrakraniell.

Dieser Test sollte mit den Ergebnissen des globalen kranialen Ecoute-Tests verglichen werden.

Test der austretenden Äste

Man kann überprüfen, ob ein Hirnnerv ein Problem hat, indem man die Sensibilität der austretenden Nervenfasern im Bereich des Gesichts, des Halses oder des Mundes analysiert.

Am leichtesten ist der N. trigeminus zu untersuchen (und das ist kein Nachteil), der im Gesichtsbereich drei Endfasern hat. Diese Fasern treten im Bereich der Incisura supraorbitalis, am Foramen infraorbitale und am Foramen mentale aus.

8.3 Behandlung

8.3.1 Prinzipien für die Manipulation von Hirnnerven

In unserem Buch *Manipulation peripherer Nerven* haben wir die verschiedenen Bestandteile der Nerven detailliert aufgeführt: Schwann-Scheide, Markscheide, Nervi nervorum und Vasa nervorum.

Der Nerv ist ein spezielles Gewebe, dessen manuelle Manipulation viel Aufmerksamkeit und Feingefühl erfordert. Eine zu starke oder zu nachhaltige Manipulation kann zu beachtlichen und lange anhaltenden Schmerzreaktionen führen.

Nachstehend führen wir die wichtigsten Punkte, die es bei diesen Behandlungen zu berücksichtigen gilt, an.

Schmerz

Es sollte nicht zu viel Druck auf einen Nerv ausübt werden; gehen Sie vorsichtig vor und kommunizieren Sie mit dem Nerv. Die Manipulation sollte unter Berücksichtigung der individuellen Sensibilität des Patienten erfolgen.

Minimale Kompression

Zur Kontaktaufnahme mit einem Nerv sollte man die Finger mit viel Feingefühl am Nerv „verankern“, d. h. die Finger an den Nerv anpassen. Die zur Herstellung des Kontakts erforderliche Kompression sollte so gering wie möglich sein. Die Kompression sollte die Nervi nervorum stimulieren, ohne einen nozizeptiven Reiz zu setzen.

Induktion

Alle Behandlungen von Hirnnerven (es gibt nur wenige Ausnahmen) werden mittels Induktion ausgeführt, d. h. durch eine leichte Verstärkung der gespürten Ecoute-Bewegung. Dabei handelt es sich nicht um eine Intention, sondern um eine echte Bewegung, die mittels Traktion, Rotation und, weniger oft, mittels Kompression ausgeführt wird.

Aufgrund der großen Reaktivität entsendet jede Stimulierung, sei sie auch noch so gering, unmittelbar Tausende Informationen mit größter Geschwindigkeit an die höheren Zentren. Das Gehirn reagiert auf diese Art der Stimulation auf lokaler oder allgemeiner Ebene retroaktiv.

Viskoelastizität

Wenn ein Nerv manipuliert wurde, reduziert man die Kompression schrittweise und hält leichten Kontakt so lange aufrecht, bis der Nerv sein normales Volumen wieder erreicht hat. Diese viskoelastische Arbeit wirkt sich auf alle intraneuralen Elemente – Arterie, Vene, Axone, Bindegewebe – aus.

Distale Dehnung

Man behandelt einen Hirnnerv wie einen peripheren Nerv, mittels distaler Dehnung. Bei den peripheren Nerven führt die Induktion die Finger natürlich in die distale Richtung. Bei den Hirnnerven, die nach ihrem Austritt sehr kurz sind, ist das schwieriger. Man strebt die distale Dehnung bei den Nerven an, deren Länge einige Zentimeter beträgt, wie etwa bei den zervikofazialen und temporofazialen Ästen des N. facialis.

Vorbereitende Entspannung der Dura mater

Jede Duraspannung kann sich auf die Ränder der Schädelöffnung auswirken. Die beste Behandlung eines Hirnnervs zeigt wenig Wirkung, wenn die ihn umgebende Dura mater verspannt ist.

Die beste Technik ist die Reduzierung der Duraspannung während der Expansionsphase der kranialen Atmung.

Vorbereitende distale Stimulation

Die Manipulationstechniken für die Hirnnerven wirken vor allem auf die Mechanorezeptoren. Diese bestehen aus den Nervi nervorum und den kleinen sensiblen Fasern der Faszienringe, die die Hirnnerven an den Austrittsstellen im Gesicht und im Zervikalbereich umgeben.

Wir führen die intrakraniellen Techniken mittels Induktion aus. Um die Wirkung unserer Behandlung auf die Hirnnerven noch besser und gezielter auszuführen, sollte man zunächst die distal von den Austrittsstellen liegenden Äste behandeln.

Um den Unterschied genau zu spüren, machen Sie zunächst einen kranialen Ecoute-Test ohne und anschließend mit einer vorbereitenden distalen Stimulation.

Viszerale Homolateralität

Es handelt sich oft um ein homolaterales Organ, das mit einer Fixierung eines Hirnnervs in Verbindung steht. Natürlich gibt es auch Ausnahmen, wie zum Beispiel die Gallenblase. Am Beginn der Gallenkolik ist der linke N. frontalis am sensibelsten.

Techniken für die kranialen Öffnungen

Diese Techniken sind sehr speziell, da die Länge der Nerven nach ihrem Austritt aus dem Kranium sehr gering ist. Man versucht, eine Sogwirkung und eine viskoelastische Wirkung zu erzielen.

Depressions-Aspirations-Techniken

Man legt den Finger auf die Austrittsstelle des Nervs, so als wollte man ihn mehrmals hineindrücken, und lässt dann wieder nach. Die Nervenfasern haben eine gewisse Elastizität und versuchen durch den Rebound-Effekt etwas weiter herauszukommen.

Diese Techniken ähneln den viskoelastischen Techniken, aber im Unterschied zu diesen beeinflusst man hier auch die Meningen, die den Nerv an der Öffnung umgeben.

Dem Prinzip nach ist es, als wollte man mit der flachen Hand das Abflussrohr des Waschbeckens reinigen. Man übt zunächst Druck aus und lässt anschließend los und erzeugt damit einen Unterdruck, der den Inhalt des Siphons zur Öffnung hin ansaugt.

Intraneurale Entspannungstechnik

Diese Technik ist eine Variante der vorgenannten Technik, deren Wirkung mehr in die Tiefe geht. Stellen Sie sich dazu einen Plastikschlauch vor, der in der Mitte durch ein nicht zugängliches Hindernis verlegt ist. Um den Schlauch zu reinigen, kann man den Schlauch mehrmals in Längsrichtung dehnen und wieder loslassen. Dieser Wechsel aus Dehnung und Entspannung erzeugt eine Sogwirkung und hilft das Hindernis aus dem Schlauch zu lösen. Bei einem Nerv verwendet man die gleiche Methode, wobei man schrittweise die verhärtete intraneurale Zone entspannt.

Muskel-Integumentum-Techniken

Diese Techniken bestehen in der Mobilisierung der Hirnnervenendigungen entweder gemeinsam mit der Haut (Integumentum) und den Muskeln, die diese schützen, oder indem man die Endigung gegenüber ihren Geweben bewegt.

Diese Techniken werden zum Beispiel im Bereich der Wange am N. infraorbitalis (Ast des N. trigeminus) verwendet. Ein Finger liegt im Mundraum, der andere auf der gegenüberliegenden Hautzone. Im Bereich der Kopfhaut kann man die Nerven der Kalvaria entweder gleiten lassen oder sie je nach Dicke der Haut hin und her bewegen.

Hauttechniken

Die Haut im Bereich eines fixierten Nervs ist oftmals hypersensibel oder gar schmerzhaft. Dies hängt mit den sensiblen Hautnervenfasern zusammen. Dank der als Hautrolltechnik bekannten Massagetechnik kann man diese Schmerzen zum Verschwinden bringen und eine Reflexreaktion auf andere Regionen erzeugen.

Glätten der Gefäße

Die meisten Hirnnerven werden bei ihrem Durchtritt von Arterien und Venen begleitet. Wenn man Nerven manipuliert, wirkt man somit auch auf diese Gefäße ein.

Manche Nerven werden über längere Strecken von Arteriolen begleitet. Diese haben keinen geraden Verlauf, sondern umgeben den Nerv und bilden somit ein echtes Gefäßgeflecht. Die Manipulation des Nervs führt somit auch zu einem Glätten der Gefäße.

Das beste Beispiel für diese Technik ist ihre Anwendung auf die A. ophthalmica, die den N. opticus umgibt, und auf ihre verschiedenen Ästen: die Aa. ethmoidales, ciliares und musculares.

Neuro-enzephalische Techniken

Diese Techniken bestehen in der Stimulation des Nervs an seiner Austrittsstelle, dabei spürt man mit Hilfe des kranialen Ecoute-Tests auch, mit welcher Stelle im Gehirn er verbunden ist:

- Entweder spürt man seine Lokalisierung im Gehirn, dem Ort, an dem er sich anatomisch mit dem ZNS verbindet,
- oder man nimmt die funktionellen Verbindungen, die kortikalen Projektionszonen wahr, in denen die verschiedenen mit physischen oder psychischen Traumata verbundenen Folgeerscheinungen gespeichert werden.

Techniken für die zerebrale Viskoelastizität

Diese Techniken erhöhen und reduzieren den intrakraniellen Druck und beeinflussen damit die zerebrale Viskoelastizität. Die Zonen mit geringerer Viskoelastizität entsprechen den Dysfunktionszonen.

Es handelt sich um Techniken, wie sie auch im viszeralen Bereich an den dichten Organen verwendet werden.

Selbstbehandlung des Patienten

Bei chronischen Fällen dauert es länger, bis die Behandlung Erfolg zeigt, und oft sind die Ergebnisse nicht so dauerhaft. In diesen Fällen sollte man den Patienten zeigen, wie sie sich selbst behandeln können.

Die Austrittspunkte der Hirnnerven im Gesicht sind einfach zu finden und leicht zu behandeln. Manchen Patienten gelingt es, die Intensität ihrer Migräne oder ihrer Sinusitis dank dieser Punkte zu lindern oder sich vollständig von den Schmerzen zu befreien.

8.3.2 Wirkung der Hirnnervenmanipulation

Lokale Wirkung

Die Wirkung auf den Nerv kann wie folgt beschrieben werden:

- Verminderung des intraneuralen Drucks
- Verminderung der nozizeptiven Komponenten der Nervi nervorum
- intraneurale vasomotorische Wirkung
- Wiederherstellung der distalen Dauerspannung.

Regionale Wirkung

Die regionale Wirkung betrifft:

- die Meningen
- die Suturen
- den intrakraniellen Druck; auch wenn wir hierfür keine Beweise haben, spüren wir subjektiv eine allgemeine intrakranielle Entspannung, so als würde das Kranium sich entspannen, „weicher" werden
- das Gehirn, die Zonen hoher Dichte, mit venösen Stauungen
- die Wurzeln der Hirnnerven und ihren intrakraniellen Verlauf.

Wirkung auf die Meningen

Jede anomale Spannung der Dura mater, der Falx cerebri und des Tentorium cerebelli kann sich auf den intrakraniellen Druck und die venöse Zirkulation auswirken. Die Hirnnerven liefern die sensible Innervation für diese Strukturen.

Durch die Manipulation des N. supratrochlearis oberhalb der Augenhöhle kann man auf die Membranen im Kranium einwirken.

Wirkung auf die Suturen

Die Manipulation des N. supraorbitalis wirkt sich auf die Sutura lambdoidea aus. Diese Manipulation hat auch Auswirkungen auf den Sinus frontalis. Die Wirkung unserer Manipulationen bleibt nicht auf die von uns behandelte Zone begrenzt.

8

Wirkung auf die Gefäße

Die Manipulation der Hirnnerven hat auch Auswirkungen auf das intrinsische arterielle Mikrosystem (Vasa nervorum) und auf die sie begleitenden externen Arteriolen. Wir haben eine direkte mechanische Wirkung durch das Glätten bzw. eine indirekte vasomotorische Aktion dank der neurovegetativen Verbindungen.

Vergessen wir dabei nicht, dass die Venen nicht nur das Blut transportieren, sondern auch eine dynamische und statische Schutzfunktion für die umliegenden Strukturen haben.

Zentrale Wirkung

Auf sensorischer Ebene

Vor allem hinsichtlich der Seh- und Hörschärfe spürt der Patient schnell einen Unterschied. Manchmal nimmt er sogar unmittelbar nach der Behandlung eine Veränderung wahr.

Die Sinnesorgane hängen miteinander zusammen. Wenn ein Patient zum Beispiel an Anosmie leidet, werden davon auch andere Sinne beeinflusst, vor allem der Geschmacksinn.

Manche mit PET-Scans (Positronenemissionstomographie) objektivierte Erfahrungen an sehbehinderten Personen haben gezeigt, dass das visuelle Zentrum im Okzipitallappen schrittweise für andere Funktionen, wie den Tastsinn und den Geruchsinn, aktiviert wurde. Dies erklärt vielleicht teilweise, warum Blinde mit ihren Händen so geschickt sind oder besonders gut hören.

Wir kennen vielleicht alle Menschen, die schlecht sehen und uns sagen: „Geben Sie mir meine Brillen, damit ich Sie besser hören kann!"

Auf emotionaler Ebene

Dabei handelt es sich oft um einen verzögerten Effekt: Der Patient träumt von Ereignissen, die ihn besonders betroffen haben, oder erinnert sich an diese.

Auf propriozeptiver Ebene

Untersuchungen mit dem SPECT *(single photon emission computed tomography)* haben gezeigt, dass unsere Techniken das Kleinhirn, den Thalamus und die verschiedenen Regionen des Gehirns und somit auch das limbische System aktivieren.

Reflexogene Wirkung

Die Hirnnerven wirken sich eindeutig auf das viszerale System aus. Sie bedienen sich dabei vor allem der Verbindungen mit dem N. vagus und dem sympathischen System.

Wie bereits erwähnt, erzielen wir unsere Wirkung auf die Hirnnerven vor allem über die austretenden Äste dieser Nerven. Wie bei den peripheren Nerven ist es oft der distale Teil der Hirnnerven, der die größte reflexogene Wirkung hat. Wir können dieses Phänomen physiologisch nicht erklären, stützen uns dabei allerdings auf klinische Erfahrungen.

Au unserer beruflichen Erfahrung wissen wir, dass der sichtbare Teil des Eisbergs nicht der wichtigste ist. Das gilt auch für die Hirnnerven: Der aus dem Schädel austretende Teil des Nervs spiegelt jene 90 % wider, die für uns nicht zugänglich sind.

In diesem Zusammenhang zitieren wir gerne ein chinesisches Sprichwort: „Ein Baum, der fällt, macht mehr Lärm als ein Wald, der wächst." Man muss lernen, den Wald leben und vibrieren zu hören.

8.3.3 Indikationen und Kontraindikationen

Indikationen

Viele Indikationen stehen mit der Ätiologie der kranialen Fixierungen in Zusammenhang, auf diese wird in den Kapiteln über die einzelnen Nerven genauer eingegangen:

- Spannungen der Dura mater
- Fixierungen der Suturen und der Diploe
- venöse Stauungen, typisch für Kopfschmerzen mit Schweregefühl, die während des Tages langsam verschwinden
- Migräne und Kopfschmerzen mit vaskulären, neurologischen, trigeminalen Komponenten
- Schwindel und Instabilität
- Sinusitis
- Prothesen und Zahnregulierungen
- Folgeerscheinungen von:
  - Traumata
  - chirurgischen Eingriffen
  - Otitis
  - Fazialislähmung
  - Hemiplegie
- Schnarchen
- sensorische Störungen
- zentrale Störungen.

Kontraindikationen

Die Kontraindikationen werden in den Kapiteln über die einzelnen Hirnnerven detailliert angeführt.

Anzumerken ist hier nur, dass ein atypischer, unlogischer und sehr starker Schmerz unsere besondere Vorsicht verlangt.

Vergessen wir nie, dass unser Wissen immer nur ein ganz kleiner Teil dessen ist, was wir wissen sollten, und dass wir immer nur das finden, was wir kennen.

Beim geringsten Zweifel sollte der Patient einem Facharzt anvertraut werden. Hier zur Erinnerung noch einige allgemeine Kontraindikationen:

- erhöhter intrakranieller Druck
- dekompensierte oder maligne Hypertonie
- Folgen einer Hirnblutung
- schwere Diabetes
- intrakranielles Aneurysma etc.

Diese Liste ist keineswegs vollständig. Wir überlassen es dem Leser selbst zu beurteilen, was für ihn eine Kontraindikation sein könnte.

II Praxis und Behandlungstechniken

KAPITEL

9 Techniken für die Durchtrittsstellen mehrerer Hirnnerven

Manche Öffnungen des Schädels bilden Austrittsstellen für mehrere Hirnnerven. Um Wiederholungen zu vermeiden, werden wir im Nachfolgenden drei strategisch wichtige Zonen behandeln:

- Fissura orbitalis superior
- Foramen jugulare
- Foramen magnum.

9.1 Ziel der Techniken an den Hirnnerven-Durchtrittsstellen

Es ist zwar möglich, den Durchmesser der Schädelöffnungen um einige Mikron zu verändern, aber unser Ziel besteht vornehmlich darin, die die Hirnnerven umgebenden Hirnhäute zu beeinflussen. Dank unserer Techniken an den diese Öffnungen auskleidenden Meningen wirken wir auf die Kommunikation zwischen dem vaskulären System innerhalb und außerhalb des Schädels ein.

Der primär respiratorische Mechanismus ist auch an den Schädelöffnungen zu spüren, deshalb werden diese Behandlungstechniken während der Expansionsphase des kranialen Rhythmus ausgeführt.

Um eine spezifische Wirkung auf einen bestimmten Hirnnerv zu erzielen, kann man:

- die Richtung der Technik leicht abändern
- das Prinzip der distalen Stimulation anwenden.

9.2 Fissura orbitalis superior

9.2.1 Anatomischer Überblick

Die Fissura orbitalis superior kann als wichtiger Kreuzungspunkt bezeichnet werden.

Sie wird durch den medialen Rand der Ala major des Os sphenoidale und die Unterseite der Ala minor gebildet. Sie ist in ihrem medialen Anteil breiter als in ihrem lateralen. Folgende Strukturen ziehen von lateral nach medial durch:

- V. ophthalmica superior
- N. lacrimalis
- N. frontalis
- N. trochlearis
- N. abducens
- N. oculomotorius
- N. nasociliaris.

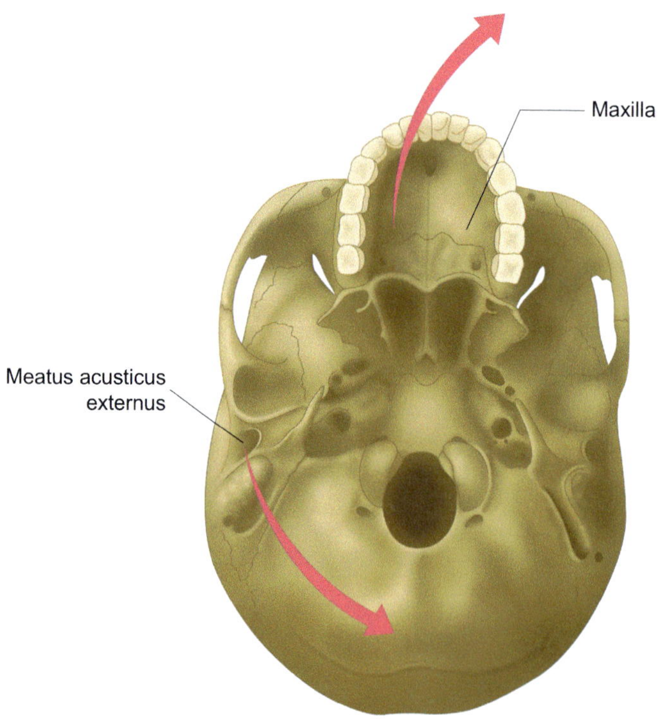

Abb. 9.1 Manipulation der Fissura orbitalis superior

9

Anzumerken ist hierzu, dass:

- das Foramen rotundum, Durchtrittsstelle für den N. maxillaris, von der Fissura orbitalis superior nur durch eine 1 bis 3 mm breite Knochenleiste getrennt wird
- das Foramen ovale, Durchtrittsstelle für den N. mandibularis, nur ca. 1 cm vom Foramen rotundum entfernt ist
- das Foramen spinosum nur 3 bis 4 mm vom Foramen ovale entfernt ist.

Die Techniken an der Fissura orbitalis superior wirken sich somit auch auf all diese Öffnungen aus.

9.2.2 Technik

Der Patient befindet sich in Rückenlage, sein Kopf wird leicht gedreht, sodass die zu behandelnde Fissura orbitalis superior oben liegt (> Abb. 9.1 und > Abb. 9.2).

Phase 1

Führen Sie Ihren Zeigefinger in den Mundraum des Patienten und legen Sie ihn auf den Processus palatinus der homolateralen Maxilla. Achten Sie darauf, dass er nahe an der Sutura palatina transversa zu liegen kommt. Manchmal, und abhängig von der Form der Maxilla, kann der Finger auch etwas weiter nach rückwärts auf die Lamina horizontalis des Gaumenbeins gelegt werden.

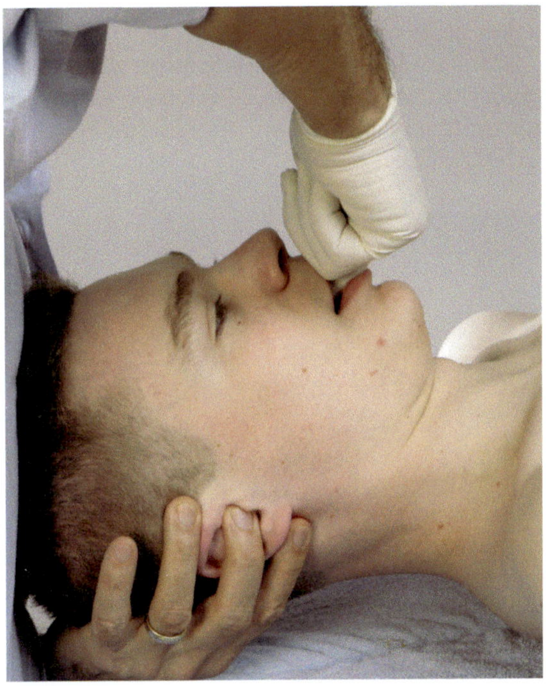

Abb. 9.2 Manipulation der Fissura orbitalis superior

Phase 2

Legen Sie den Daumen oder Zeigefinger der anderen Hand in den Porus acusticus externus, auf den posterioren Teil der Pars tympanica und den anterioren Teil des Mastoids. Die anderen Finger liegen auf der Pars squamosa des Temporale und auf dem Sphenoid.

Phase 3

Der im Mundraum befindliche Finger zieht die Maxilla nach anterior und medial, während der im Porus acusticus liegende Finger den Schädel nach posterior und medial zieht.

Anmerkung

Für die im lateralen Teil der Fissura orbitalis superior liegenden Nervenstrukturen versucht man, eine Konvexität des Schädels zu erzeugen, während man für die medialen Elemente eine Konkavität zu schaffen sucht. Insgesamt ist es empfehlenswert, zuerst in die eine und dann in die andere Richtung eine Dehnung auszuführen.

N.B.: Die auf die Fissura orbitalis superior einwirkende mechanische Spannung kann durch eine Kopfrotation am Ende der Technik und am Ende der kranialen Expansionsbewegung zusätzlich verstärkt werden.

9.3 Foramen jugulare

9.3.1 Anatomischer Überblick

Das Foramen jugulare ist eine große Öffnung zwischen dem anterioren Rand des Os occipitale und dem posterioren Rand der Pars petrosa, sie liegt auf der suturalen Verbindung zwischen dem Hinterhauptbein und dem Felsenbein (Sutura petrojugularis).

Das Foramen jugulare wird in zwei Abschnitte unterteilt:

- einen anterioren Abschnitt für den N. glossopharyngeus

9

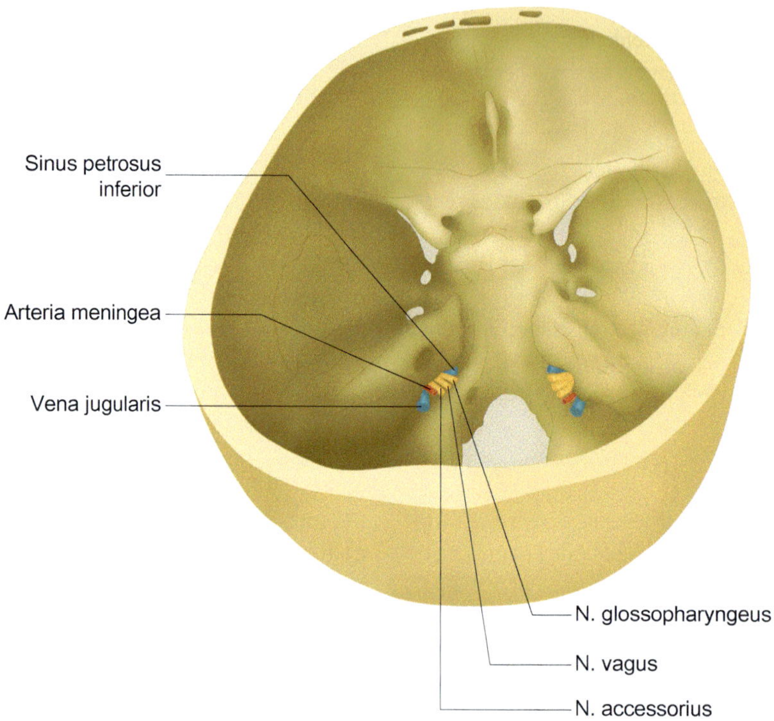

Abb. 9.3 Manipulation des Foramen jugulare

- einen posterioren Abschnitt für den N. vagus und den N. accessorius sowie für die V. jugularis interna, in die sich der Sinus transversus fortsetzt.

Im Allgemeinen ist das Foramen jugulare rechts etwas größer als links. Ist das der Grund, warum es mehr Probleme mit dem linken N. vagus gibt?

9.3.2 Technik

Der Patient befindet sich in Rückenlage, sein Kopf ist leicht zur behandelnden Seite gedreht (> Abb. 9.3 und > Abb. 9.4).

Phase 1

Legen Sie einen Finger in den anterioren Teil des Porus acusticus externus. Für das rechte Foramen jugulare greifen Sie mit der linken Hand unter dem Kopf durch und legen den Zeigefinger in den anteromedialen Teil des Porus acusticus externus.

Phase 2

Legen Sie den Zeigefinger und den Mittelfinger der rechten Hand auf den Processus jugularis des Okziputs und ziehen Sie ihn nach posterior und medial.

Abschließend wird die zu behandelnde Seite in eine Konvexität gebracht. Um den Dehnungseffekt zu verstärken, kann man den Kopf des Patienten zusätzlich zur gleichen Seite drehen.

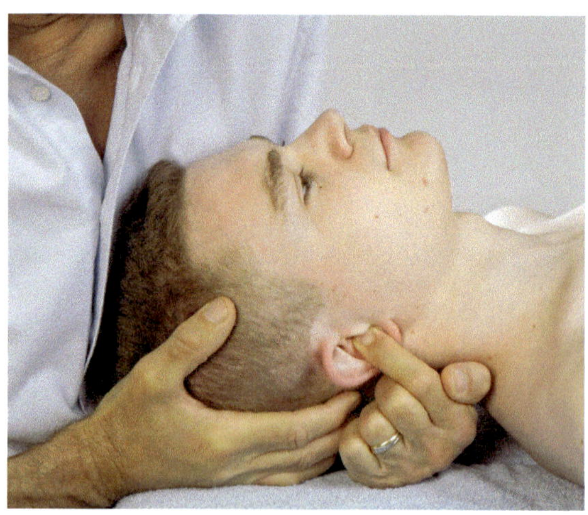

Abb. 9.4 Manipulation des Foramen jugulare

9

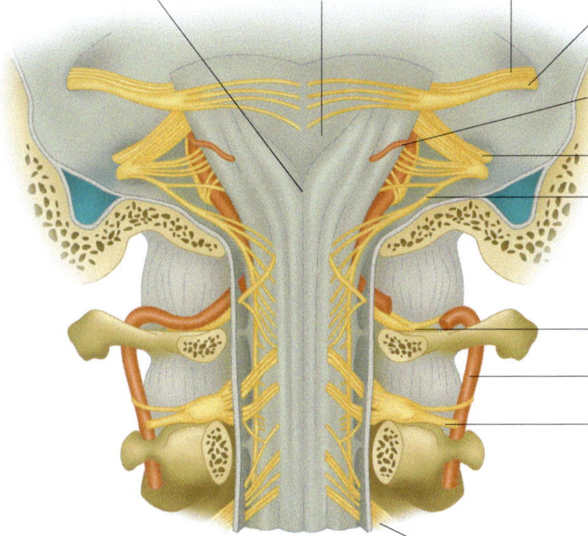

Abb. 9.5 Manipulation des Foramen magnum

9.4 Foramen magnum

9.4.1 Anatomischer Überblick

Das Foramen magnum ist von seiner Form her oval, sein anteroposteriorer Durchmesser beträgt ungefähr 3,5 cm, seine Breite ungefähr 3 cm.

Es bildet die Verbindung zwischen der Schädelhöhle und dem Rückenmarkskanal.

Durch das Foramen magnum verlaufen folgende Strukturen:

- Medulla oblongata
- beide Nn. accessorii
- beide Nn. hypoglossi
- beide Aa. und Vv. vertebrales
- A. spinalis anterior
- beide Aa. spinales posteriores
- V. spinalis.

Erinnern wir in diesem Zusammenhang daran, dass das Foramen magnum beim Menschen durch den aufrechten Gang etwas nach vorne verschoben wurde. Diese Veränderung erfolgte über Millionen von Jahren.

Die Technik für das Foramen magnum wirkt sich mehr auf die vaskulären Element aus. Sie ist vor allem dann angezeigt, wenn eine vertebrobasiläre Insuffizienz besteht. Wir verwenden sie auch bei Zirkulationsproblemen im Innenohr.

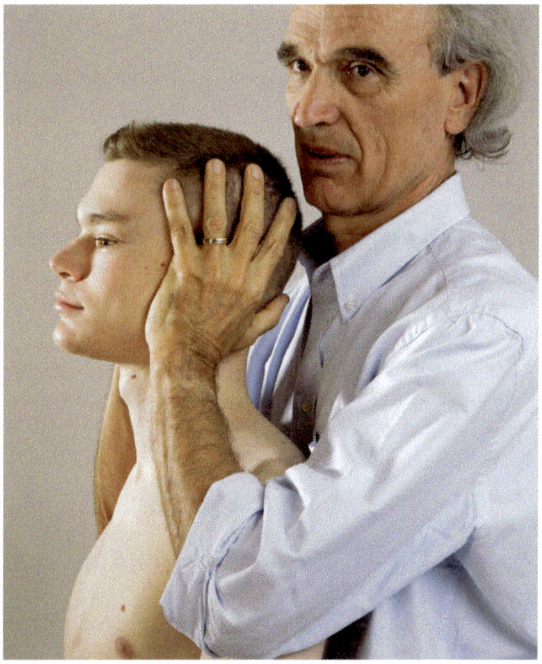

Abb. 9.6 Manipulation des Foramen magnum

9

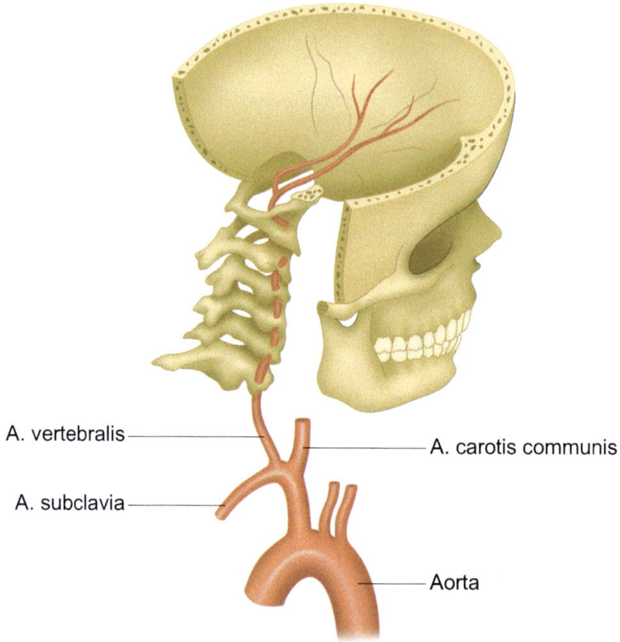

Abb. 9.7 Verlauf der Aa. vertebrales

9.4.2 Technik

Der Patient sitzt auf der Behandlungsliege, der Therapeut steht hinter ihm (> Abb. 9.5 und > Abb. 9.6). Legen Sie beide Hände seitlich auf den Kopf des Patienten, sodass die Daumenballen unter den Processus mastoidei und den Processus jugulares des Okziputs zu liegen kommen.

Achten Sie darauf, dass das Gewicht des Schädels gut in Ihren Handflächen ruht, und vermeiden Sie Druckschmerzen.

Ihre Ellenbogen liegen seitlich auf den Schultern des Patienten. Üben Sie während der kranialen Expansionsphase mit beiden Händen eine Traktion nach kranial aus. Wiederholen Sie diese Technik ca. zehnmal. Um den Druck noch zu verstärken, ersuchen Sie den Patienten, sich mit dem Rücken an Sie anzulehnen.

Diese Technik ist nicht auf das Foramen magnum begrenzt. Sie wirkt sich auch auf den vertebralen Anteil der beiden Aa. vertebrales und auf die Dura mater spinalis aus.

9.4.3 Technik für die A. vertebralis

Diese Technik wirkt sich speziell auf den bogenförmigen Abschnitt der A. vertebralis aus (> Abb. 9.7 und > Abb. 9.8). Wir beschreiben Sie hier, weil sie auf den Inhalt der hinteren Schädelgrube und insbesondere auf den VII. und XII. Hirnnerv Einfluss hat.

Die Ausgangsstellung ist die gleiche wie für die Technik am Foramen magnum, nur dass in diesem Fall eine

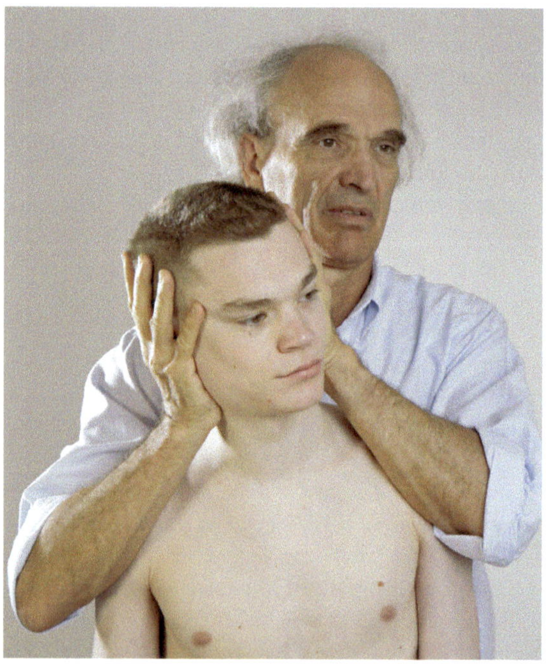

Abb. 9.8 Manipulation der A. vertebralis

9

Seitneigung und eine Rotation der Halswirbelsäule hinzugefügt werden.

Am Ende der axialen Traktion wird die Halswirbelsäule in eine Seitneigung zur Gegenseite und eine Rotation zur Behandlungsseite bewegt.

Diese Technik ist noch effizienter, wenn sie während der kranialen Expansionsphase ausgeführt wird. Vergessen wir dabei die besonderen Beziehungen zwischen der Dura mater und der A. vertebralis nicht. Denken wir auch an den periarteriellen Plexus sympathicus, der die A. vertebralis vom Ganglion stellatum bis zu ihren Endästen begleitet.

Ziel dieser Technik ist es, in der Pars transversaria und dem Bogen der A. vertebralis zwischen den ersten beiden Halswirbeln und dem Okziput etwas Bewegung zu erzeugen. Diese Technik sollte vier- bis fünfmal wiederholt werden.

KAPITEL

10 Nervus olfactorius

Der N. olfactorius (I) ist ein rein sensorischer Nerv, der Geruchsinformationen weiterleitet. Man unterscheidet vier Teile:

- Striae olfactoriae lateralis und medialis
- Tractus olfactorius
- Bulbus olfactorius
- Nn. olfactorii.

Die drei erstgenannten Teile gehören zum zentralen Bereich des Riechapparats, sind also Teile des Gehirns. Die eigentlichen Riechnerven ziehen vom Bulbus olfactorius zur im oberen Teil der Nasenhöhle liegenden Riechschleimhaut.

10.1 Anatomischer Überblick

10.1.1 N. olfactorius

Der N. olfactorius wird in > Abb. 10.1 dargestellt.

Ursprung

Der Ursprung des N. olfactorius liegt auf der Unterseite des Bulbus olfactorius, der direkt der Lamina cribrosa des Ethmoids anliegt und zu beiden Seiten der Crista galli im Sulcus olfactorius eingebettet ist.

Kaudal liegen die Wurzeln der Riechnerven oberhalb des Ursprungs des N. opticus und der A. cerebri anterior.

Verlauf

Die Axone verbinden sich zu kleinen Bündeln, die im Subarachnoidalraum verlaufen. Sie ziehen durch die mit Pia mater ausgekleideten Öffnungen der Lamina cribrosa des Siebbeins.

Verletzungen des Nervs in dieser Region sind häufig auf eine Fraktur im Vorderteil der Schädelbasis oder auf ein Meningeom zurückzuführen.

Endäste

Die Nn. olfactorii enden in der Riechschleimhaut, die eine kleine Fläche im Dach der Nasenhöhlen bedeckt.

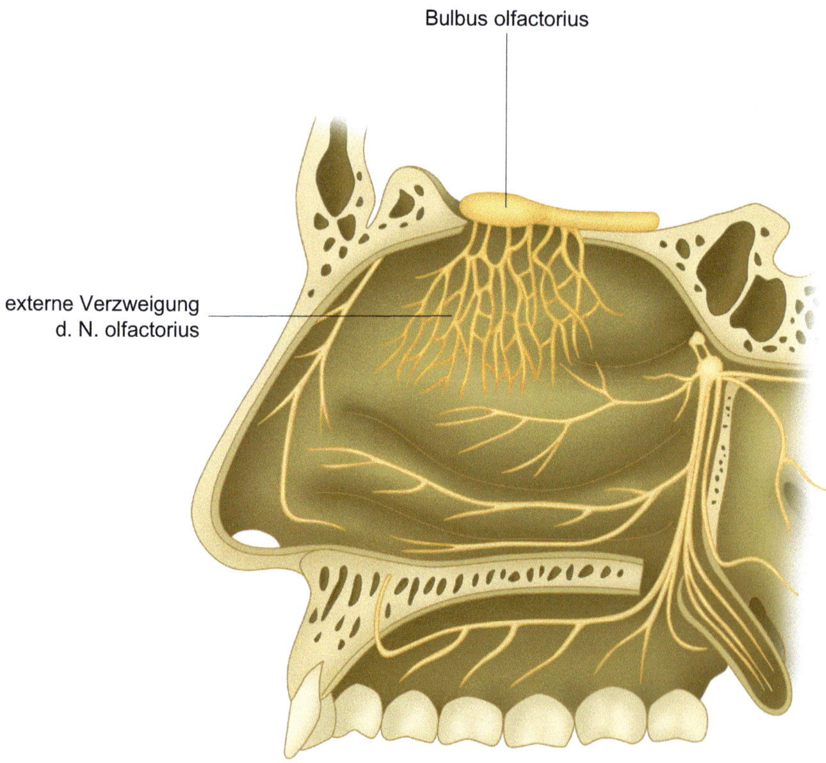

Abb. 10.1 Nervus olfactorius

- Die Nn. olfactorii laterales (12 bis 20) liegen der oberen Nasenmuschel auf.
- Die Nn. olfactorii mediales (12 bis 16) ziehen zur Nasenscheidewand.

Einer der medialen Riechnerven, der so genannte Nervus terminalis, zieht schräg nach vorne über den Canalis incisivus zum Vomeronasalorgan (Jacobson'sches Organ), einer beim Menschen wenig bekannten Struktur, auf die im Weiteren noch eingegangen werden wird.

N.B.: Die Riechnerven sind nicht myelinisiert, ihre Nervenfasern werden durch dünne Bindegewebsschichten gebündelt.

10.1.2 Riechepithel

Das Riechepithel befindet sich im obersten Teil der Nasenhöhle (➤ Abb. 10.2). Es wird durch Pigmente gelblich gefärbt und setzt sich aus drei Arten von Zellen zusammen:

- Sinneszellen oder Riechzellen. Sie verfügen über einen feinen einzelnen Dendriten, dessen Riechkegel die Schleimhautoberfläche überragt, und über ein sehr feines markscheidenfreies Axon, das mit anderen Axonen die Nn. olfactorii bildet.
- Stützzellen vergleichbar mit den Gliazellen
- Basalzellen (Ersatzzellen), aus denen neue Sinneszellen entstehen. Ähnlich wie die Geschmackszellen wachsen Sinneszellen kontinuierlich, sterben ab und werden in einem Zyklus von 4 bis 8 Wochen erneuert. Diese Sinneszellen sind die einzigen Neuronen des Nervensystems, die sich ein Leben lang regelmäßig erneuern!

Besonderheiten der Riechzellen

Die Nervenzellen des olfaktorischen Systems werden ständig erneuert, dies gilt sowohl für das Riechepithel als auch für die beiden Riechkolben.

Eine Maus produziert täglich 80.000 Riechzellen, das ist ungefähr 1 % aller Neuronen des olfaktorischen Systems. Innerhalb von drei Monaten wird dadurch das gesamte Riechepithel ausgetauscht.

Die Stütz- oder Gliazellen können benachbarte Zellen umscheiden. Sie umgeben die Axone der Riechnerven und beliefern sie mit Nährstoffen und Antihaftstoffen, die den Axonen das Wachstum ermöglichen. Das Wachstum erfolgt nach einem exakt organisierten und präzisen Plan, der sicherstellt, dass die Riechfunktion während des Regenerationsprozesses aufrechterhalten wird.

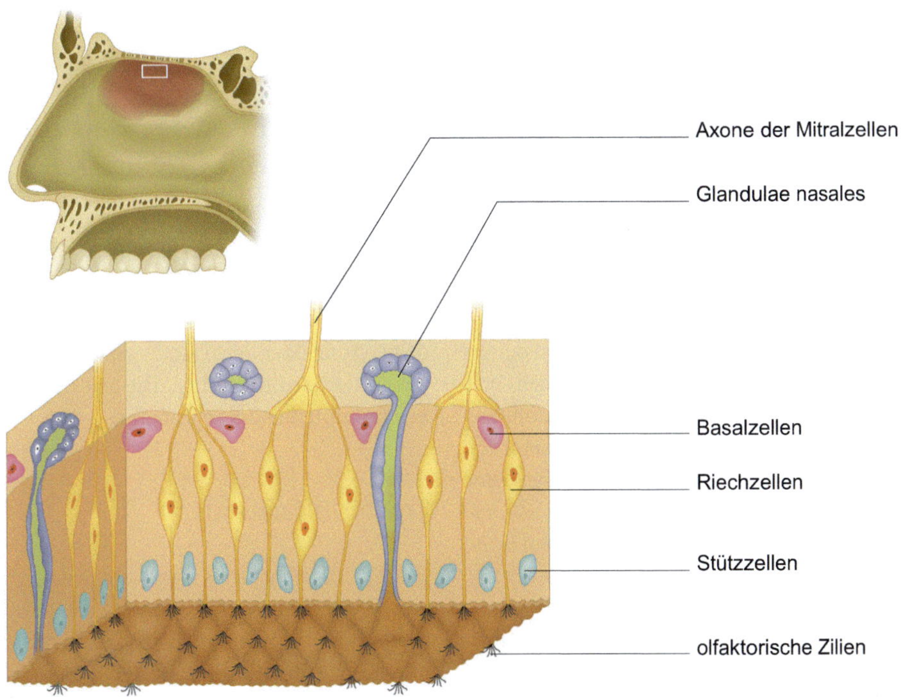

Abb. 10.2 Riechepithel

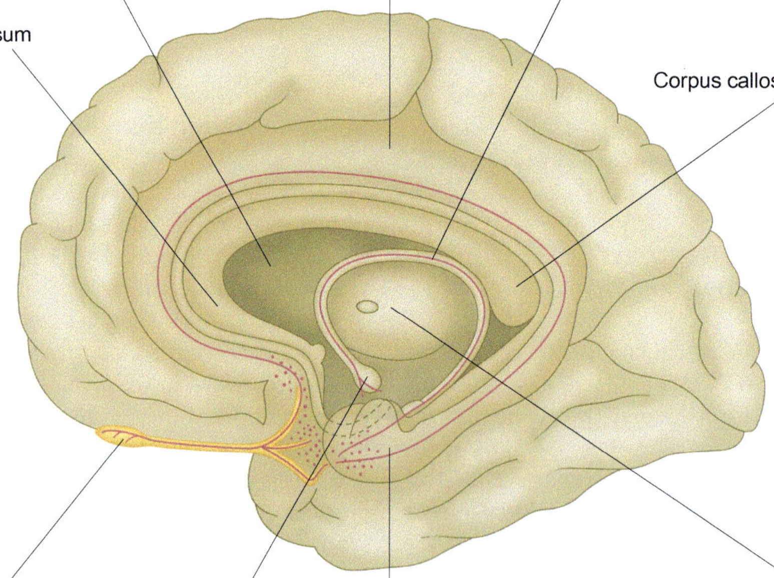

Abb. 10.3 Rhinencephalon

Ein spanisches Forscherteam konnte nachweisen, dass mit Hilfe dieser Zellen die sensiblen und motorischen Funktionen bei Ratten wiederhergestellt werden können, bei denen das Rückenmark durchtrennt wurde (Publikation in der Zeitschrift *Neuron*). Die Forscher implantierten dazu Gliazellen aus dem olfaktorischen System in den Bereich des geschädigten Rückenmarks.

Geoffrey Raisman vom University College of London möchte nun versuchen, derartige Transplantationen auch bei Menschen mit Rückenmarksläsionen durchzuführen.

Die Oberfläche des Riechepithels ist ein Indikator für den Geruchssinn einer Art. Seine Fläche beträgt beim Menschen ungefähr 10 cm^2. *Zum Vergleich: Hunde haben eine Fläche von ungefähr 170 cm^2 mit 100-mal mehr Rezeptoren pro cm^2 als der Mensch.*

10.1.3 Strukturen des Riechzentrums

Bulbus olfactorius

Der Bulbus olfactorius (Riechkolben) ist eine ovale Verdickung von 8 mm Länge und 4 mm Breite. Er umfasst die Lamina mitralis mit den Mitralzellen, deren gebündelte Axone über den Tractus olfactorius zu den sekundären Riechzentren ziehen. Die beiden Riechkolben stehen fast miteinander in Kontakt.

Tractus olfactorius

Der Tractus olfactorius ist ein schmales zentrales Band von 35 mm Länge, es ist flach und hat einen dreieckigen Querschnitt. Er zieht durch den Sulcus olfactorius an der Kaudalseite des Frontallappens. Er besteht aus einer Neuroglia-Achse, die von den Nervenfasern der Mitralzellen umgeben ist.

Der Tractus olfactorius verbreitert sich nach hinten zum Trigonum olfactorium und spaltet sich dann in die Striae olfactoriae medialis und lateralis auf.

Rhinencephalon

Das Riechhirn liegt im Zentrum des Endhirns (> Abb. 10.3). Interessant ist in diesem Zusammenhang, dass bestimmte Fasern des Hippocampus zum lateralen Riechzentrum ziehen, welches sich am anterioren Ende der Hippocampusformation (5. Gyrus des Temporallappens) befindet.

Das Rhinencephalon ist das archaische Gehirn, das für instinktives und emotionales Verhalten sowie für den Geruchsinn zuständig ist. Beim Menschen ist es wenig ausgebildet. Bei Tieren, deren Geruchsinn besonders ausgeprägt ist, hat es eine große Bedeutung. So kann ein Eisbär einen Geruch aus einer Entfernung von 6 km noch nach mehreren Tagen wahrnehmen. Ein männlicher Schmetterling riecht ein Weibchen auf mehr als 10 km Entfernung.

Im Tierreich erfüllt der Geruchsinn zahlreiche Funktionen. Die Gerüche von Nahrung, von Artgenossen oder Feinden lösen sehr unterschiedliche Verhaltensweisen aus. So reagiert ein Tier auf die Anwesenheit eines Feindes oder eines Räubers entweder durch seine Neutralisierung oder durch Flucht. Der Geruchsinn ist für das Leben und das Überleben des Einzelnen oder seiner Spezies von großer Bedeutung. Tiere verwenden daher Geruchsinformationen viel mehr als Menschen.

Doch auch wenn der Geruchsinn beim Menschen weniger ausgeprägt ist, beeinflussen Gerüche sein Sexual- und Ernährungsverhalten. Die olfaktorischen Afferenzen sind zu einem Großteil für jene Mechanismen verantwortlich, die die Nahrungsaufnahme regeln und das Sättigungsgefühl bestimmen.

Verbindungen zum Gehirn

Die Riechrindenareale sind über Fasern mit den viszeromotorischen Kernen, Nucleus salivatorius inferior und superior, Nucleus dorsalis n. vagi, dem Hypothalamus und dem Epithalamus verbunden.

Olfaktorische Stimulierungen erzeugen daher viszerale Reaktionen: Speichelbildung als Reaktion auf angenehme Gerüche, Übelkeit als Reaktion auf unangenehme Gerüche oder auch Beschleunigung der Peristaltik und vermehrte Produktion von Magensäure.

10.2 Pathophysiologie

10.2.1 Riechfunktionen

Geruchssinn

Der Geruchssinn entsteht durch die physisch-chemische Stimulation der Riechzellen.

Der Mensch hat aufgrund verschiedener Umstände, wie die moderne Lebensweise, die Umweltverschmutzung, die Urbanisierung, einen großen Teil seiner Riechschärfe eingebüßt.

Manche Tiere verfügen über einen erstaunlichen Geruchssinn: Lachse, Aale, Haie legen, geleitet von ihrem Geruchssinn, Hunderte Kilometer zurück.

Man sagt, dass Feinschmecker mehr über ihre Nase als über ihren Geschmackssinn geleitet werden. Der Geruchssinn ist viel feiner als der Geschmackssinn.

Die Riechnerven und die Riechbahnen übertragen die olfaktorische Botschaft innerhalb des Riechorgans. Unser Verhalten und unsere emotionalen Reaktionen, die ursprünglich mit dem Rhinencephalon verbunden waren, werden über das limbische System gelenkt.

Verhalten

Die sekundären Riechzellen führen direkt, ohne Zwischenstation, vom Bulbus olfactorius zum Riechkortex. Die olfaktorischen Informationen haben somit direkte Verbindungen zum limbischen System.

Aufgrund der sehr engen Beziehung mit dem limbischen System ist der Tractus olfactorius sehr maßgeblich am neurovegetativen System, an den Emotionen, dem Verhalten und ihren motorischen Auswirkungen beteiligt.

Das limbische System spielt eine wichtige Rolle bei der Bildung und Speicherung von Erinnerungen. Diese sehr enge Verbindung mit dem limbischen System lässt uns auch verstehen, warum manche Gerüche Erinnerungen und Emotionen in uns wachrufen.

Störungen des Geruchssinns

Zwar ist der Riechnerv selten der Sitz pathologischer Vorgänge, aber er wird häufig durch Pathologien und Traumata umliegender Strukturen beeinflusst. Störungen des Geruchssinns, so genannte Dysosmien, können auf unterschiedliche Weise zum Ausdruck kommen.

Dysosmien

Die *Anosmie* bezeichnet den Verlust des Geruchssinns. Manchmal handelt es sich um eine diskrete Störung, eine einfache *Hyposmie*, die von den Betroffenen selten spontan wahrgenommen wird.

Bei der Untersuchung müssen beide Nasenlöcher getrennt getestet werden, wobei jeweils ein Nasenloch verschlossen werden muss. Verwendet werden nichtreizende und bekannte Aromastoffe wie Nelkenöl, Terpentin, Kaffee, Vanille oder Äther. Vermieden werden Substanzen, die die allgemeine Sensibilität reizen (N. Trigeminus), wie beispielsweise Ammoniak oder Essig, denn diese werden auch nach Verlust des Geruchssinns wahrgenommen.

Bei der *Parosmie* stimmt die olfaktorische Wahrnehmung nicht mit der Stimulierung überein. Diese Geruchsverirrung tritt vor allem bei chronischen Nasen- oder Nasennebenhöhleneiterungen auf.

Die *olfaktorischen Halluzinationen* oder *Phantosmien* sind Geruchswahrnehmungen ohne tatsächliche Ursache. Sie betreffen fast ausschließlich unangenehme Gerüche: verdorbener Fisch oder Eier, Erdöl, Exkremente etc. Sie sind meist zentralen Ursprungs und treten bei folgenden Störungen oder Pathologien auf:

- bei bestimmten Geisteskrankheiten: paranoide Schizophrenie, chronische,durch Alkohol induzierte Psychose
- bei irritativen Läsionen des kortikalen Geruchszentrums im Bereich der Spitze des Gyrus parahippocampalis (Uncus). Die Unkuskrise bezeichnet einen epileptischen Anfall, der mit einer olfaktorischen Aura beginnt.

Ätiologie

Verschiedene Erkrankungen können diese Störungen verursachen:

- lokal-regionale Läsionen:
  - Nasenpolypen
  - Rhinitis
  - angeborene Fehlbildungen
  - Sinusitis
  - Allergien
  - Tumoren
  - Viruserkrankungen
- Vergiftungen:
  - Tabak
  - Kokain
  - neurotoxische Medikamente
  - Alkohol
- Traumata:
  - Frakturen des anterioren Schädels
  - sagittale Traumata des Schädels, bei denen die a.p.-Bewegung des Gehirns die Riechnerven im Bereich der Lamina cribrosa durchtrennt
  - Schläge oder Stöße auf den Hinterkopf (durch das Zurückschleudern)
  - Sturz auf das Steißbein
  - Schleudertrauma
- Tumoren: sie betreffen den vorderen Teil des Gehirns. Diese Tumoren (Meningeome) manifestieren sich häufig durch ein- oder beidseitige Anosmie verbunden mit Sehstörungen und psychische Störungen. Die Tumoren des Hippocampus beeinflussen die Riechbahnen erst wenn sie sich über den Türkensattel (Sella turcica) ausbreiten.
- Infektionen:
  - Meningitis
  - Abszesse am Frontallappen: Personen, bei denen zunehmende Verhaltensstörungen festzustellen sind, sollten routinemäßig auch auf Anosmie getestet werden.
- Endokrinopathien:
  - Diabetes
  - Hypothyreose
  - Cushing-Syndrom
  - Niereninsuffizienz
- angeborene Fehlbildungen:
  - Agenesie des N. olfactorius
  - Albinismus etc.
- Läsionen des ZNS:
  - schwere neurologische Syndrome
  - multiple Sklerose vor dem 40. Lebensjahr
  - Morbus Parkinson
  - Morbus Alzheimer nach dem 40. Lebensjahr
  - Epilepsie etc.

10.3 Behandlungstechniken

10.3.1 Techniken

Die Behandlungstechnikstechniken für den N. olfactorius werden durch die Nase ausgeführt (> Abb. 10.4). Dazu verwendet man Wattetupfer mit einer Länge von 10 bis 15 cm. Der Tupfer sollte so fein wie möglich sein und kann in eine physiologische Lösung oder in Süßmandelöl getaucht werden, um das Einführen in die Nasenlöcher zu erleichtern. Diese Techniken können etwas unangenehm sein, sie sollten jedoch niemals Schmerzen verursachen.

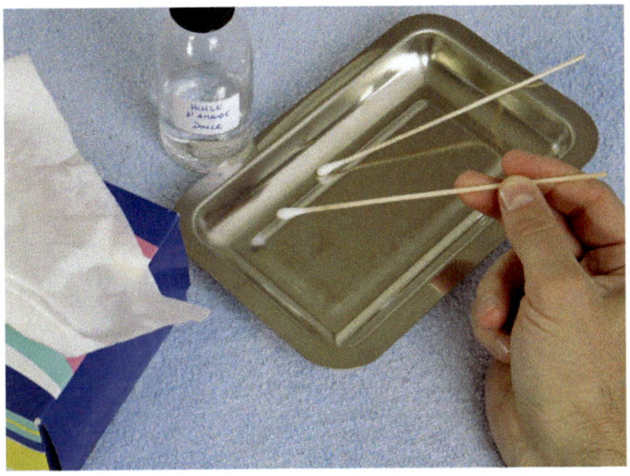

Abb. 10.4 Hilfsmittel für die endonasale Manipulation

Vor allem zu Beginn des 20. Jahrhunderts verwendeten manche Ärzte die so genannte Nasosympathikotherapie. Unsere Techniken stützen sich jedoch nicht auf die Arbeiten dieser Ärzte. Wir versichern unseren Lesern, dass wir diese auf der Grundlage eigener Erfahrungen entwickelt haben.

Im Allgemeinen verwenden wir diese Behandlungstechniken in zwei Bereichen:

- für das Vomeronasalorgan und den N. terminalis
- für das Riechepithel und die Nn. olfactorii.

Vomeronasalorgan

Präsentation

Der N. terminalis umfasst ein spezielles Bündel an Riechfasern. Er nimmt seinen Ursprung in einer Verdickung des Bulbus olfactorius, dem Bulbus olfactorius accessorius, durchquert die Lamina cribrosa und zieht schräg in anterokaudaler Richtung zum Nasenseptum. Er endet am Vomeronasalorgan (Jacobson'sches Organ)[1], einem 2 bis 7 mm langem Kanal, der sich in unmittelbarer Nähe zur Öffnung der Nasenlöcher an der anterokaudalen Seite der Nasenscheidewand befindet (➤ Abb. 10.5). Es handelt sich um ein Divertikel des Riechorgans, in dem ein Teil des Riechepithels, das aus typischen Riechzellen gebildet wird, isoliert wird.

Grob gesprochen ist das Vomeronasalorgan eine kleine ovale oder kreisförmige Vertiefung im vorderen Bereich des knorpeligen Nasenseptums (➤ Abb. 10.6). Es kann ein- oder beidseits vorhanden sein. Eine kürzlich veröffentliche Studie konnte nachweisen, dass es bei Männern häufiger beidseits auftritt als bei Frauen (Besli et al., 2004). Seine Größe variiert zwischen 0,2 und 2 mm.

Es wird vermutet, dass dieses Organ eine vasomotorische und vasosensible Rolle hat und an der Riechfunktion beteiligt ist. Es wäre somit ein Überbleibsel aus unserer animalischen Vergangenheit, als der Geruchssinn entscheidend zur Erkennung von Feinden und Sexualpartnern beitrug.

Das Vomeronasalorgan ist bei Embryos immer vorhanden. Lange ging man davon aus, dass es beim Menschen nicht oder nur rudimentär vorhanden sei, jüngste Forschungen weisen jedoch darauf hin, dass es auch beim Erwachsenen existiert. 1998 untersuchten Gaafar et al. das Nasenseptum von 200 erwachsenen Probanden, wobei sie feststellten, dass der Nachweis über die Präsenz des Vomeronasalorgans je nach Untersuchungstechnik variierte. Während das Vomeronasalorgan mittels anteriorer Rhinoskopie bei 32 Probanden (16 %) eindeutig nachgewiesen werden konnte, waren es bei der Nasenendoskopie 152 Probanden (76 %).

Die Funktion des Vomeronasalorgans ist nicht eindeutig geklärt. Bekannt ist, dass es Pheromonrezeptoren enthält. Pheromone sind geruchsbildende Substanzen, die eine wichtige Rolle im Sexualleben spielen und bei Tieren u. a. auch zur Markierung des eigenen Territoriums dienen. McClintock zeigte mit seinen Arbeiten auf, dass Pheromone auch dazu beitragen, dass sich die Menstruationszyklen von in Gemeinschaft lebenden Frauen (Kloster, Pensionat, Gefängnis) aneinander angleichen.

Technik mit dem Wattetupfer

Vorsicht: Wie bei allen internen Techniken ist größte Vorsicht geboten. Gerade in der Nase sind die mechanischen Schutzmechanismen viel fragiler und der Therapeut muss sein Tun zu jedem Zeitpunkt kontrollieren können.

Um das Vomeronasalorgan zu erreichen, muss der Wattetupfer fast parallel zum Boden der Nasenhöhlen in die Nase eingeführt werden. Man sollte eine Horizontale anvisieren, die auf der Höhe des Porus acusticus externus liegt (➤ Abb. 10.7).

Der zu manipulierende Teil befindet sich an der Nasenscheidewand, im anterioren Teil des Vomers, an der Stelle, an der der Knochen auf den knorpeligen Teil der Nasenscheidewand trifft.

Man findet es im anterioren Drittel des Septums ungefähr 1,5 bis 2 cm vom Hinterrand des Naseneingangs und 0,5 bis 1 cm vom Boden der Nasenhöhle entfernt.

Kontrollieren Sie mit Ihren Fingern über den Wattetupfer vorsichtig die endonasalen Gewebe.

[1] Ludwig Levin Jacobson (1783–1843): dänischer Anatom und Arzt (Kopenhagen).

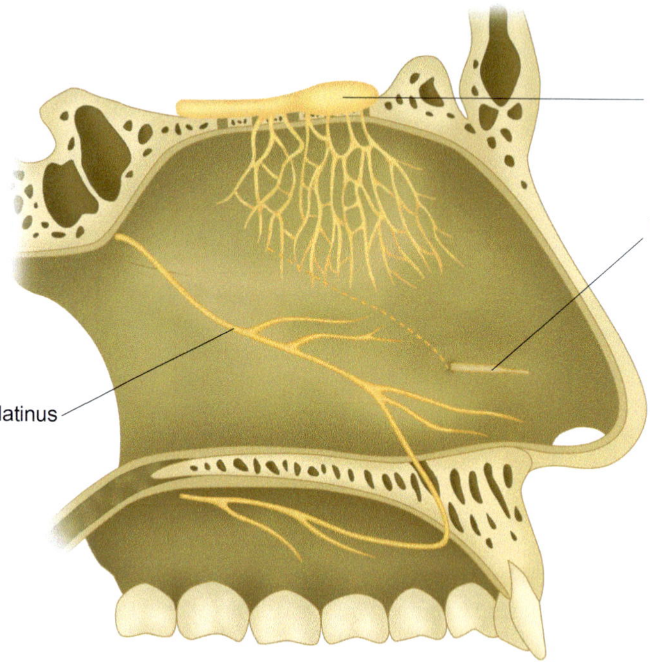

Abb. 10.5 Vomeronasalorgan und Nervus terminalis

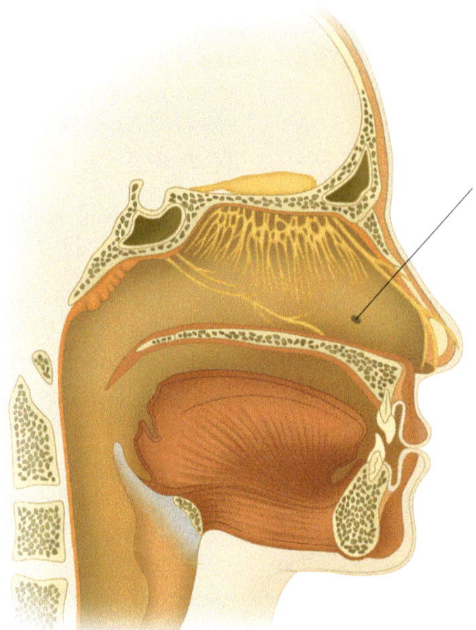

Abb. 10.6 Vomeronasalorgan

Suchen Sie nach einer etwas dichteren Zone, meist einer kleinen Vertiefung – manchmal ist es eine leichte Erhebung –, die etwas sensibel ist. Lassen Sie sich am Beginn von der Sensibilität leiten, um die Behandlungszone zu finden (➤ Abb. 10.8).

Wenn das Nasenloch ausreichend groß ist, können Sie das Vomeronasalorgan auch mit der Lampe eines Otoskops oder einer einfachen Taschenlampe sehen. Bei Betrachtung mittels anteriorer Rhinoskopie ähnelt das Vomeronasalorgan einem klar abgegrenzten Mikroge-

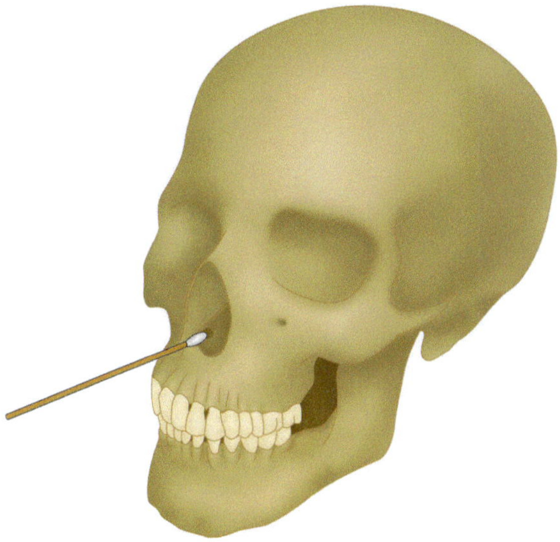

Abb. 10.7 Technik zur Manipulation des Vomeronasalorgans

schwür (es wirkt wie gestanzt), da Septumgeschwüre allerdings unregelmäßige Konturen haben, kann es mit diesen nicht verwechselt werden.

Legen Sie den Wattekopf des Tupfers auf die harte Stelle des Organs und drücken Sie diese leicht in Richtung Nasenseptum. Reduzieren Sie die Kompression kaum merklich und folgen Sie dem Ecoute der Gewebe, wobei Sie mit dem Tupfer vorsichtig kleine axiale Rotationen ausführen. Folgen Sie dem Zug der Gewebe und führen Sie eine Induktion aus.

Ihre Technik ist abgeschlossen, wenn der Ecoute keine weitere neue Richtung anzeigt. Führen Sie die Technik anschließend im anderen Nasenloch aus.

Behandlung des Riechepithels und der Riechnerven

Um zum Riechepithel zu gelangen, muss der Tupfer parallel zur Nasenkante in die Nase eingeführt werden. Orientieren Sie sich dabei am inneren Augenwinkel (➤ Abb. 10.9 und ➤ Abb. 10.10).

Der Tupfer sollte langsam in Richtung Schädel, in die Region vor der Nasenmuschel (prä-konchale Region) und so nahe wie möglich am Septum geführt, eingeführt werden.

Verwenden Sie Daumen und Zeigefinger der freien Hand und ziehen Sie den knorpeligen Teil der Nase nach anterior. Damit kann man sich mit dem Tupfer besser orientieren und erzeugt eine sensible Täuschung.

Ersuchen Sie den Patienten keine plötzlichen Kopfbewegungen zu machen, er sollte auch nicht versuchen, Ihre Hand zu entfernen.

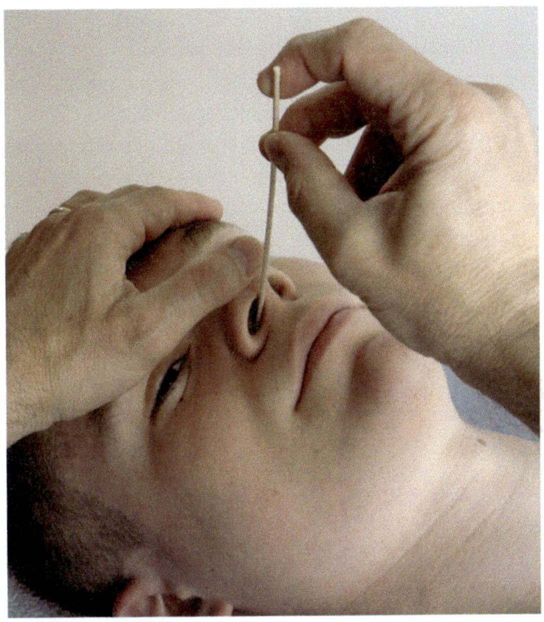

Abb. 10.8 Manipulation des Vomeronasalorgans

Am Anfang sollten Sie vorsichtig und sehr konzentriert vorgehen und sich den Weg einprägen. Die Riechregion befindet sich mindestens 5 bis 6 cm vom Naseneingang entfernt.

Um zu verhindern, dass der Patient während der Behandlung niesen muss, empfehlen Sie ihm:

- die Zunge am Gaumen hin und her zu bewegen und
- tief und langsam durch die Nase ein- und auszuatmen.

Man sollte, sobald man etwas Erfahrung mit dieser Technik hat, den Vorgang beschleunigen. Die schnelle Ausführung der Technik und die vorherige Aufklärung

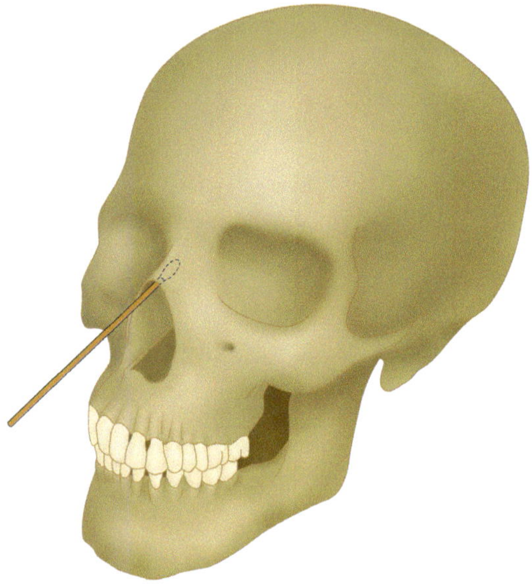

Abb. 10.9 Achse zur Einführung des Tupfers in die Nase

des Patienten helfen den Niesreiz zu verhindern. Übrig bleibt das Tränen der Augen, das die Patienten oft stört. Halten Sie also Papiertaschentücher bereit.

Vorsicht: Trifft man beim Einführen des Tupfers auf ein Hindernis, muss die Technik abgebrochen werden (Kontraindikation). Es kann sich um Polypen oder, viel wahrscheinlicher, um eine Septumdeviation handeln, die den Durchgang zwischen Nasenmuschel und Septum verengt. Im letztgenannten Fall kann die Technik im anderen Nasenloch ausgeführt werden, man sollte sich in diesem Fall mit einer einseitigen Behandlung begnügen.

Nachdem Sie den Tupfer entsprechend weit in die Nase eingeführt haben, kippen Sie ihn etwas nach rückwärts, indem Sie ihn vorne etwas zu sich hinziehen.

Sobald der Tupfer an der richtigen Stelle ist, führen Sie kleine Berührungen auf dem Epithel und den Nerven aus. Normalerweise führt man zwei oder drei Berührungen in unterschiedlichen Zonen aus, die jedoch, angesichts der Begrenztheit des Raums, sehr eng beisammen liegen. Es handelt sich um eine sensible Zone, die stimuliert, aber nicht komprimiert werden soll. Gehen Sie in dieser sehr reaktiven Zone sanft und respektvoll vor.

Die Riechgewebe und die Riechschleimhaut reagieren ähnlich wie der Augapfel und die Augenlider, wenn einem ein Insekt ins Auge kommt. Wenn möglich, manipulieren Sie beide Seiten (> Abb. 10.11).

Neuro-enzephalische Manipulation

Der Tupfer erzeugt eine mechanische Spannung auf den Riechnerven und beeinflusst damit indirekt das Rhinencephalon und das limbische System.

Der kraniale Ecoute hilft Ihnen, diese Zonen zu spüren. Konzentrieren Sie die Induktion auf den primär res-

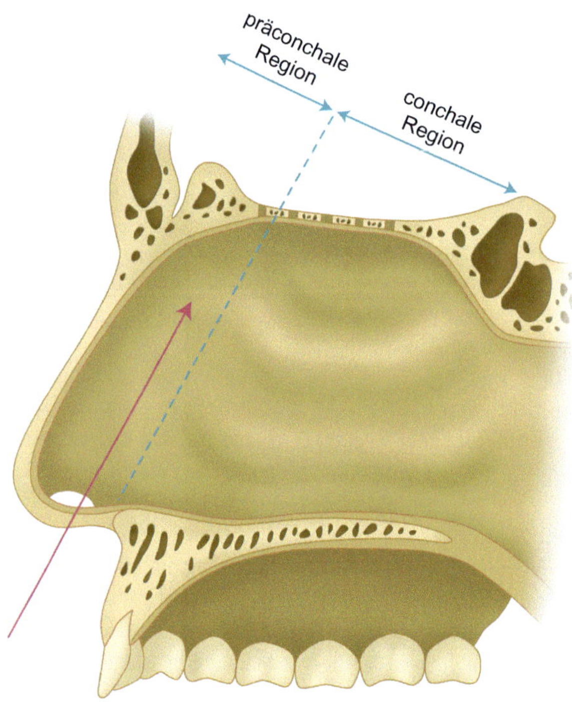

Abb. 10.10 Verlaufsrichtung für die endonasale Manipulation

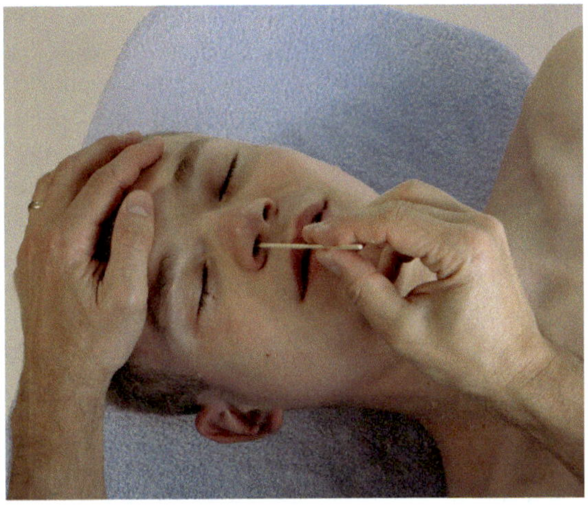

Abb. 10.11 Manipulation der olfaktorischen Nervenendigungen

piratorischen Mechanismus in der Region und versuchen Sie immer präziser zu werden.

Am Ende führen Sie die Technik für die Viskoelastizität an der Stelle aus, zu der Ihre Hand durch den Ecoute hingezogen wird.

Emotionaler Release

All jenen Lesern, die „Emotional-Release-Techniken“ verwenden, empfehle ich, diese mit den Tupfern in einem oder in beiden Nasenlöchern auszuführen (> Abb. 10.12).

Um auf die emotionale Ebene zu gelangen, führen Sie mit Ihrer dominanten Hand einen kranialen Ecoute aus, achten Sie dabei auf einen sehr leichten Kontakt. Der Ecoute führt Sie zu der Hirnregion, in der jene psychoemotionalen Spannungen gespeichert wurden, die mit dem olfaktorischen System in Verbindung stehen.

Führen Sie anschließend und immer noch mit sehr leichtem Druck eine Induktion aus und warten Sie, bis der Ecoute endet. Ziel ist es, übermäßige Spannungen abzubauen, die häufig Ursache für eine emotionale Überreaktion sind und die Gefahr einer Dekompensation in sich bergen.

Mit der genannten Technik können Überreaktionen verhindert oder vermindert werden, gleichzeitig respektiert man die Schutzbarrieren des Patienten.

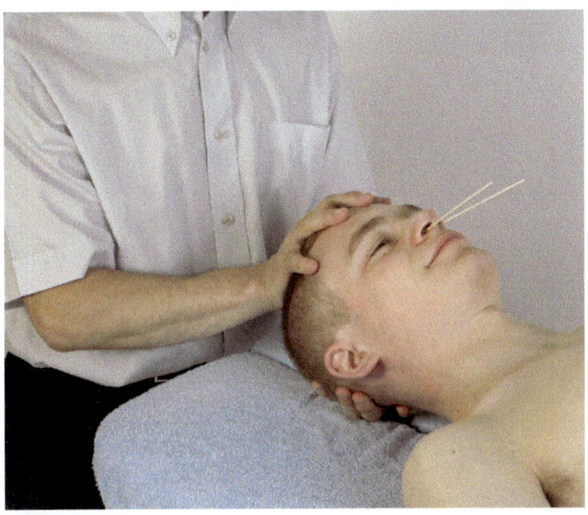

Abb. 10.12 Emotional Release

10.3.2 Vorsichtsmaßnahmen und Kontraindikationen

Folgende Vorsichtsmaßnahmen und Kontraindikationen sollten erwähnt werden:
- Schwäche der Schleimhaut oder der Gefäße der Nase
- lokale Blutungen
- Hindernis beim Einführen des Tupfers.

10.3.3 Entscheidende Punkte der kraniosakralen Mechanik

Im Sinne einer ganzheitlichen Behandlung sollte man auch die Mechanik des kraniosakralen Systems und die Elemente des primär respiratorischen Mechanismus überprüfen:
- Dura mater cranialis: Falx cerebri
- Dura mater sacrococcygeis
- Sutura frontoethmoidalis
- Vomer
- Synchondrosis sphenobasilaris (Kompression)
- Synchondrose zwischen Prä- und Postsphenoid.

10.3.4 Indikationen

Die hier beschriebenen Techniken für den N. olfactorius haben ein breites Anwendungsgebiet. Wir können daher keine vollständige Liste der Indikationen anführen, möchten aber einige spezielle Indikationen erwähnen.

Wirkung auf die Schleimhäute und den Druck in den Nebenhöhlen

Die Nasenschleimhaut beeinflusst man nicht direkt über den N. olfactorius, sondern über die Techniken für den N. maxillaris. Diese Techniken wirken sich positiv auf

Druckschmerzen in den Sinus frontalis, maxillaris und sphenoidalis aus.

Posttraumatische Anosmie

Vorsicht: Wir behandeln nur Anosmien, die längere Zeit nach einem Trauma aufgetreten sind. Unmittelbar nach einem Trauma auftretender Geruchsverlust ist ein Hinweis dafür, dass die Riechfäden im Bereich der Lamina cribrosa des Ethmoids durchtrennt wurden. In manchen Fällen nimmt der Geruchssinn nach einem Trauma schrittweise ab. Normalerweise wird dafür eine *evolutive Fibrose der Hirnhaut* verantwortlich gemacht, die den N. olfactorius einengt und die Reizleitung reduziert. Dieses Phänomen kann auch nach einem neurochirurgischen Eingriff beobachtet werden.

Die Behandlung des N. olfactorius erweist sich bei derartigen Störungen, v. a. in Kombination mit kraniosakralen Techniken, als sehr effizient.

Psychoemotionale Störungen

Zahlreiche psychoemotionale Störungen scheinen auf diese Manipulationstechniken gut anzusprechen.

Gewisse affektive Störungen, zum Beispiel Depressionen, haben ihre Wurzeln in alten emotionalen Konflikten. Es scheint, dass wir mit den Behandlungstechniken des N. olfactorius den Patienten helfen können, einen Teil der gespeicherten Emotionen zu „entladen".

Essstörungen

Bulimie und Anorexie sind die beiden Extreme von Essstörungen. Das Rhinencephalon ist sehr stark an der neurobiologischen Aktivität der Nahrungsaufnahme und dem Gefühl der Sättigung beteiligt.

Essstörungen sind schwer zu analysieren und bedürfen einer psychotherapeutischen Behandlung. Sie finden auf der Grundlage einer neurologischen Grundsituation statt, bei der die Störungen des Rhinencephalons eine große Rolle spielen.

Auch Jahre nach dem Verschwinden der Symptome bleiben Nahrungsmittel und die Nahrungsaufnahme ein immer wiederkehrendes Problem.

Die Manipulation des N. olfactorius kann die psychotherapeutische Behandlung positiv unterstützen.

Neurovegetative Dystonie

Der Corpus amygdaloideum (Mandelkern) und der Hippocampus sind wichtige Regulatoren für die Achse Hypothalamus – Hypophyse. Das Rhinencephalon und das limbische System bieten somit einen interessanten Zugang zum Thalamus, der unter anderem den Tonus des autonomen Nervensystems kontrolliert.

Die Manipulationen des N. olfactorius unterstützen die Behandlung vieler neurovegetativer Störungen. Einigen Patienten, die unter alten emotionalen Konflikten oder posttraumatischen Störungen litten, konnte mit dieser Technik geholfen werden.

Bei der Hyperhidrose gibt es eine wichtige emotionale Komponente. Die betroffenen Patienten reagieren gut auf diese Art der Behandlung.

Manche Formen von Angst

Viele Pathologien wie innere Unruhe oder Hypersensibilität gegenüber psychischem und posttraumatischem Stress sind der pathologische Ausdruck von Angst. Viele Stimuli können diese Angst auslösen. Das olfaktorische System ist sicherlich an der Speicherung von olfaktorischen Unfallerinnerungen beteiligt.

Patienten, die unter Panikattacken, v. a. im Zusammenhang mit Agoraphobie, leiden, reagieren gut auf die Manipulationen des Vomeronasalorgans und des Riechepithels. Wir konnten Patienten helfen, die unter Panikattacken, Druckgefühl im Thorax, Todesangst, Verlust der Selbstkontrolle oder Depersonalisierung litten.

Die Verbindung zur Außenwelt über die Gerüche und die Botschaften der Pheromone haben große Bedeutung bei Angstphänomenen.

Viszerale Dysfunktionen

Bestimmte Ösophagus- und Magenbeschwerden, vor allem wenn diese durch Stress, Schockerlebnisse, emotionale Konflikte oder nach der Raucherentwöhnung auftreten, werden oft von allergischer Rhinitis begleitet.

Im Allgemeinen stellt man einen Wechsel zwischen Magenschmerzen und Rhinitis fest. Wenn die Magenschmerzen abnehmen, setzt die Rhinitis ein und umgekehrt.

Gerade bei diesen Fällen ist die Behandlung des N. olfactorius angezeigt. Die lokale Wirkung auf die Nasenschleimhaut und auf die Nervenendigungen des N. olfactorius, verbunden mit einer Feedback-Reaktion auf das limbische System, führen zu oftmals spektakulären Verbesserungen dieser Beschwerden.

Abnahme der Libido

Wir haben diese Behandlungen bei Patienten ausgeführt, die unter einem Rückgang ihrer Libido litten. Es handelte sich um Patienten zwischen 45 und 60 Jahren, die keine nachweisbaren medizinischen Störungen aufwiesen. Sie waren nicht impotent, hatten aber weniger Interesse an ihrem Sexualleben.

Es scheint, dass die Manipulation im Bereich des Vomeronasalorgans erstaunliche Wirkung auf diesem Gebiet erzeugt. Hängt das damit zusammen, dass die Sensibilität auf die Pheromone verstärkt wird?

Manche Arbeiten, bei denen das Vomeronasalorgan mittels Steroiden stimuliert wurde, konnten eine Erhöhung des Serumtestosterons nachweisen (Monti-Bloch et al., 1998). Wirken unsere Behandlungstechniken ebenfalls auf diesen Mechanismus ein?

Menstruationsprobleme

In vielen Fällen erzielt man mit urogenitalen Behandlungstechniken in Verbindung mit Schädelmanipulationen, die die Achse Hypothalamus – Hypophyse – Ovarien ansprechen, hervorragende Ergebnisse bei Menstruationsproblemen (Amenorrhoe, Dysmenorrhoe, Anarchomenorrhoe, Spaniomenorrhoe etc.).

Wenn die Ergebnisse nicht zufriedenstellend oder nicht von Dauer sind, können Manipulationen des Vomeronasalorgans das Hormonsystem nachhaltig wieder ins Gleichgewicht bringen.

Zyklusunregelmäßigkeiten sind ein komplexes Phänomen, an dem zahlreiche Faktoren beteiligt sein können. In der Medizin kennt man das *olfaktogenitale Syndrom* von Morsier-Kallman, das eine Verbindung zwischen Anosmie und Amenorrhoe herstellt. Diese Pathologie zeigt, dass eine Verbindung zwischen dem olfaktorischen System und der Achse Hypothalamus-Hypophyse besteht.

Stern und McClintock konnten in ihren Arbeiten zeigen, dass die individuelle Sensibilität, insbesondere gegenüber Pheromonen, eine große Rolle bei der Steuerung der Ovulation spielt.

KAPITEL

11 Nervus opticus

Der N. opticus (II), der zweite Sinnesnerv, dient dem Gesichtssinn. Er setzt sich aus den Axonen der in der Retina liegenden Opticusganglienzellen (3. Neuron der Sehbahn) zusammen. Seine Länge beträgt 50 mm und sein Durchmesser 4 mm. Er besteht aus ungefähr einer Million großteils myelinisierter Axone, aus denen 125 Millionen Sinneszellen entstehen!

Zum besseren Verständnis der Funktion des N. opticus beschreiben wir nachstehend kurz die Anatomie des Auges.

11.1 Anatomischer Überblick

11.1.1 Nervus opticus

Der Sehnerv wird in ➢ Abb. 11.1 dargestellt.

Ursprung

Der N. opticus tritt am anterolateralen Winkel des Chiasma opticum aus.

Verlauf und Beziehungen

Der ca. 5 cm lange N. opticus zieht vom Chiasma opticum in anterolateraler Richtung zum Canalis opticus und zur Orbita.

Man beschreibt vier Abschnitte: intrakraniell, intrakanalär, intraorbital und intrabulbär.

Intrakranieller Abschnitt

Aus der mittleren Schädelgrube zieht der Nerv in die Cisterna chiasmatis.

Er liegt dem Diaphragma sellae auf und verläuft im lateralen Teil des Sulcus praechiasmaticus. Er ist eher flach und hat eine Breite von 5 mm und eine Höhe von 3 mm.

Intrakanalärer Anteil

Dieser ca. 3 mm lange Teil liegt innerhalb des Canalis opticus zwischen der Schädel- und der Augenhöhle. Der Nerv ändert in diesem Abschnitt seine Form von abgeflacht auf rund.

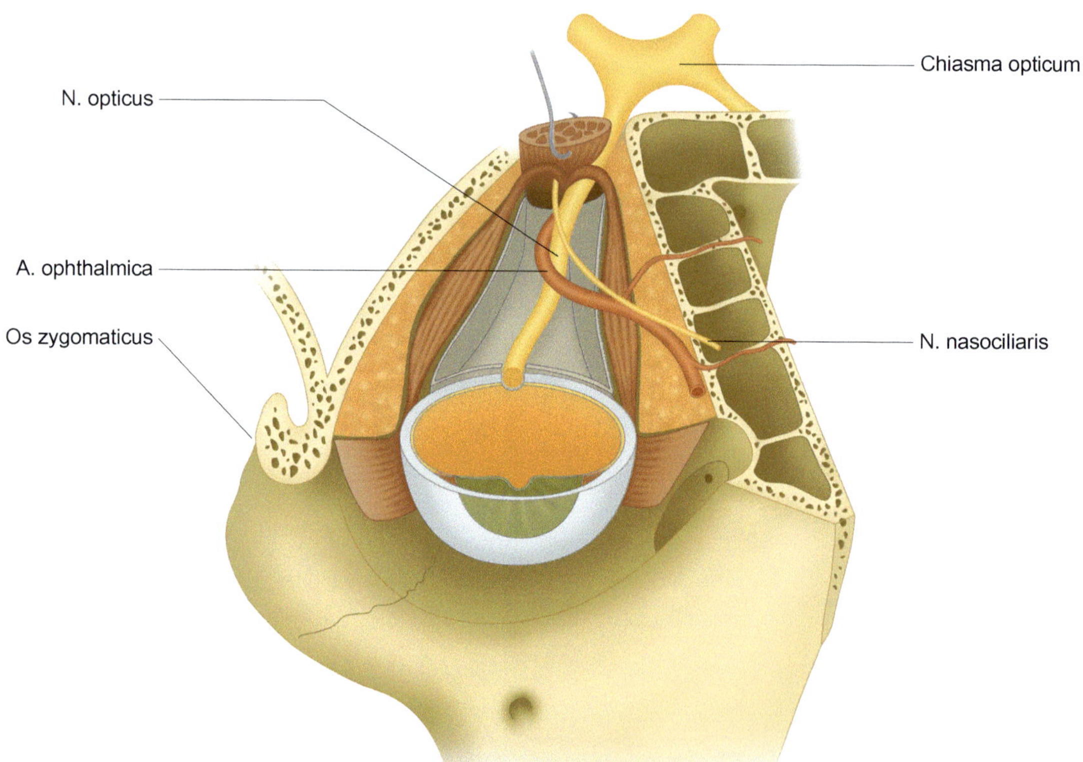

Abb. 11.1 Nervus opticus

Der N. opticus wird durch die Dura mater an der Wand des Canalis opticus fixiert. Er wird von der A. ophthalmica begleitet.

Intraorbitaler Anteil

Am Ausgang des Canalis opticus quert der Sehnerv den Anulus tendineus communis, den Ansatzpunkt der vier geraden Augenmuskeln. Der Nerv verläuft entlang der Achse des aus Muskeln- und Fasziengewebe bestehenden Konus des Bulbus oculi in der Mitte des Fettgewebekörpers (Corpus adiposum orbitae). Er wird von drei Schichten umgeben, mit denen sich die Hirnhäute im Augenbereich fortsetzen.

Krümmungen des Nervus opticus

Diese Krümmungen sind wichtig, da sie die Adaptation des Sehnervs an die Augenbewegungen ermöglichen. Es ist anzunehmen, dass die Verringerung des Durchmessers des Nervs von 5 mm auf ca. 1,5 mm an der Verbindung zum Bulbus oculi ebenfalls zu dessen Mobilität beiträgt.

Die erste posteriore Krümmung verfügt über eine kaudal und medial gerichtete Konkavität.

Die zweite anteriore Krümmung hat eine laterale Konkavität.

Dadurch, dass der N. opticus nicht gerade verläuft, sondern die genannten Krümmungen aufweist, verfügt er über eine Längenreserve, die dem Bulbus oculi eine bessere Mobilität verleiht.

Bedeutung für die Osteopathie Aus mechanischer Sicht besteht die Bedeutung der Krümmungen des N. opticus darin, dass sie die Beweglichkeit des Auges erleichtern. Für die Behandlung interessiert uns vor allem die mediale Krümmung. Die Kompressions-Dekompressions-Techniken des Bulbus oculi wirken auf den N. opticus und seine Hüllen. Während der Dekompressionsphase kann man eine leicht geschwungene Bewegung spüren, die wahrscheinlich auf diese Krümmungen zurückzuführen ist.

Durahülle des Nervus opticus

Diese Hülle ist fest und fibrös, sie ist eng mit der Dura mater cranialis verbunden (➤ Abb. 11.2). Aufgrund dieser Verbindung können wir durch die Behandlung des N. opticus auf die Dura mater einwirken. Über die Meningen erzeugte Adhäsionen des Nervs an den Wänden des Kanals können den Nerv bei Schädelfrakturen und Nebenhöhleninfektionen beeinträchtigen.

Wichtige Lagebeziehungen

Innerhalb der Orbita hat der N. opticus mit folgenden Strukturen eine Verbindung:

- A. ophthalmica: sie windet sich erst um seine Außenseite und zieht anschließend an seine Vorderseite
- Aa. ciliares posteriores: sie umgeben den Nerv
- Vv. ophthalmicae superior und inferior
- Nn. ciliaires longi und Ganglion ciliare: letzteres befindet sich an der Außenseite des Nervs, am Übergang zwischen seinem mittleren und hinteren Drittel.

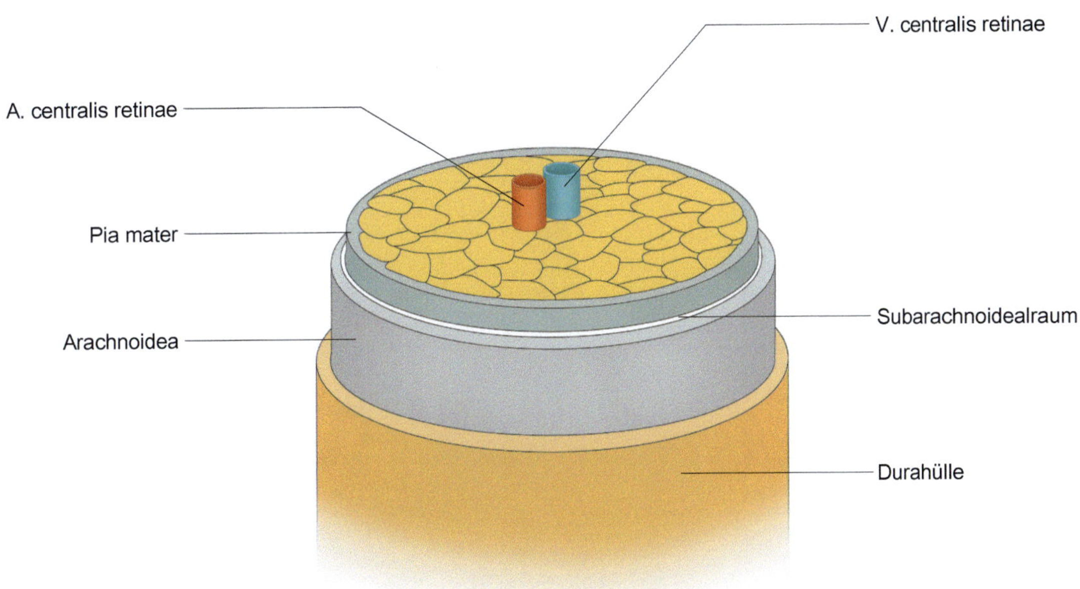

Abb. 11.2 Durahülle des N. opticus

Intrabulbärer Anteil

Der markscheidenlose N. opticus wird in diesem Bereich dünner, seine Breite beträgt nur mehr 1,5 mm. Dieser Teil steht mit der Sklera und der Choroidea in Verbindung.

Er dringt 3 mm innerhalb und 1 mm unterhalb des posterioren Pols des Bulbus oculi in diesen ein. Der Ansatzpunkt des Nervs am Auge sollte genau lokalisiert werden, da damit unsere Wirkung auf die Dura mater optimalisiert werden kann (> Abb. 11.3).

Nervenendigungen des N. opticus

Die Nervenfasern entledigen sich beim Durchtritt durch die Lamina cribrosa sclerae ihrer Myelinschicht und enden in der Retina.

Die Durahülle wird mit einem Winkel von ca. 100° lateral abgelenkt und setzt sich in der Sklera fort.

Aus mechanischer Sicht wird durch den schrägen Verlauf der Dura eine größere Seitbewegung des Auges ermöglicht.

Vaskularisation

Arterien

Der N. opticus hat enge Verbindungen mit der sich um den Nerv schlängelnden A. ophthalmica und ihren Ästen.

Die arterielle Versorgung erfolgt über zwei verschiedene Gefäßsysteme: ein in der Pia mater netzartig verlaufendes und aus den Aa. ciliares posteriores breves stammendes System und ein axiales Netz, das durch die A. centralis retinae gebildet wird. In der Nähe des Bulbus dringt diese Arterie gemeinsam mit ihrer Vene in den Nerv ein.

Die Aa. ciliares versorgen den restlichen Teil des intraorbitalen Abschnitts. Die kranialen und intrakanalären Anteile werden von Arteriolen versorgt, die aus der A. cerebri anterior und aus der Hypophyse stammen.

Bedeutung für die Osteopathie Aufgrund der Windungen der Aa. ophthalmicae, ihrer Äste und der A. centralis retinae, die in den Nerv eindringt, haben Manipulationen am N. opticus immer auch eine vaskuläre Wirkung, da sie die Gefäße glätten und reflektorisch wirken.

Wir vertreten die Auffassung, dass es über die Verbindung zur A. hypophysealis und die Kontinuität der Durahülle mit dem Hypophysendach möglich ist, auf die Hypophyse einzuwirken.

Venen

Die Venen fließen in die Vena centralis retinae, die sich in den Sinus cavernosus ergießt.

Lymphgefäße

Der N. opticus verfügt über ein ausgeprägtes Lymphsystem, was ihn von anderen Nerven unterscheidet.

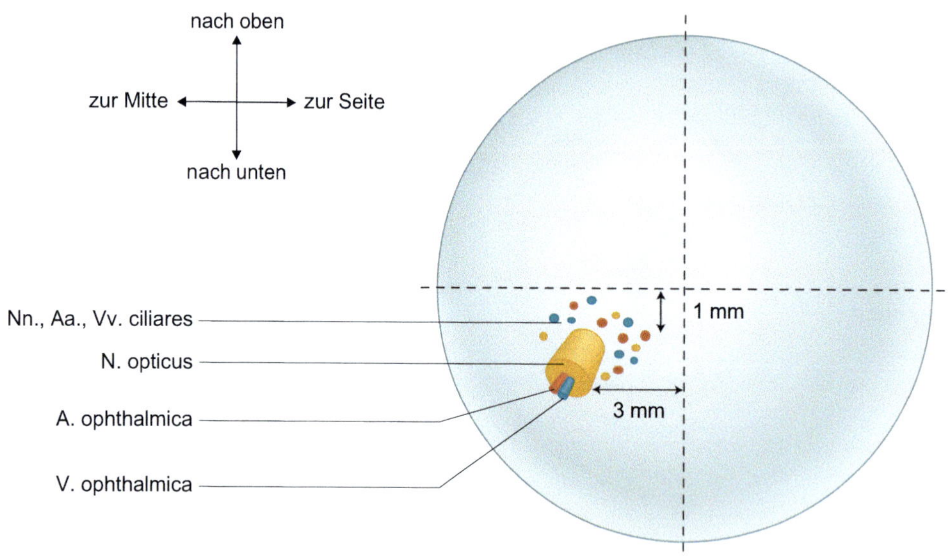

Abb. 11.3 Eintritt des N. opticus ins Auge

Innervation

Aus der Medizingeschichte wissen wir, dass Sappey seine ersten Arbeiten, mit denen er die Nervi nervorum entdeckte, am N. opticus durchführte.

Der N. opticus verfügt über eine sehr reiche intrinsische Innervation. Dies erklärt auch, warum pathologische Veränderungen des Sehnervs im Allgemeinen sehr schmerzhaft sind.

Bei neuralen Dysfunktionen kommt es zudem zu nicht unerheblichen propriozeptiven Desinformationen.

11.1.2 Auge

Wir werden im Nachfolgenden einige wesentliche Punkte zur Anatomie des Auges besprechen. Da der N. opticus an der Sklera anhaftet, erschien es uns wichtig, auch die Augenanatomie kurz zu streifen.

Bulbus oculi

Der Augapfel hat einen Durchmesser von ca. 2,5 cm. Seine Wand ist undurchsichtig und sehr widerstandsfähig (➢ Abb. 11.4).

Augenwand

Die Wand des Bulbus besteht aus drei Schichten: Sklera (Lederhaut), Uvea (Gefäßhaut) und Retina (Netzhaut).

Sklera

Die Sklera hat eine Dicke von 1 mm. Im gesunden Zustand ist sie eine weiße, widerstandsfähige Membran (der weiße Teil des Auges). Der zentrale Teil der Sklera, die Kornea (Hornhaut) ist völlig durchsichtig. An der Übergangszone zwischen Kornea und Sklera befindet sich der Limbus, diesem gegenüber liegt in einer Einbuchtung ein kleiner Kanal. Über diesen so genannten Schlemm'schen Kanal wird das Kammerwasser aus der vorderen Augenkammer in das ziliare Venensystem abgeleitet.

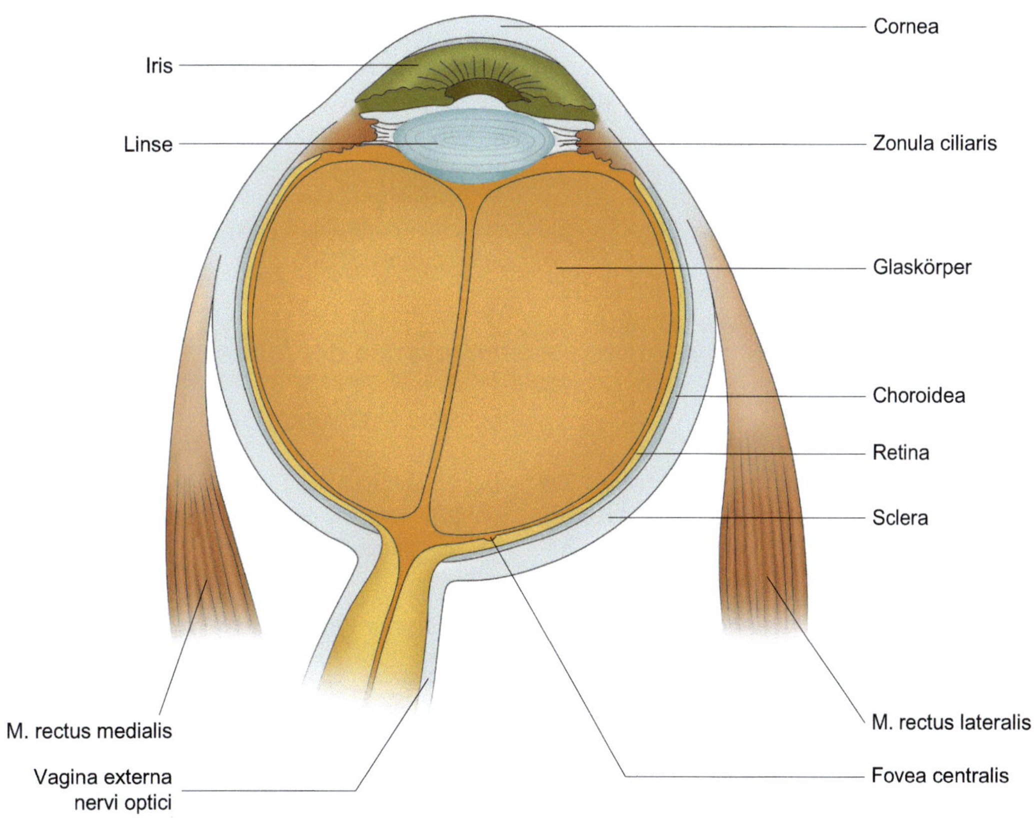

Abb. 11.4 Bulbus oculi (horizontaler Schnitt)

11

Uvea

Die Gefäßhaut oder Uvea ist eine membranöse muskulovaskuläre Struktur. Sie bildet im vorderen Abschnitt des Bulbus die Iris und den Ziliarkörper, in ihrem hinteren Abschnitt formt sie neben der Sklera eine zweite Schicht, die Choroidea (Aderhaut):

- Die *Iris* (Regenbogenhaut) ist eine hinter der Kornea liegende Membran, die in der Mitte durch ein kreisrundes Loch, die Pupille, durchbrochen wird, welche unterschiedliche Farben annehmen kann. Die Pupille kann über die Pupillenmuskeln mehr oder wenig geöffnet bzw. geschlossen werden.
- Das *Corpus ciliare* besteht aus dem Ziliarmuskel, der den Krümmungsgrad der Linse und somit die Sehschärfe beim Nah- und Fernsehen (Akkommodation) reguliert, und aus den Processus ciliares, um die Linse angeordnete radiäre Wülste.
- Die *Choroidea* bildet neben der Sklera im mittleren und hinteren Teil des Auges die zweite Schicht. Dank der in ihr enthaltenen schwarzen Pigmente verfügt das Auge über eine „Dunkelkammer".

Retina

Die Retina kleidet das Innere der Dunkelkammer aus. Sie erhält über die Stäbchen und Zapfen alle Informationen aus dem Auge.

In ihrem hinteren Anteil besitzt sie zwei Flecken: die Papilla und den gelben Fleck (Macula lutea).

Optisches System

Das optische System wird durch die transparenten Teile des Auges gebildet: Hornhaut, vordere und hintere Augenkammer, Linse und Glaskörper (➤ Abb. 11.5).

Kornea

Die Hornhaut befindet sich im vorderen zentralen Teil des Auges. Sie ist transparent, kreisförmig und konvex, ihre Krümmung ist stärker als die Krümmung des Auges. Man kann sie mit einem Uhrglas vergleichen.

Vordere Augenkammer

Die vordere Augenkammer liegt zwischen der Kornea und der Iris. Sie enthält das von den Processus ciliares gebildete Kammerwasser.

Hintere Augenkammer

Die hintere Augenkammer liegt zwischen der Iris und der Linse.

Die Linse

Die bikonvexe Linse liegt zwischen der Iris und dem Glaskörper. Sie wird von einer elastischen und durchsichtigen Capsula lentis umgeben.

Der Glaskörper

Das Corpus vitreum hat eine gallertartige Konsistenz, die das Innere des Bulbus oculi auskleidet. Er wird von einer Hyalinmembran umgeben, durch die der Glaskörper an der Retina anhaftet.

Sehbahn

Einige zusätzliche Informationen zum Verlauf der bereits beschriebenen Sehbahn.

Die nasenwärts gelegenen Sinneszellen der Retina kreuzen sich teilweise im Chiasma opticum, d. h., die Sinneszellen der linken Retinahälfte beider Augen ziehen zum linken Corpus geniculatum laterale und die Sinnesnerven der rechten Retinahälfte ziehen zum rechten Corpus geniculatum laterale.

Von den Corpora geniculata ziehen die hinteren Neuronen, die die Lichtwahrnehmung übermitteln, zur im Okzipitallappen gelegenen primären Sehrinde. Somit sieht die rechte Hemisphäre links und die linke Hemisphäre rechts.

Innervation des Auges

Sensible Innervation

Der N. ophthalmicus, Ast des N. trigeminus, und der sympathische Ast des Plexus caroticus internus stellen die Sensibilität des Auges sicher.

Sensorische Innervation

Der N. opticus und seine 800.000 Nervenfasern übermitteln die Informationen zur primären Sehrinde im Okzipitallappen.

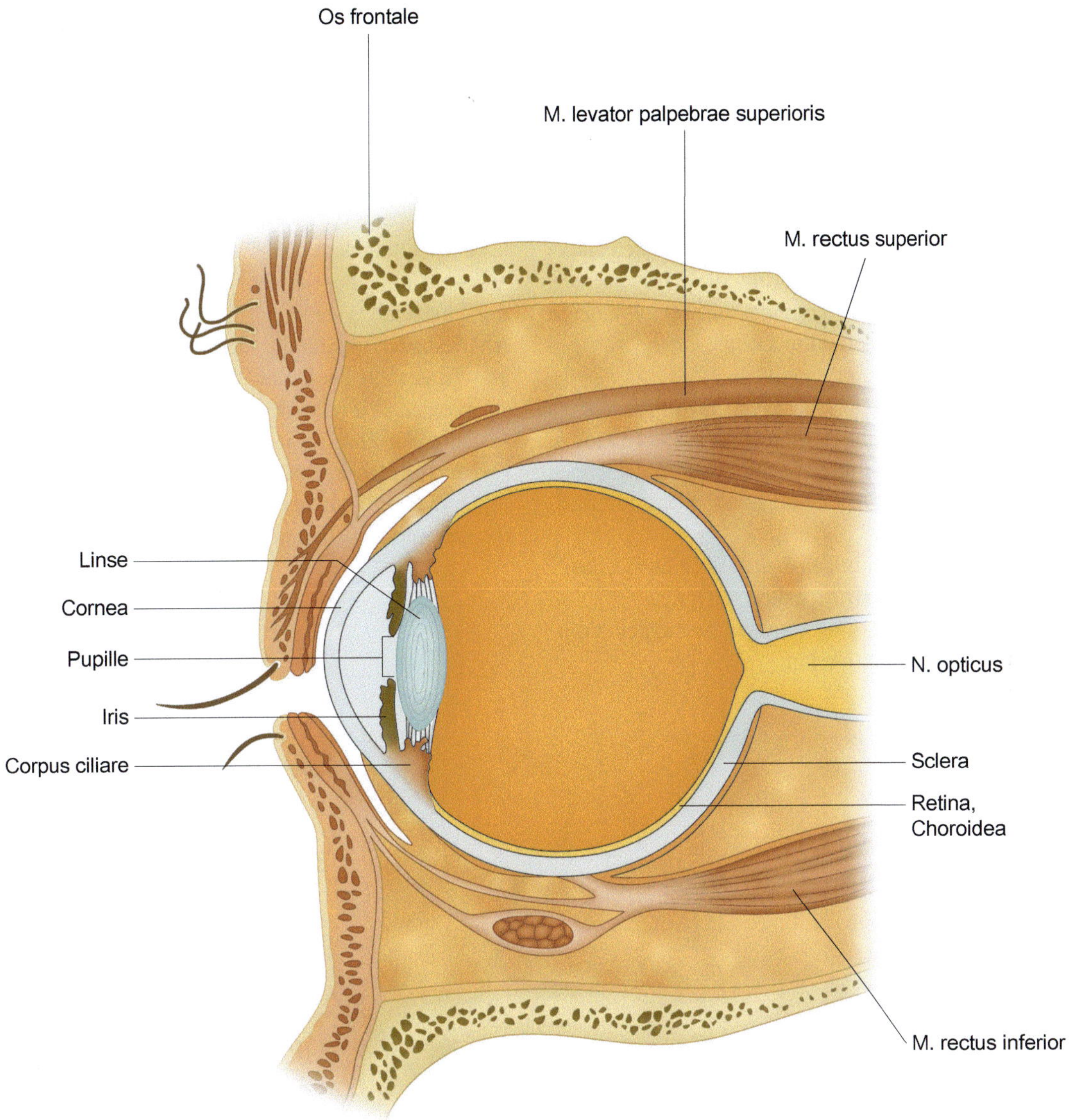

Abb. 11.5 Optisches System (sagittaler Schnitt)

Intrinsische motorische Innervation

Dabei handelt es sich um das Nervensystem der Pupille:

- für die Dilatation der Pupille: Sympathikusfasern des Plexus caroticus internus
- für die Kontraktion der Pupille: N. oculomotorius.

Die Motorik der Augenlider wird durch den N. oculomotorius und den N. facialis sichergestellt.

Pupillenreflex

Die Pupillenreflexe stehen unter der Kontrolle der sympathischen Nervenfasern aus dem Zervikalbereich und dem N. oculomotorius. Sie regulieren die in das Auge eindringende Lichtmenge.

11.2 Pathophysiologie

11.2.1 Funktionen der Sehbahn

Hier nur einige besonders wichtige Informationen über den Verlauf der Sehbahn (> Abb. 11.6).

Die Gesichtsfelder haben eine „umgekehrte“ Projektion auf der Retina, sowohl in der vertikalen (was oben ist, wird nach unten projiziert und umgekehrt) als auch in der lateralen (rechts wird nach links projiziert und umgekehrt) Ebene. Somit führt eine Störung der rechten Seite der Retina oder der Neuronen, die diese Impulse aufnehmen, zu einer Wahrnehmungsstörung im linken Teil des Gesichtsfeldes und umgekehrt.

In gleicher Weise führt eine Läsion der oberen Hälfte der Retina oder der Neuronen, die diese Impulse aufnehmen, zu einer Wahrnehmungsstörung im unteren Teil des Gesichtsfeldes und umgekehrt.

Osteopathische Bedeutung Wenn man Spannungen im Auge oder im Sehnerv vorfindet, ist es interessant zu wissen, ob diese Spannungen auch im Okzipitalbereich zu spüren sind und ob sie homolateral oder kontralateral auftreten:

- Homolaterale Spannungen deuten auf eine mechanische Spannung hin (Dura mater, N. Opticus).
- Kontralaterale Spannungen weisen eher auf ein Problem mit der Sehfunktion hin.

11.2.2 Klinik

Zur Untersuchung des Auges und der Sehbahnen wird nach einem bestimmten Protokoll vorgegangen:

- Untersuchung des Auges
- Betrachtung des Augenhintergrunds
- Messung der Sehschärfe
- Beobachtung der Pupillenreflexe
- Beobachtung des Gesichtsfelds.

Zur Überprüfung des Augenhintergrunds und der Sehschärfe bedarf man zumindest eines Ophthalmoskops und Visustafeln. Diese sind in unserem Beruf nur selten erforderlich. Wir wiederholen daher nochmals: im Zweifelsfall sollte man nicht zögern, den Patienten einem Facharzt anzuvertrauen.

Die anderen Tests sind klinisch einfacher durchzuführen und werden daher im Nachfolgenden kurz erklärt.

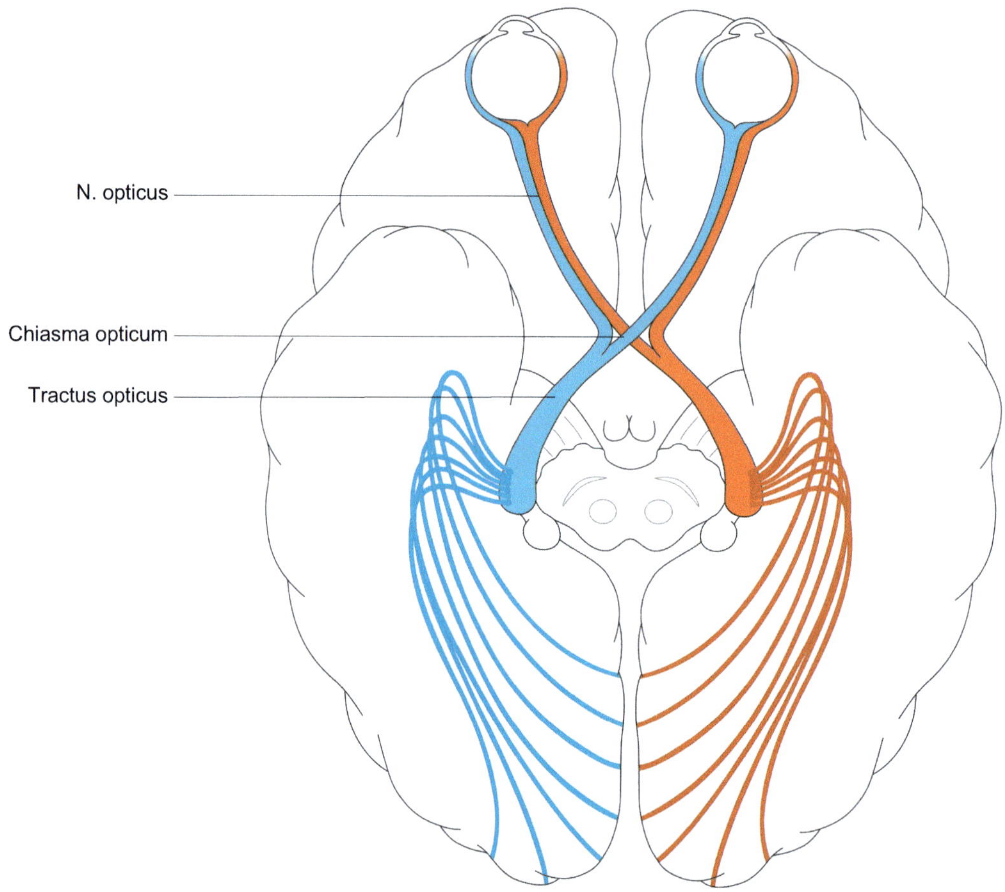

Abb. 11.6 Sehbahnen

Augenuntersuchung

Anomalien des Bulbus oculi

Es gibt eine Vielzahl von Augenerkrankungen, von denen einige den Rahmen unseres Arbeitsbereichs überschreiten. Dennoch sollte der Therapeut einige einfache Anomalien des Auges kennen, da die Behandlungstechniken am N. opticus über das Auge ausgeführt werden. Es gibt auch einige Kontraindikationen, die im Zusammenhang mit Anomalien des Volumens und der Spannung stehen.

Volumenanomalien

- Beidseitiger Exophthalmus. Die Augen haben eine normale Größe, aber sie ragen anomal weit aus der Augenhöhle. Diese Störung tritt bei Erkrankungen des endokrinen Systems, insbesondere bei Morbus Basedow (leichter Kropf, Gewichtsverlust, Nervosität und Palpitationen), auf.
- Einseitiger Exophthalmus kann folgende Ursachen haben:
  - turmorale
  - vaskuläre
  - entzündliche.
- Beidseitiger Enophthalmus. Die Augen treten anomal weit in die Augenhöhle zurück. Diese Störung findet man bei kachektischen Zuständen (Unterernährung, Avitaminose, Dehydratation, Peritonealinfektionen etc.)
- Einseitiger Enophthalmus. Denken Sie an ein Horner-Syndrom mit Enophthalmus, Myosis, Verringerungen des Lidschlitzes (durch Ptose) und homolaterale Vasodilatation im Gesicht.

Konsistenzanomalien

Wenn sich das Auge bei der Palpation sehr hart anfüllt, besteht Verdacht auf folgende Pathologien:

- akutes Glaukom, wenn die Pupille eine Mydriasis aufweist. Zur Erinnerung hier nochmals die typischen Symptome eines akuten Glaukoms aufgelistet:
  - Trübung der Hornhaut
  - Mydriasis
  - sehr hartes Auge
  - heftige Kopfschmerzen
  - Epiphora (sehr heftiger Tränenfluss)
  - Verringerung der Sehschärfe.

Bei Vorliegen dieser Symptome sollte der Patient unverzüglich einen Arzt konsultieren.

- Iridozyklitis, wenn die Pupille eine Miosis aufweist; dabei handelt es sich um eine Entzündung der Iris, der Kornea und des Ziliarkörpers
- chronisches Glaukom mit folgenden Hauptsymptomen:
  - trübes Auge, grünlich in der Farbe mit leichtem Blaustich
  - erhöhter Augendruck
  - hartes Auge
  - Abnahme der Sehschärfe
  - frontaler Kopfschmerz oberhalb der Augen und im Schläfenbereich.
- Augenverletzung; dabei kann es sich um eine Blutung des Glaskörpers, einen traumatischen Katarakt (Linsentrübung) etc. handeln.

Wenn das Auge sich *weich* anfühlt, hat man das Gefühl, man drücke auf einen schlecht aufgeblasenen Ball.

- Wenn der Ursprung traumatisch oder plötzlich aufgetreten ist, wurde das Auge selbst geschädigt.
- Wenn das Problem zeitlich verzögert auftrat, handelt es sich um eine Iridozyklitis.
- Wenn das Problem spontan, aber ohne Trauma auftrat, denken Sie an eine Netzhautablösung.

Verfärbung des Augenweiß

Ekchymosen unter der Bindehaut bilden rote oder bläulich-violette Flecken. Sie weisen auf ein spontanes Aufplatzen von Gefäßen hin. Ziehen Sie folgende Möglichkeiten in Betracht: Bluthochdruck, posttraumatische Arteriosklerose, direkter Schlag auf das Auge oder Schädelbasisfraktur.

Variationen des Pupillendurchmessers

Die parasympathischen Fasern, die die Augenmuskeln innervieren werden vom N. oculomotorius mitgeführt.

Die sympathischen Fasern für diese Muskeln stammen aus dem Plexus caroticus internus.

Miosis

Als Miosis bezeichnet man die nachhaltige Verengung der Pupillen durch Erregung des M. sphincter pupillae oder Lähmung des M. dilatator pupillae. Mögliche Ursachen hierfür sind:

- Irritation des Sympathikus, der die Längsfasern der Iris innerviert
- Trigeminuslähmung, in Verbindung mit dem sympathischen System der Iris
- zentrales Problem, vor allem die Bereiche Medulla oblongata und Kortex.

Eine durch Störung des Sympathikus verursachte paralysierende Miosis ist ein Teilaspekt des Horner-Syndroms, zu dem auch eine Verengung des Lidspalts und ein Enophthalmus gerechnet werden.

Die Länge der sympathischen Fasern vom Thalamus bis zu den Nervi ciliares longi erklärt die Vielzahl der möglichen Ursachen für dieses Syndrom.

Mydriasis

Die Mydriasis ist eine anomale Pupillenerweiterung. Sie wird durch die Erregung des M. dilatator pupillae oder eine Lähmung des M. sphincter pupillae hervorgerufen. Zu den Ursachen zählen:

- Glaukom
- Augenverletzung
- Luxation der Linse
- Blindheit
- Vergiftung (Alkohol, Kokain, Pilze, Belladonna etc.)
- Läsionen des N. oculomotorius.

Die Mydriasis kann ein erstes Anzeichen für eine Schädigung des III. Hirnnervs sein, vor Auftreten von Lähmungserscheinungen an der äußeren Augenmuskulatur.

Anisokorie

Unter diesem Begriff versteht man eine seitendifferente Weite der Pupillen. Die unterschiedliche Größe der beiden Pupillen ist für den Osteopathen interessant, da sie häufig mit einer Blockade in der Halswirbelsäule oder mit einem vegetativen Ungleichgewicht zusammenhängt.

Ist die Anisokorie zervikalen Ursprungs, ist im Allgemeinen jene Seite blockiert, auf der der Pupillendurchmesser kleiner ist.

Anmerkung: Bei Vorliegen eines Links-Rechts-Unterschieds des systolischen Blutdruckwertes entspricht die kleinere Pupille der Seite mit dem niedrigeren Blutdruckwert.

Der Blutdruckunterschied ist, abgesehen von den großen Gefäßerkrankungen, auf eine arterielle Vasokonstriktion auf der betroffenen Seite zurückzuführen. Es handelt sich um eine lokale Sympathikotonie zervikalen oder thorakalen Ursprungs.

Pupillenreflex

Photomotorischer Reflex

Zu starkes Licht kann die Retina schädigen. Der photomotorische Reflex ist ein Mechanismus, der die im Auge eintreffende Lichtmenge kontrolliert.

Die afferente Bahn des Reflexes wird durch den N. opticus (II) sichergestellt, der die Informationen an den Edinger-Westphal-Kern (Nucleus accessorius nervi oculomotorii) weiterleitet. In diesem Kerngebiet aktiviert die Lichtstimulierung die parasympathischen viszeromotorischen Neuronen, die den N. oculomotorius (III) verwenden und über die Schaltstelle des Ganglion ciliare und die Nn. ciliares den Bulbus oculi erreichen.

Der photomotorische Reflex wird mit Hilfe einer Taschenlampe getestet, deren Lichtstrahl direkt auf das zu untersuchende Auge gerichtet wird. Dadurch kommt es zu einer plötzlichen und energischen Verengung der Pupille (direkter Reflex), gefolgt von einer langsamen Erweiterung. Diese einseitige Stimulation führt zudem zu einer Pupillenverengung am kontralateralen Auge (Pupillenreflex ist konsensuell).

Wir weisen in diesem Zusammenhang darauf hin, dass der M. sphincter pupillae durch parasympathische Fasern innerviert wird. Wenn diese Fasern unterbrochen werden, weitet sich die Pupille, da der Aktion des M. dilatator pupillae kein Widerstand mehr entgegengesetzt wird.

Das Fehlen dieses Reflexes weist auf Läsionen folgender Strukturen hin:

- N. opticus
- Hirnstamm
- N. oculomotorius (die verlangsamte Pupillenreaktion auf einen Lichtreiz ist das erste Anzeichen für eine Kompression des N. oculomotorius).

Pupillenverengung bei Akkommodation-Konvergenz

Diese tritt beim Nahsehen auf: die bilaterale Pupillenverengung begleitet die Konvergenz der Augen und die Akkommodation der Linse. Es handelt sich um eine Synkinesie und nicht um einen echten Reflex.

Gesichtsfeldanomalien

Die Untersuchung des Gesichtsfeldes dient der Erkennung von Läsionen im Bereich der Sehbahnen (> Abb. 11.7). Diese entstehen oft unbemerkt, sodass *die Patienten sich über die Veränderungen des Gesichtsfelds erst sehr spät bewusst werden.*

Die Gesichtsfeldanomalien entstehen durch Läsionen, die die verschiedenen Teile der Sehbahnen betreffen. Die Art der Anomalie hängt davon ab, welcher Teil der Bahnen unterbrochen wurde.

- Eine Durchtrennung des rechten *N. opticus* führt zu *Blindheit* im Bereich des temporalen und nasalen Gesichtsfelds des rechten Auges.

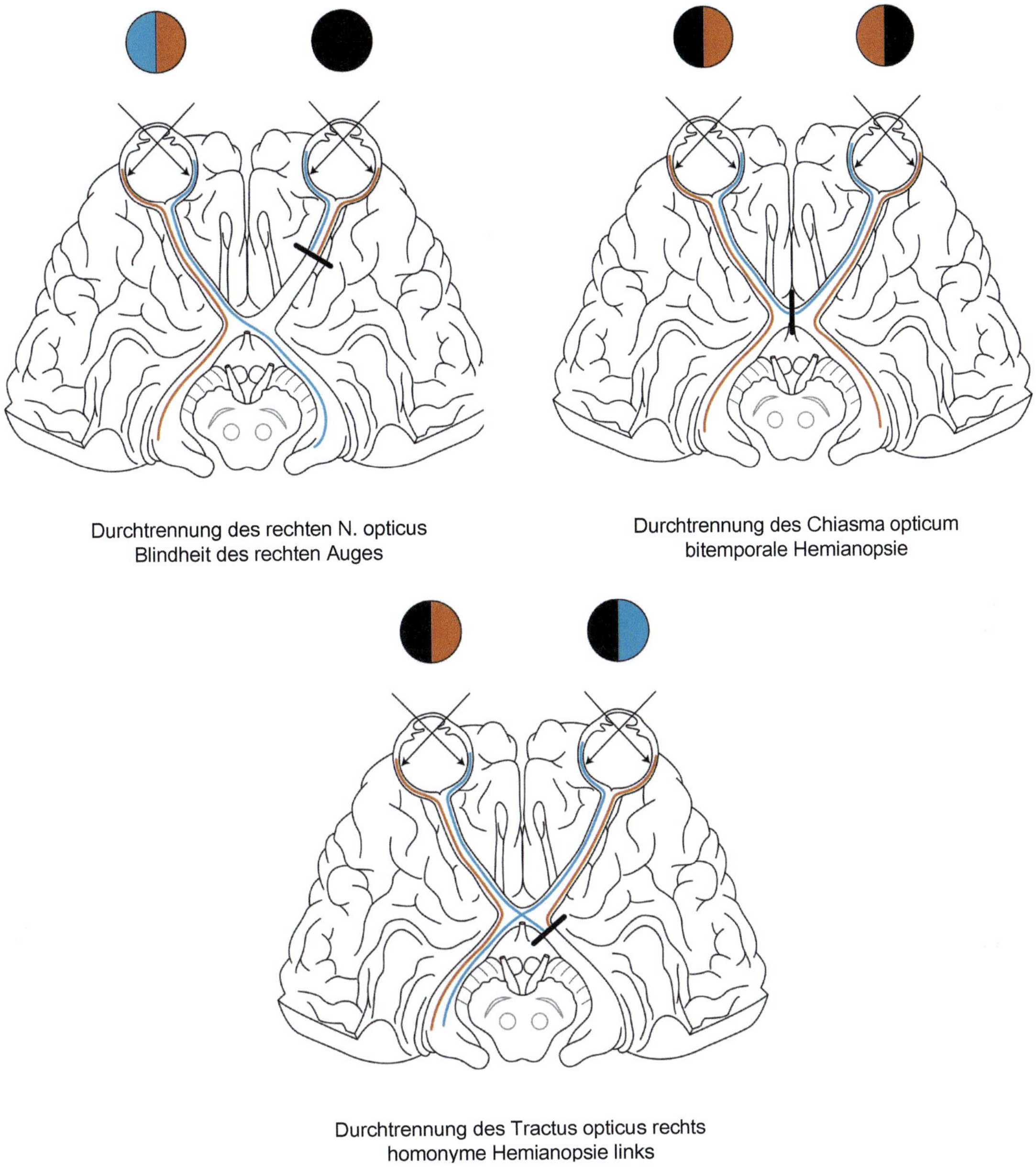

Abb. 11.7 Wichtigste Gesichtsfeldanomalien

- Eine Durchtrennung des *Chiasma opticum* reduziert das periphere Sehen und führt zu einer bitemporalen Hemianopsie (Halbseitenblindheit mit Ausfall einer Hälfte des Gesichtsfeldes).
- eine Durchtrennung des *Tractus opticus* rechts unterbindet das linke temporale Gesichtsfeld und das rechte nasale Gesichtsfeld. Eine Läsion des Tractus opticus führt somit zu einer homonymen kontralateralen Hemianopsie (Blindheit betrifft die gleiche Hälfte des Gesichtsfelds beider Augen). Diese Anomalie ist die häufigste Form des Gesichtsfeldverlustes.

Anomalien infolge einer Kompression des Chiasma opticum können auf einen Hypophysentumor, ein Aneurysma der A. carotis interna oder des präkommissuralen Anteils der A. cerebri anterior zurückzuführen sein.

11.2.3 N.-opticus-Defizite

Läsionen des N. opticus zeigen sich durch eine Abnahme der Sehschärfe. Sie führen zum totalen oder teilweisen Verlust der Sehfähigkeit am betroffenen Auge.

Entzündungen des N. opticus sind selten schmerzhaft. Sie äußern sich durch das Gefühl mehr oder weniger unscharf zu sehen.

Blindheit bezeichnet den vollständigen Verlust der Sehfähigkeit, unabhängig davon, in welchem Bereich die Ursache der Läsion liegt (Okzipitallappen, Sehbahnen oder Auge).

Die Amaurose definiert den vollständigen Verlust durch Ausfall sämtlicher optischer Funktionen, die durch eine Pupillenstarre gekennzeichnet wird.

Die Amblyopie entspricht einer Verringerung der Sehschärfe ohne erkennbare Ursachen im Augenbereich.

Läsionen, die nur eine Untergruppe von Axonen in den Sehbahnen betreffen, führen zu Skotomen, d. h. zu einem teilweisen Gesichtsfeldausfall. Skotome sind Lücken im Gesichtsfeld, die auch als *blind spots* bezeichnet werden.

Die optischen Neuropathien zeigen sich durch einen teilweisen oder vollständigen Ausfall des Sehvermögens. Folgende Ursachen sind zu nennen:

- Ischämie durch Schädigung der Arteriolen (Arteriosklerose, Embolus etc.), Diabetes ist in Frankreich die häufigste Ursache für Blindheit
- Entzündungen und Infektionen
- Vergiftung: Alkohol, Tabak, Botulismus
- Trauma durch Kompression des N. opticus.

11.2.4 N.-opticus-Läsionen

Der N. opticus und die Sehfähigkeit können durch zahlreiche Ursachen beeinträchtigt werden.

- Vergiftungen, Infektionen: Tabak, Alkohol, Diabetes
- Schädigungen des ZNS: multiple Sklerose, Enzephalitis, Arachnoiditis, Sinusitis sphenoidalis oder ethmoidalis, Meningitis, Uveitis, Sarkoidose, Toxoplasmose, Tuberkulose etc.
- Kompressionen: Tumoren (Gliom, Meningeom), Abszess, erhöhter intrakranieller Druck, Hämatome, Hydrozephalus, Embolie etc.)
- Traumata: Orbitafraktur, intrakanaläre Läsionen (Canalis opticus)
- Schädigung der Sehrinde: homolaterale Hemianopsie oder Quadranopsie
- alle optischen Neuropathien mit progredientem Verlauf.

11.3 Behandlungstechniken

11.3.1 Chiasma opticum

Betrachtet man den Verlauf des N. opticus und seine Verlängerung im Bereich der Sehnervenkreuzung, so sieht man, dass der Nerv schräg nach außen verläuft und zudem eine mediale Konkavität aufweist.

Wir verwenden die gleiche Technik wie für die Fissura orbitalis superior und fügen ihr eine aktive Bewegung des Auges hinzu.

Technik

Der Patient liegt auf dem Rücken und dreht den Kopf zur Behandlungsseite.

Zur Behandlung der rechten Seite legen Sie den linken Zeigefinger auf Höhe des homolateralen Processus palatinus der Maxilla und den rechten Mittelfinger auf der gleichen Seite in den äußeren Gehörgang.

Bewegen Sie in der Expansionsphase die Maxilla nach vorne und das Mastoid nach hinten, drehen Sie gleichzeitig den Kopf des Patienten zur Behandlungsseite.

Bitten Sie den Patienten, nach links und rechts zu schauen, ohne dabei den Kopf zu bewegen. Wählen Sie je nach der im Kranium zu spürenden Spannung die Blickrichtung aus und lassen Sie den Patienten während der Expansionsphase in diese Richtung schauen.

Aufgrund der medialen Konkavität des N. opticus kann man manchmal den Patienten auch bitten, den Kopf in die Gegenrichtung zu drehen. Letztlich ist es die im Kranium zu spürende Spannung, die die Richtung vorgibt.

Indikationen

Für die Manipulation des Chiasma opticum können folgende Indikationen genannt werden:

- Spannungen der Dura mater: Aufgrund der engen Beziehung zwischen Dura mater und N. opticus über die Knochen-Dura-Ebene können wir auf den Canalis opticus einwirken.
- mechanische Pathologien des Auges (Strabismus, schlechte Augenkoordination)
- Sinusitis, u. a. aufgrund der indirekten Wirkung auf den N. frontalis
- Zirkulationsprobleme im Augen- und Gesichtsbereich
- Tic mit oder ohne Schmerzen.

11.3.2 N. opticus

Anmerkung

Der N. opticus wird indirekt über das Auge behandelt. Der Nerv hat einen kurvenförmigen Verlauf, wodurch das Auge sich fast in alle Richtungen bewegen kann, ohne ihn zu sehr zu dehnen. Indem wir die Bewegung des N. opticus wiederherstellen, wirken wir auf den intraneuralen Druck und auf das den Nerv umgebende Arterien- und Venengeflecht ein. Die Mobilisierung des Auges und des Sehnervs erzeugt eine „Glättung" des Gefäßsystems und scheint damit eine große Rolle für das Gleichgewicht der intrakraniellen Drücke zu spielen.

Verlauf des N. opticus

Wie erwähnt verläuft der N. opticus nicht geradlinig. Die leichten Krümmungen geben dem Nerv eine Längenreserve und erlauben eine Anpassung an die Augenbewegungen. Wichtig ist vor allem, dass der Verlauf medial konkav ist.

Ansatz des N. opticus am Auge

Der N. opticus setzt nahe, nur etwas nach kaudal und medial versetzt, am Mittelpunkt des Augenäquators an (➤ Abb. 11.3).

Um spezifisch auf den N. opticus einwirken zu können, muss man das Auge im unteren medialen Quadranten kontaktieren und es nach hinten drücken.

Intraneuraler Druck

Indem man die Länge des Nervs behandelt, erzeugt man eine Art Pumpwirkung (drücken und loslassen) auf den intraneuralen Druck. Wie wir bereits erörtert haben, besteht immer ein Zusammenhang zwischen Spannung und Druck. Die Dehnung eines Nervs erhöht seinen Druck und seine Entspannung reduziert ihn.

Durch Druck auf das Auge reduziert man den intraneuralen Druck; lässt man das Auge zurückkommen, wird dieser erhöht.

Manche Erkrankungen wie Diabetes oder auch eine ungesunde Lebensweise, schlechte Essgewohnheiten, Alkohol- und Tabakkonsum und gewisse Medikamente können die Elastizität des N. opticus und den intraneuralen Druck beeinflussen.

Glätten der Gefäße

Der N. opticus wird von einer Vielzahl von Arteriolen und Venulen begleitet:
- A. centralis retinae
- A. supratrochlearis
- A. ophthalmica
- Aa. ciliares posteriores
- A. lacrimalis
- A. ethmoidalis
- Vv. ophthalmicae superior und inferior.

Durch die Mobilisierung des Nervs werden diese Gefäße geglättet und auf das Auge und die Zirkulation im Allgemeinen Einfluss genommen.

Erinnern wir in diesem Zusammenhang an die Bedeutung der V. ophthalmica, die Anastomosen mit den Gesichtsvenen bildet und in den Sinus cavernosus mündet. Eine Infektion im Gesichtsbereich kann über diese Verbindung unangenehme Folgen für den Sinus cavernosus haben.

Tests

Vorsicht: Bei Techniken, bei denen Druck auf das Auge ausgeübt wird, sollte man bei Patienten mit starker Myopie sehr vorsichtig sein. Die Netzhaut dieser Patienten ist sehr fragil und könnte durch zu starken Druck geschädigt werden. Die Myopie kann zwar nicht als echte Kontraindikation betrachtet werden, sollte aber Anlass zu besonderer Vorsicht geben.

„Rebound"-Test

Der Patient liegt auf dem Rücken, seine Augen sind geschlossen. Erklären Sie dem Patienten zunächst, dass Sie mit dem Finger gegen seine Augen drücken werden, dies aber nicht weh tut. Sollte der Patient dies nicht wollen, kann er seinen Zeigefinger auf das Auge legen und Sie legen Ihren Daumen über seinen Zeigefinger (➤ Abb. 11.8 und ➤ Abb. 11.9).

N.B.: Die Technik kann bei Patienten, die harte Kontaktlinsen tragen, nicht ausgeführt werden. Diese müssen vor dem Test herausgenommen werden. Mit weichen Linsen gibt es normalerweise kein Problem.

Der Druck erfolgt im unteren medialen Quadranten. Komprimieren Sie mit beiden Daumen die Augen, der Druck sollte progressiv und schmerzfrei sein.

Wenn Sie spüren, dass Sie das Ende der Bewegung erreicht haben, lassen Sie das Auge langsam wieder zurückkommen („rebound") und beobachten Sie dabei seine Bewegung. Die Rückbewegung sollte in einer leicht

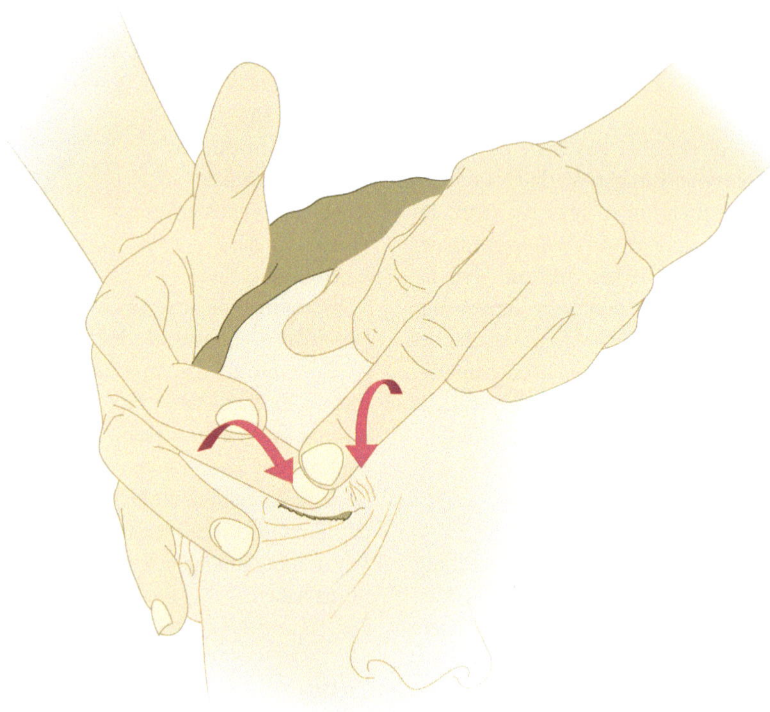

Abb. 11.8 „Rebound"-Test des N. opticus

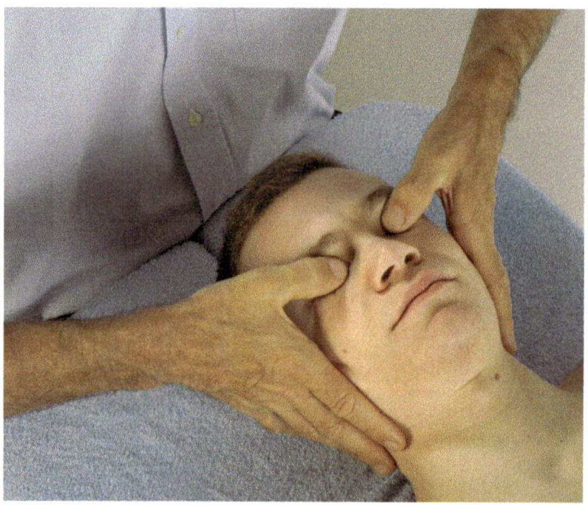

Abb. 11.9 Ausführung des „Rebound"-Tests

gebogenen Richtung erfolgen. Die Fixierung liegt auf der Seite, auf der das Auge nicht so leicht wieder in seine Ausgangsposition zurückkehrt.

Direkter Test

Der direkte Test besteht in einer direkten Dehnung des N. opticus über die Mobilisation des Auges nach lateral und kranial. Natürlich werden bei diesem Test auch der M. rectus internus und der M. obliquus superior in Spannung versetzt. Um diesen Test spezifischer zu machen, übt man zunächst posterioren Druck auf das Auge aus, um diese Muskeln zu entspannen, und bewegt das Auge anschließend nach lateral und kranial. Die Fixierung liegt auf der Seite des größeren Widerstands.

Techniken

Dehnung des N. opticus

Die Dehnung des N. opticus besteht darin, dass die Rückbewegung des Auges verlangsamt wird, ähnlich wie bei den viskoelastischen Techniken.

Komprimieren Sie das Auge nach posterior, medial und etwas nach kaudal. Lassen Sie das Auge sehr langsam zurückkommen und ziehen Sie das Auge gleichzeitig nach lateral und kranial, um die Spannung auf den Sehnerv zu erhöhen.

Führen Sie die gleiche Technik mittels Induktion aus.

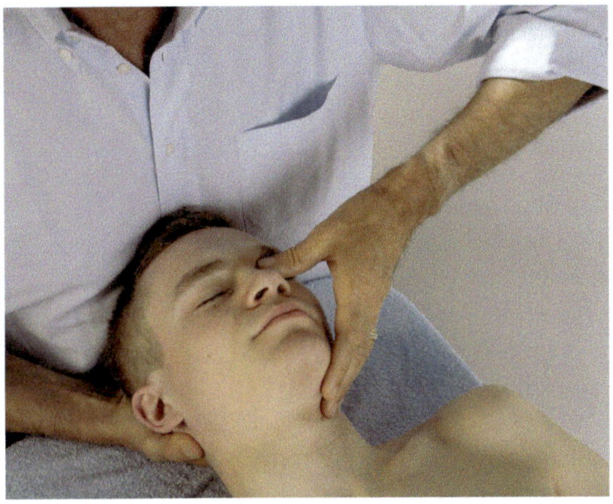

Abb. 11.10 Augen-Okziput-Technik

Augen-Okziput-Technik

Die Sehzentren befinden sich im Okzipitallappen. Wir haben deshalb eine Technik entwickelt, bei der die Behandlung des N. opticus mit einer Kompressions-Dekompressions-Technik des Okziputs kombiniert wird (➤ Abb. 11.10).

Der Patient liegt auf dem Rücken, legen Sie den Daumen einer Hand auf das Auge und die Handfläche der anderen Hand auf der gleichen Seite oder auf der Gegenseite, je nachdem was Sie tatsächlich spüren, unter das Okziput.

Während der Kompression des Auges in der Retraktionsphase sollte die unter dem Okziput liegende Hand langsam spüren, wie der Druck auf sie übertragen wird.

In der Expansionsphase führen Sie mit dem Daumen und der Hand gemeinsam eine Induktion aus.

Indikationen

Strabismus

Allgemeines

Strabismus (Schielen) kann verschiedenste Ursachen haben, auf die wir im Folgenden kurz eingehen werden. Natürlich sollte beim geringsten Zweifel ein Facharzt konsultiert werden.

Der Strabismus bezeichnet eine Augenachsenabweichung ohne Beeinträchtigung der Augenbewegung und eine Störung des biokularen Sehens. Es handelt sich um eine mangelnde Konvergenz der beiden Augenachsen, wobei die Sehachsen der Augen bei der Fixierung eines Objekts voneinander abweichen. Etwa 3 % der Bevölkerung sind von Strabismus betroffen.

Man unterscheidet mehrere Arten von Strabismus:

- absoluter Strabismus: manifestiert sich unabhängig von der Distanz des Fixpunktes
- akkommodativer Strabismus: wird verursacht durch eine exzessive Akkommodation bei Hypermetropie
- alternierender Strabismus: betrifft abwechselnd das eine und das andere Auge
- Strabismus concomitans (Begleitschielen): die Abweichung bleibt konstant, das betroffene Auge folgt den Bewegungen des anderen Auges
- Strabismus verticalis (Höhenschielen): die Sehachse des betroffenen Auges weicht nach oben ab (man spricht auch von Strabismus sursoadductorius)
- Strabismus convergens (Einwärtsschielen): Abweichung des Auges nach innen
- Strabismus divergens (Auswärtsschielen): Abweichung des Auges nach außen.

Bei Vorliegen eines Strabismus sind zwei wesentliche Unterscheidungen zu treffen:

- latenter Strabismus: Die Abweichung ist permanent und konstant, unabhängig von der Blickrichtung. Die Augenbewegungen des betroffenen Auges sind nicht eingeschränkt. Es ist ein latentes Einwärts- oder Auswärtsschielen, ohne funktionelle Störungen. Diese Form des Strabismus finden wir am häufigsten in unserer Praxis. Sie hängt oft mit Belastungen in utero, fetalen Fehlpositionen, Saugglocken- oder Zangengeburten zusammen.
- Strabismus paralyticus (Lähmungsschielen): Die Abweichung wird von einer Einschränkung der Augenbewegung in die Gegenrichtung begleitet. Es handelt sich um eine muskuläre Lähmung. Der Strabismus ist das Ergebnis einer nicht kompensierten Spannung der Antagonisten.

Der Strabismus wird von Doppelbildern (Diplopie) begleitet, die der Patient dadurch kompensiert, dass er das gelähmte Auge schließt oder den Kopf dreht, um das Auge in die richtige Position zu bringen.

Vorsicht: Besondere Vorsicht ist bei einem plötzlich auftretenden Strabismus geboten. Er könnte ein Hinweis auf raumfordernde Prozesse (Tumoren) im Gehirn oder in der Augenhöhle, weiße Hornhautflecken, Katarakt, Glaskörperanomalien oder eine Retinopathie sein.

Strabismus bei Kindern

Schielen ist ein häufig auftretendes Augenproblem bei Kindern und Säuglingen, bei dem es Folgendes zu unterscheiden gibt:

- permanenter Strabismus bei allen Bewegungen. Die Augenbewegung am betroffenen Auge sind nicht ein-

geschränkt. Es handelt sich um einen latenten konvergierenden oder divergierenden Strabismus, der häufig auf eine anomale Kompression des Schädels in utero oder während der Geburt zurückzuführen ist. Er führt nicht zu großen funktionellen Störungen
- Strabismus mit Bewegungseinschränkung des Auges zur Gegenseite. Dabei handelt es sich um ein Lähmungsschielen. Der Antagonist kann den paralysierten Muskel nicht ausgleichen.

Das Schielen wird von Doppelbildern (der Patient sieht bei Blick auf ein Objekt zwei Bilder, Ursache ist eine Störung des N. oculomotorius) begleitet und betrifft meist beide Augen.

Ein Patient, der eine Lähmung des M. rectus lateralis am rechten Auge hat, schaut normalerweise und dank des Antagonisten nach links. Wenn er geradeaus schaut, hat er am rechten Auge einen konvergierenden Strabismus, und wenn er nach rechts schaut, ist der Strabismus beidseits vorhanden. Der Patient versucht seine Diplopie zu korrigieren, indem er das betroffene Auge schließt oder den Kopf in die richtige Position bringt.

Traumata

Durch die Mobilisierung des N. opticus über das Auge können wir auf die Dura mater cranialis einwirken.

Hormonelles Ungleichgewicht

Diese Indikation ist mit größter Vorsicht zu betrachten. Wir erwähnen sie nur, weil es eine enge anatomische Beziehung zwischen der den N. opticus umgebenden Dura mater und dem Hypophysendach gibt. Wir hegen die Vermutung, dass man aufgrund dieser Verbindung bei der Manipulation des Auges bzw. des N. opticus auch auf das Hormonsystem einwirken kann, auch wenn wir dafür keine klaren Beweise erbringen können.

Gefäßprobleme des Auges

Bezüglich dieser Indikation ist besondere Aufmerksamkeit bei jenen Patienten geboten, die eine gewisse Gefäßfragilität aufweisen, wie etwa Diabetiker und Personen, die über längere Zeiträume Gerinnungshemmer einnehmen müssen.

Zentrale Schädigung

Dabei handelt es sich um Krankheiten wie multiple Sklerose, Morbus Parkinson etc.

Wir können natürlich nicht auf die Krankheit selbst einwirken, aber auf einige ihrer Folgen. Gerade diese Patienten schätzen jede Hilfe, die man ihnen anbieten kann.

Andere Wirkungen

Auf den Canalis opticus

Die Dura mater setzt am Periost an und begleitet den Sehnerv bis zur Augenhöhle. Sie bildet eine nach posterior offene Falte, die auch als das Dach des N. opticus (Tentorium n. optici) bezeichnet wird und vom Limbus sphenoidale zum Processus clinoideus posterior ausgerichtet ist.

Die den N. opticus umgebenden Dura-mater-, Arachnoidea- und Pia-mater-Schichten setzen sich in der Sklera fort.

Durch ein Trauma oder eine Infektion kann es zur Fixierung und Fibrosierung der Dura mater im Canalis opticus kommen, wodurch die physiologische Dehnbarkeit verringert wird.

Anulus tendineus communis

Der von den Mm. oculomotorii gebildete Anulus tendineus communis hat die Form eines Kegels mit anteriorer Basis und posteriorer Spitze.

Der von Dura (und den anderen Meningen) umgebene N. opticus quert den kranial-medialen Teil des Anulus zwischen dem M. rectus superior und dem M. rectus internus.

Jede Manipulation des N. opticus wirkt sich auf die Meningen und auf den Anulus tendineus aus, eine Tatsache, die vor allem bei Strabismus von Bedeutung ist.

Die Manipulationen am N. opticus werden verwendet, um folgende Strukturen zu beeinflussen:
- Dura mater
- mikrovaskuläres System des Auges
- mechanische Augenprobleme
- Sehstörungen
- Ausgleich der intrakraniellen Drücke.

11.3.3 Entscheidende Punkte der kraniosakralen Mechanik

Im Sinne einer ganzheitlichen Behandlung sollte man zusätzlich die Mechanik des kraniosakralen Systems und die verschiedenen Elemente des primär respiratorischen Mechanismus überprüfen. Folgende Strukturen verdienen dabei unsere besondere Aufmerksamkeit:
- Dura mater im Augenbereich: Tentorium cerebelli
- Sphenoid (Ala minor)
- knöcherne Augenhöhle.

KAPITEL

12 Nervus oculomotorius

12

Der Nervus oculomotorius (III) ist der größte motorische Augennerv. Er innerviert alle Muskeln der Augenhöhle mit Ausnahme der Mm. rectus lateralis und obliquus superior. Er verfügt überdies über parasympathische Fasern für den M. sphincter pupillae und den M. ciliare.

12.1 Anatomischer Überblick

12.1.1 Ursprung

Der N. oculomotorius tritt in mehreren Fasern aus dem Pedunculus cerebri aus.

Man unterscheidet eine Gruppe medialer oder interpedunkularer Fasern und eine Gruppe lateraler Fasern, die an der Vorderseite des Pedunculus cerebri austreten.

Alle Fasern verbinden sich zu einem Nervenstrang, dessen weiterer Verlauf nachstehend beschrieben wird.

12.1.2 Verlauf

Von seiner Austrittsstelle am Pedunculus cerebri zieht der N. oculomotorius nach vorne lateral und etwas kranial in Richtung des lateralen Teils des Processus clinoideus posterior (> Abb. 12.1).

Vor dem Processus clinoideus posterior durchbohrt er die Dura und gelangt in die seitliche Wand des Sinus

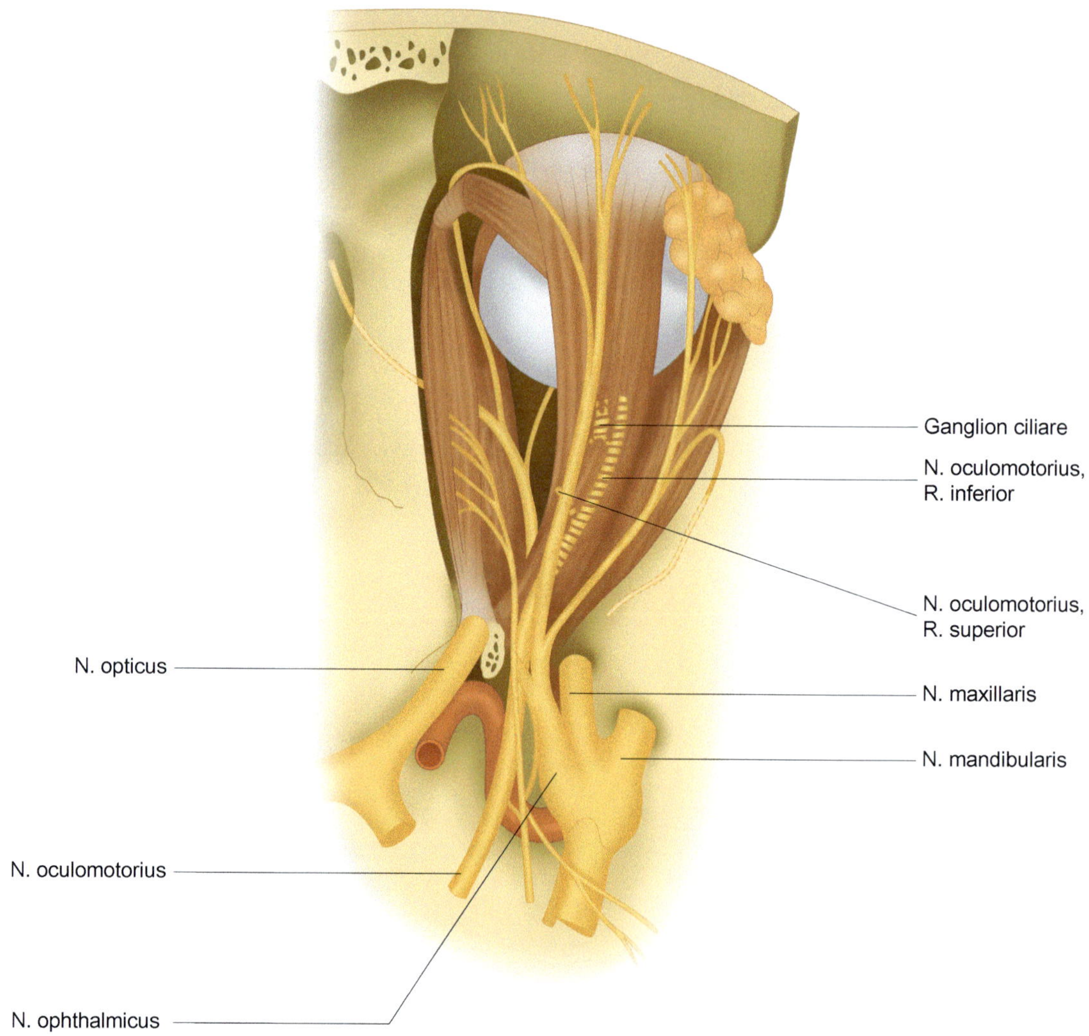

Abb. 12.1 Verlauf des N. oculomotorius (Ansicht von oben)

cavernosus, von wo aus er über die Fissura orbitalis superior die Orbita erreicht.

12.1.3 Lagebeziehungen

Mit der A. basilaris

Die A. basilaris trennt die beiden Nn. oculomotorii, die anschließend zwischen der A. cerebri posterior und der A. superior cerebelli durchziehen.

Mit dem Sinus cavernosus

Der N. oculomotorius verläuft im obersten Teil der Wand des Sinus cavernosus.

Mit der Fissura orbitalis superior

Der N. oculomotorius durchquert die Fissura an ihrer breitesten Stelle und gelangt über den von den Sehnen der beiden Mm. recti laterales gebildeten Anulus tendineus communis (Zinn'scher Ring) in die Orbita (➤ Abb. 12.2).

12.1.4 Anastomosen und Verbindungen

Der N. oculomotorius verfügt über Anastomosen und Verbindungen mit folgenden Strukturen:
- N. ophthalmicus (Ast des N. trigeminus)
- Sympathikus, insbesondere mit seinen aus dem Plexus caroticus kommenden Ästen.

12.1.5 Verteilung

Der N. oculomotorius teilt sich, entweder am Eintritt in die Augenhöhle oder unmittelbar davor, in zwei Äste: Ramus superior und Ramus inferior. Zwischen diesen beiden Ästen verläuft der N. nasociliaris, Ast des N. ophthalmicus (➤ Abb. 12.3).

Ramus superior

Der zunächst lateral und anschließend kranial vom N. opticus verlaufende Ramus superior versorgt den M. rectus superior und mit einem kleinen Nebenast den M. levator palpebrae superioris.

Ramus inferior

Der inferiore Ast ist wichtiger als der superiore. Er teilt sich in drei weitere Äste auf:
- einen medialen Ast, der den M. rectus medialis versorgt
- einen kaudalen Ast für den M. rectus inferior und
- einen anterioren Ast für den M. obliquus inferior.

Der Ramus inferior gibt zudem die Radix parasympathica (oculomotoria) zum Ganglion ciliare ab.

12.1.6 Ganglion ciliare

Das Ganglion ciliare liegt dem N. opticus seitlich an. Es nimmt folgende Fasern auf:
- die aus dem Plexus caroticus stammende Radix sympathica (Ramus sympathicus ad ganglion ciliare)
- den N. nasociliaris vom V. Hirnnerv
- die Radix parasympathica (oculomotoria) vom N. oculomotorius (III).

12.2 Pathophysiologie

12.2.1 Funktionen

Motorische Funktion für das Auge

Der Augenmuskelnerv kontrolliert die Adduktion (M. rectus medialis), das Absenken (M. rectus inferior), das Anheben (M. rectus superior) und die Außenrotation (M. obliquus inferior) des Auges (➤ Abb. 12.4).

Die Lähmung eines dieser Muskel führt zu Strabismus.

Motorische Funktion für die Augenlider

Der N. oculomotorius sorgt für das Anheben des oberen Augenlids.

Viszeromotorische Funktion

Diese Funktion wird durch die parasympathischen Efferenzen des N. oculomotorius sichergestellt.

Die Perikaryen (Zellkörper) der viszeromotorischen Neuronen des III. Hirnnervs befinden sich im Nucleus oculomotorius accessorius (Edinger-Westphal-Kern). Die

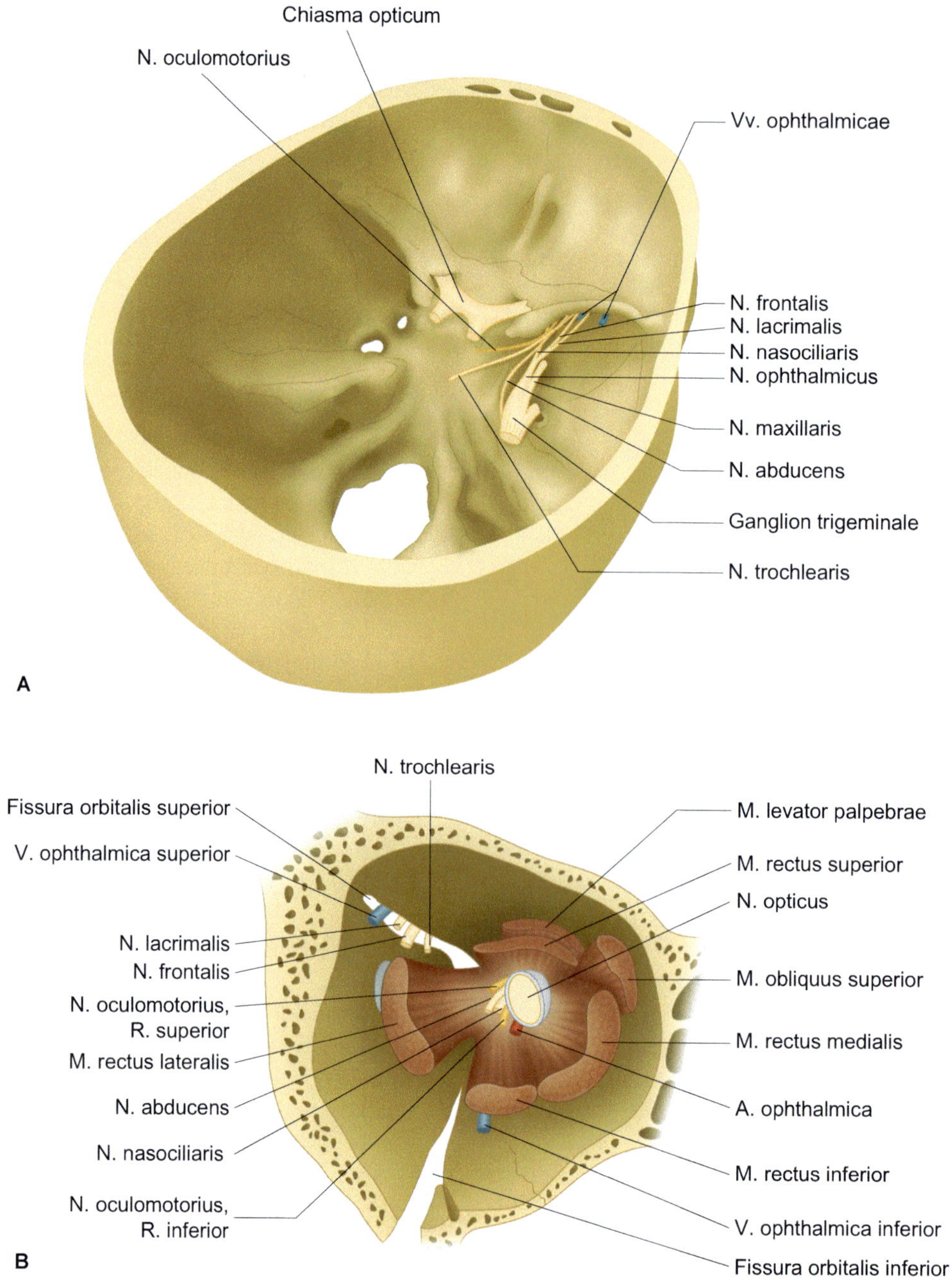

Abb. 12.2 Der N. oculomotorius in der Fissura orbitalis superior. A: intrakranielle Ansicht. B: Frontalschnitt

präganglionären Neuronen verlassen den Hirnstamm mit den somatischen Neuronen und bilden gemeinsam den N. oculomotorius. Die parasympathischen Neuronen befinden sich an der Oberfläche des Nervs, im Falle einer Nervenkompression sind diese Neuronen als Erstes betroffen und büßen ihre Funktion ein.

Sie zweigen von den Nervenfasern ab, die zum M. obliquus inferior ziehen und enden im Ganglion ciliare.

Die postganglionären Axone verlassen das Ganglion ciliare in sechs bis zehn Nn. ciliares breves, die an der Rückseite, nahe Ansatzstelle N. opticus, ins Auge eindringen. Im Bulbus oculi laufen die Nerven vorne zwischen der Choroidea und der Sklera zusammen und enden im Corpus ciliare und im M. constrictor pupillae.

Die viszeromotorischen Fasern kontrollieren den Tonus dieser beiden Muskeln und damit den Pupillendurchmesser und die Form der Linse.

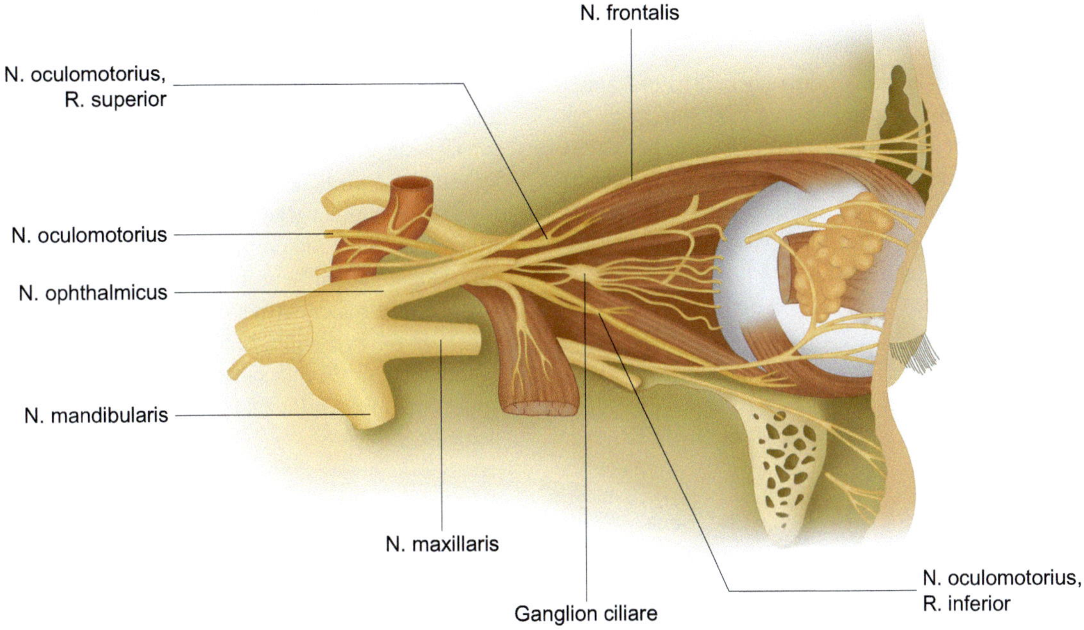

Abb. 12.3 Nervus oculomotorius (Seitenansicht)

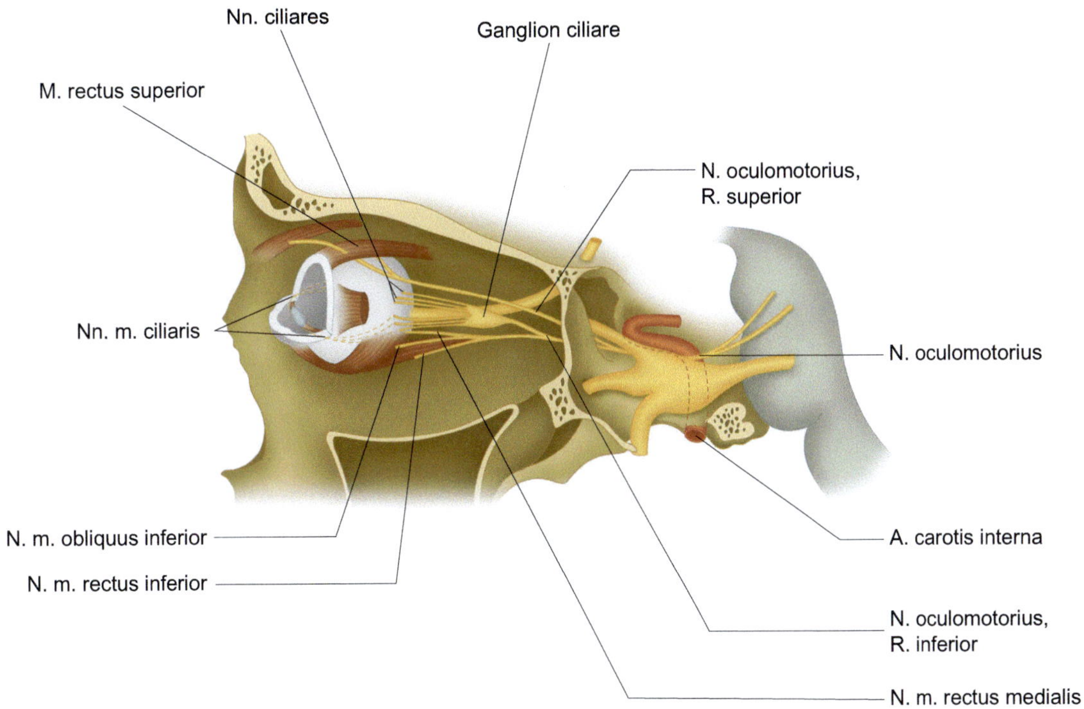

Abb. 12.4 Systematisierung des N. oculomotorius

Pupillenreflex

Die Details dieses Reflexes wurden bereits in ➤ Kapitel 11.1.2 beschrieben. Zur Erinnerung sei nur noch erwähnt, dass der Lichtimpuls über den N. opticus zum Nucleus praetectalis übertragen wird, der das Signal an den Nucleus oculomotorius accessorius weiterleitet, der seinerseits die Kontraktion des M. sphincter pupillae und somit die Miosis auslöst.

Akkommodationsreflex

Die Akkommodation bezeichnet die Fähigkeit des Auges zur Scharfeinstellung und zur Anpassung an die Distanz, sie ermöglicht das Nahsehen (➤ Abb. 12.5). Drei Faktoren sind für die Akkommodation entscheidend:

- Veränderung der Linsenkrümmung. Die Linse verfügt über eine Aufhängungsvorrichtung (Zonula ciliaris), die an ihrer Peripherie befestigt ist. Im Ruhezustand wird die Peripherie der Linse in einer gewissen Spannung gehalten, die Linse liegt flach auf. Während der Akkommodation kontrollieren die parasympathischen Neuronen des Edinger-Westphal-Kerns die Kontraktion des Ziliarmuskels (Abstand a–b in ➤ Abb. 12.5), dadurch lässt die Spannung in der Zonula ciliaris nach und die Krümmung der Linse nimmt zu, ihre Konvexität erhöht sich.

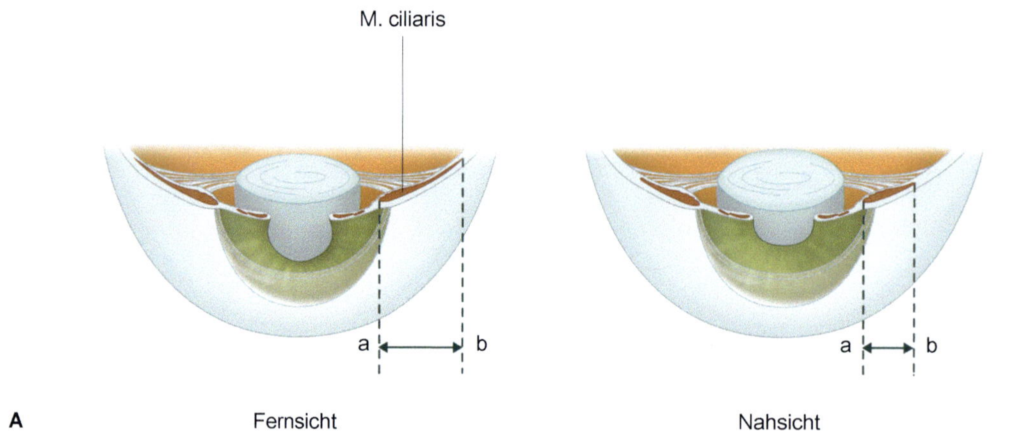

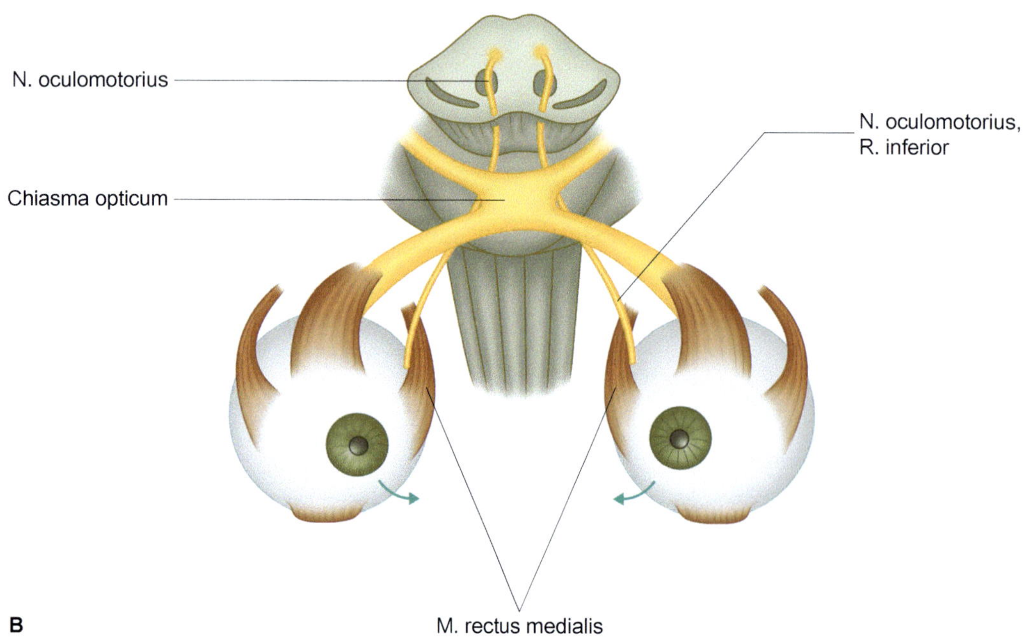

Abb. 12.5 Akkommodationsreflex. A: anteriorer Schnitt. B: Frontalansicht

- Verengung der Pupille. Die parasympathischen Neuronen kontrollieren den M. constrictor pupillae, er wird angespannt. Durch die Verringerung des Pupillendurchmessers wird das Bild auf der Netzhaut verfeinert.
- Konvergenz der Augen. Die okulomotorischen Kerne senden Impulse zur Kontraktion der beiden Mm. recti mediales aus, damit kommt es zur Konvergenz beider Augen.

12.2.2 Lähmung

Zum besseren Verständnis der Rolle des N. oculomotorius sehen wir uns die vollständige Lähmung dieses Muskels an (➢ Abb. 12.6). Der Patient weist folgende Merkmale auf:

- lateraler Strabismus (Abduktion des Auges)
- das Auge kann nicht nach oben, unten und innen bewegt werden
- Diplopie (Doppelbilder)
- Ptose
- Mydriasis (Erweiterung der Pupillen) durch die Unterbrechung der zur Iris führenden parasympathischen Fasern
- Fehlen des Pupillenreflexes (Pupillen verengen sich auch bei starkem Lichteinfall nicht)
- Verlust der Akkommodation beim Fernsehen (Konvexität der Linse wird nicht größer, daher Nahsehen) aufgrund der Lähmung des M. ciliaris.

Ätiologie

Die schnelle Erhöhung des intrakraniellen Drucks, zum Beispiel durch ein subdurales Hämatom, komprimiert den III. Hirnnerv gegen die Felsenbeinkante des Os temporale. Da die parasympathischen Fasern des N. oculomotorius oberflächlich liegen, sind sie als Erstes betroffen. Folglich erweitert sich die Pupille auf der betroffenen Seite langsam. *Das erste Anzeichen für eine Kompression des N. oculomotorius ist die ipsilaterale Verlangsamung des Pupillenreflexes bei Lichteinwirkung.*

Ein Aneurysma der A. cerebri posterior oder der A. superior cerebelli kann gleichfalls Druck auf den Augenmuskelnerv ausüben, da dieser zwischen den beiden Arterien durchzieht.

Der N. oculomotorius verläuft in der seitlichen Wand des Sinus cavernosus, er kann also auch durch eine Infektion oder ein Trauma dieses Sinus beeinträchtigt werden.

Interessante klinische Tatsache

Der N. oculomotorius kreuzt die große Zirkumferenz des Tentorium cerebelli und zieht an der Außenseite des Processus clinoideus posterior vorbei. Diese Lage erklärt nach Lazorthes die Kompression des Nervs bei einem seitlichen Aufprall des Kopfes und die Beteiligung des Os temporale am erhöhten intrakraniellen Druck.

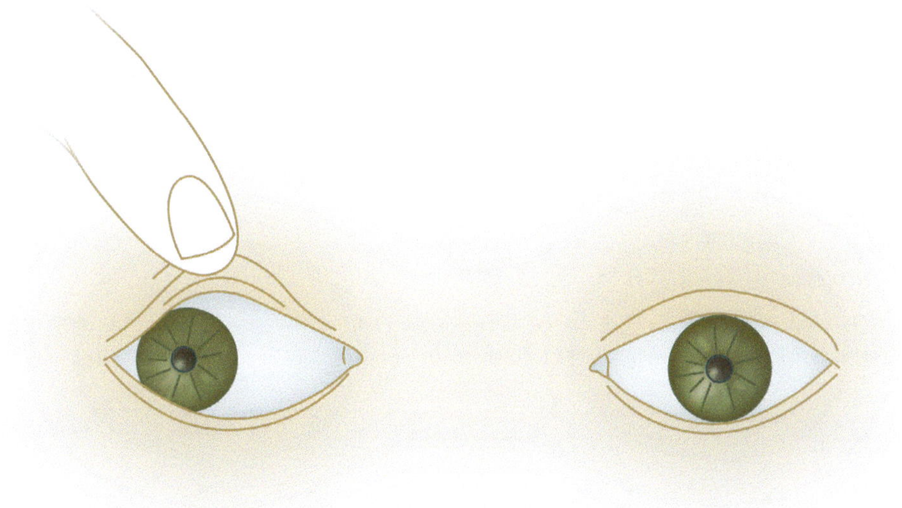

Abb. 12.6 Lähmung des N. oculomotorius

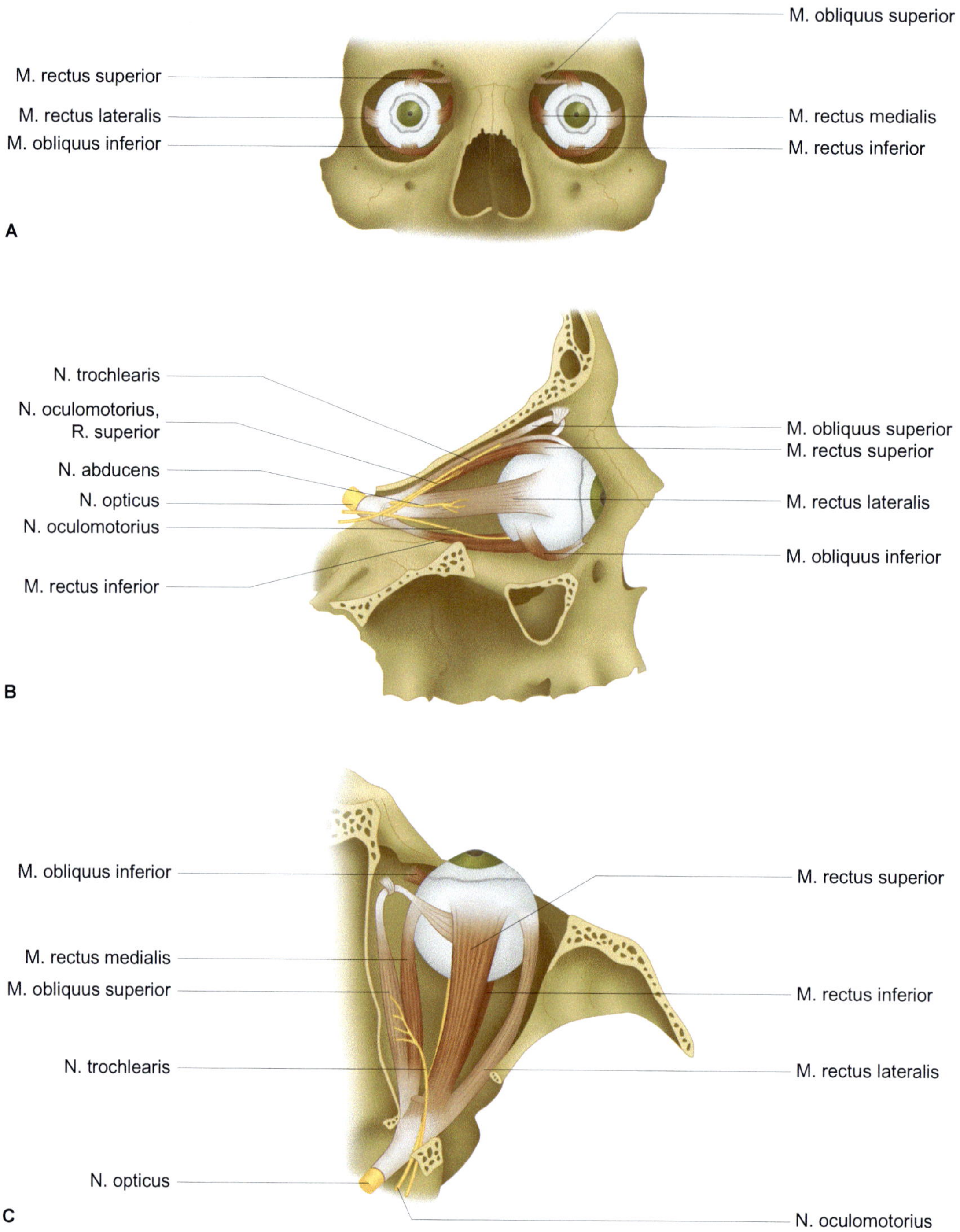

Abb. 12.7 Augenmuskeln, die durch den N. oculomotorius innerviert werden. A: Ansicht von vorne. B: sagittale Ansicht. C: Ansicht von oben

12.3 Behandlungstechniken

12.3.1 Technik für die Fissura orbitalis superior

Wir verwenden die Technik für die Fissura orbitalis superior. Da der N. oculomotorius sehr weit medial liegt und lateral vom N. abducens und medial vom N. nasociliaris begleitet wird, konzentrieren wir uns mehr auf den medialen Anteil der Fissura, indem wir den Kopf des Patienten zur Behandlungsseite drehen. Diese Technik kann auch für das Foramen rotundum, durch das der N. maxillaris zieht, verwendet werden. Führen Sie diese Technik immer mit Kopfrotationen zu beiden Seiten aus. Es ist erstaunlich, welche anderen Fixierungen man dabei finden kann. So viel zu Theorie und Praxis!

12.3.2 Techniken für den Bulbus oculi

Die vom N. oculomotorius innervierten Muskeln sind in ➢ Abb. 12.7. dargestellt.

M. rectus superior

Der kraniale Ast des N. oculomotorius innerviert vornehmlich den M. rectus superior. Man dehnt diesen Muskel, indem man das Auge während der kranialen Expansionsphase nach kaudal mobilisiert. Die Technik wirkt nicht ausschließlich auf den M. rectus superior, sondern beeinflusst u. a. auch folgende Strukturen: N. frontalis, N. ciliaris, Ganglion ciliare und A. ophthalmica.

M. rectus medialis

Der diesen Muskel innervierende Nerv entstammt dem kaudalen Ast des N. oculomotorius. Zur Dehnung wird das Auge während der kranialen Expansionsphase nach lateral bewegt.

M. rectus inferior

Der diesen Muskel innervierende Nerv kommt ebenfalls aus dem kaudalen Ast des N. oculomotorius. Man dehnt das Auge während der Expansionsphase in kranialer Richtung.

M. obliquus inferior

Dieser Muskel hat seinen Ursprung im medialen Anteil des kaudalen Orbitarandes, von wo aus er nach lateral zieht. Seine Innervation kommt ebenfalls vom kaudalen Ast des N. oculomotorius. Zur Dehnung wird das Auge während der kranialen Expansionsphase nach lateral und kranial bewegt (➢ Abb. 12.8).

12.3.3 Entscheidende Punkte der kraniosakralen Mechanik

Im Sinne einer ganzheitlichen Behandlung sollte man auch die Mechanik des kraniosakralen Systems und die Elemente des primär respiratorischen Mechanismus überprüfen:

- Dura mater: intraorbitaler Anteil, Tentorium cerebelli
- Anulus tendineus communis
- Sphenoid: Fissura orbitalis superior (Ala major/Ala minor)
- Sutura frontosphenoidale (Lamina horizontalis/Ala minor)
- Sutura petrosphenoidale
- Wand des Sinus cavernosus: Tentorium cerebelli und intrakavernöser Druck.

12.3.4 Indikationen

Die Manipulation des N. oculomotorius ist in folgenden Fällen angezeigt:

- Strabismus
- schlechte Akkommodation
- Sehstörungen
- propriozeptive Störungen.

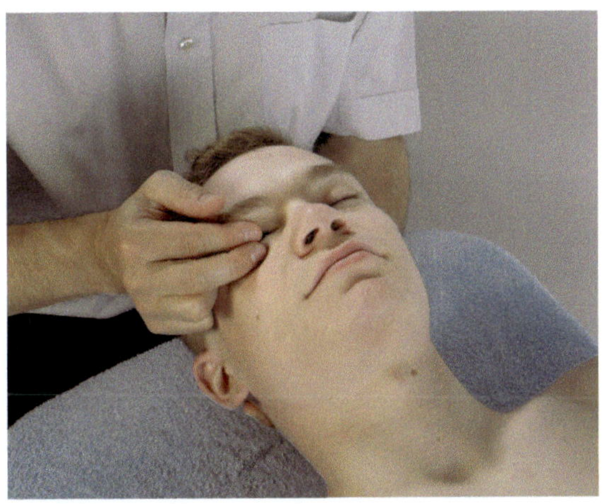

Abb. 12.8 Manipulation des Bulbus oculi

12

KAPITEL

13 Nervus trochlearis

13

Der N. trochlearis (IV) zeichnet sich durch zwei Merkmale aus: Er ist der dünnste Hirnnerv, aber auch jener mit dem längsten intrakraniellen Verlauf.

Er leitet ausschließlich motorische Fasern zu einem einzigen Muskel, dem M. obliquus superior.

13.1 Anatomischer Überblick

13.1.1 Ursprung

Der N. trochlearis ist der einzige Hirnnerv, der dorsal, unmittelbar unter der Lamina tectalis der Colliculi inferiores (Vierhügelplatte), aus dem Hirnstamm austritt.

13.1.2 Verlauf

Der Nerv zieht an der Basis des Gehirns nach vorne, durchbohrt die Dura mater am Kreuzungspunkt zwischen den beiden Zirkumferenzen des Tentorium cerebelli (➢ Abb. 13.1).

Er tritt in den Sinus cavernosus ein und zieht anschließend durch die Fissura orbitalis superior in die Augenhöhle.

13.1.3 Lagebeziehungen

An der Basis des Gehirns

Der N. trochlearis liegt zwischen dem medial liegenden N. oculomotorius und dem lateral liegenden N. trigeminus.

Im Sinus cavernosus

Der N. trochlearis zieht oberhalb des N. ophthalmicus (V/1) und unterhalb des N. oculomotorius (III) durch den Sinus cavernosus. Er kreuzt den N. oculomotorius hinter der Fissura orbitalis superior (➢ Abb. 13.2).

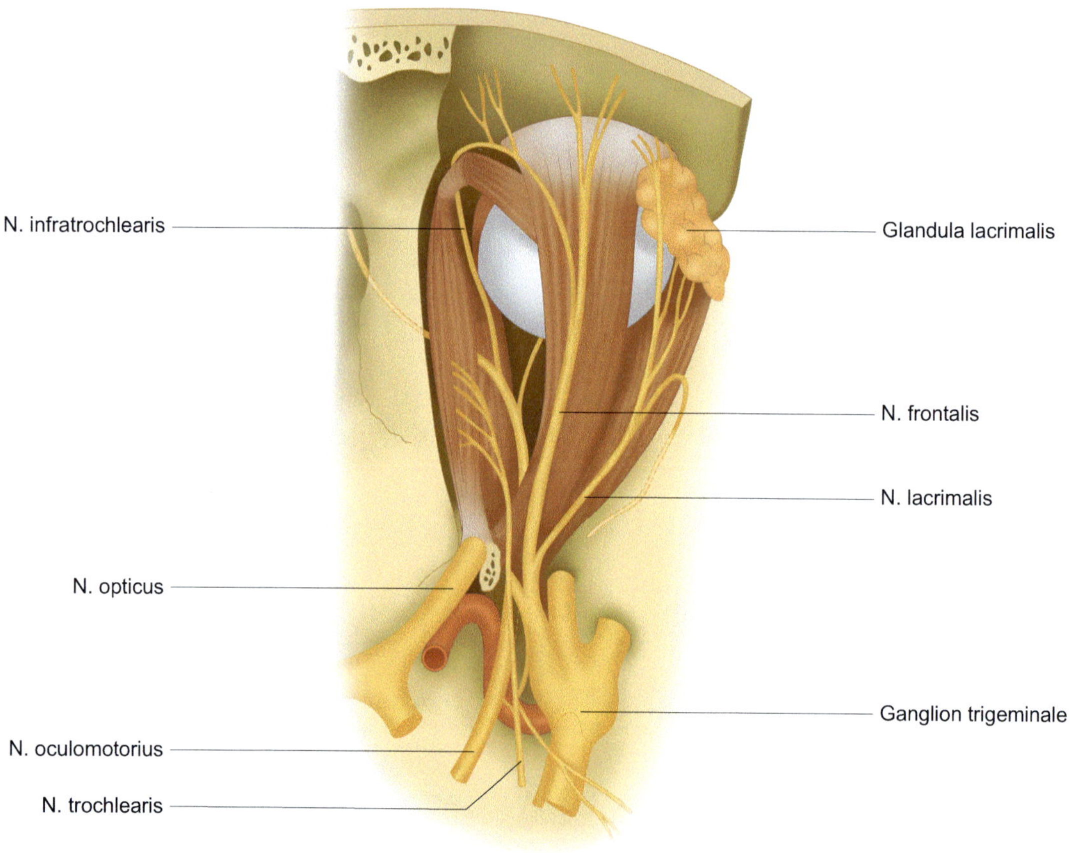

Abb. 13.1 Verlauf des N. trochlearis

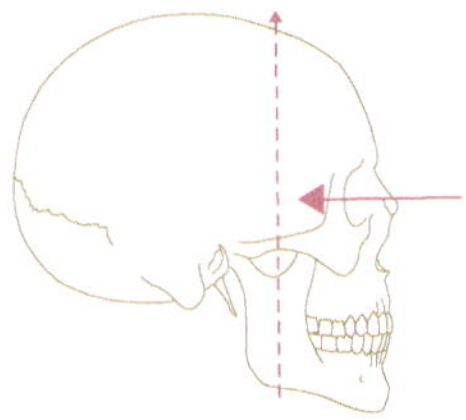

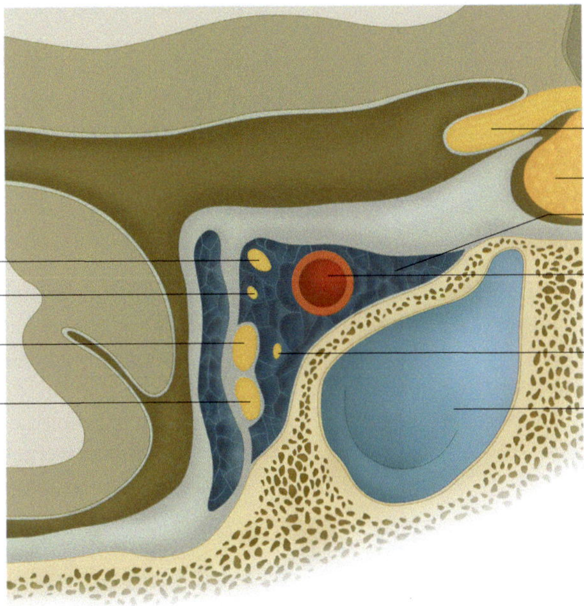

Abb. 13.2 N. trochlearis und Sinus cavernosus

In der Fissura orbitalis superior

Der N. trochlearis quert die Fissura orbitalis superior in ihrem superomedialen Anteil, lateral des Anulus tendineus communis (Zinn'scher Ring).

13.1.4 Anastomosen

Der N. trochlearis hat Anastomosen mit:

- den sympathischen Fasern des Plexus caroticus
- den Fasern des N. ophthalmicus (V/1), meist über folgende zwei Äste:
  - Ramus tentorii, der zahlreiche Fasern zum Tentorium cerebelli und zum kaudalen Teil der Falx cerebri entsendet
  - N. lacrimalis.

13.1.5 Versorgungsgebiet

Dura mater

Der N. trochlearis ist gemeinsam mit dem Ramus tensorii an der Sensibilität jenes Teils der Dura mater beteiligt, den er durchläuft.

Orbita

Der N. trochlearis kreuzt den kranialen Ast des N. oculomotorius, die Mm. levatores palpebrae und den M. rectus superior. Er innerviert den M. obliquus superior.

13.2 Pathophysiologie

13.2.1 Funktion

Der N. trochlearis senkt das Auge lateral ab und erlaubt die Innenrotation des Augapfels: die Pupille bewegt sich nach unten und außen.

Läsion des N. trochlearis

Eine Läsion des N. trochlearis führt zu folgenden Phänomenen (➤ Abb. 13.3):

- Abweichung des Auges nach oben („Hundeblick")
- eingeschränkte Augenbeweglichkeit nach unten
- homonyme Diplopie (als Ausgleich neigt der Patient den Kopf zur Gegenseite).

Die Beeinträchtigung des IV. Hirnnervs ist häufig mit Problemen der Hirnnerven III und VI verbunden: entlang ihrem Verlauf in der Wand des Sinus cavernosus (Foix-Syndrom), in der Fissura orbitalis superior oder im Bereich des Apex orbitae (Apex-orbitae-Syndrom).

13.3 Behandlungstechniken

13.3.1 Fissura orbitalis superior

Der N. trochlearis verläuft durch den breitesten Teil, d. h. den medialen Teil, der Fissura orbitalis superior (➤ Abb. 13.4). Er wird lateral vom N. frontalis und medial vom N. abducens begleitet. Diese Technik sollte gemeinsam mit der Technik für den M. obliquus superior ausgeführt werden.

Es handelt sich um eine Technik, die sowohl auf die knöchernen als auch auf die Durastrukturen einwirkt, sie sollte während der kranialen Expansionsphase (➤ Kap. 9.2.2) ausgeführt werden.

13.3.2 Bulbus oculi

Man kann den N. trochlearis auch über den M. obliquus superior dehnen. Dazu muss das Auge während der kranialen Expansionsphase nach kaudal und medial bewegt werden (➤ Abb. 13.5).

13.3.3 Entscheidende Punkte der kraniosakralen Mechanik

Im Sinne einer ganzheitlichen Behandlung sollte man auch die Mechanik des kraniosakralen Systems und die Elemente des primär respiratorischen Mechanismus überprüfen:

- Dura mater: intraorbitaler Anteil, Tentorium cerebellli
- Anulus tendineus communis (Zinn'scher Ring)
- Sphenoid: Fissura orbitalis superior (Ala minor/Ala major)
- Sutura frontosphenoidale (Lamina horizontalis/Ala minor)
- Sutura petrosphenoidale
- Wand des Sinus cavernosus: Tentorium cerebelli und intrakavernöser Druck.

13.3.4 Indikationen

Strabismus und Konvergenzfehler

Diese Technik wird vor allem für lateralen Strabismus verwendet. Sie wird normalerweise an beiden Augen verwendet, auch wenn nur ein Auge vom Strabismus betroffen zu sein scheint.

Schädeltraumata

Der N. trochlearis anastomosiert mit dem N. ophthalmicus (N. trigeminus), der für die Sensibilität des Tentorium cerebelli (Ramus tentorii) zuständig ist. Der

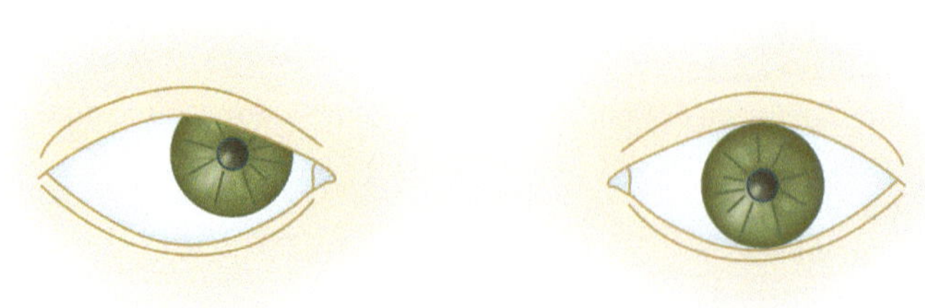

Abb. 13.3 Lähmung des N. trochlearis

N. trochlearis gibt auch kleine Fasern an die Dura mater ab, welche die Dura umgeben und sich mit anderen Nervenfasern verbinden.

Er sollte nach Schädeltraumata, nach Schädelchirurgie und bei Lähmungen behandelt werden.

Neurologische Folgeschäden

Bei allen Folgeerscheinungen von Lähmungen und neurologischen Läsionen zentralen Ursprungs, sollte man auch an den N. trochlearis denken.

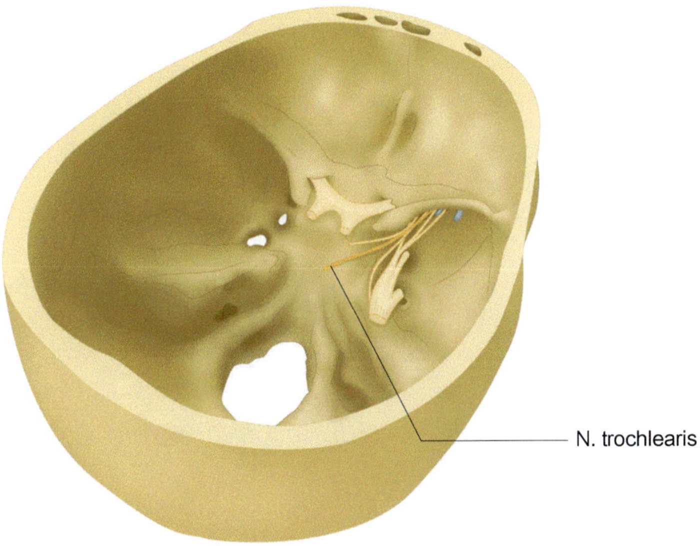

A

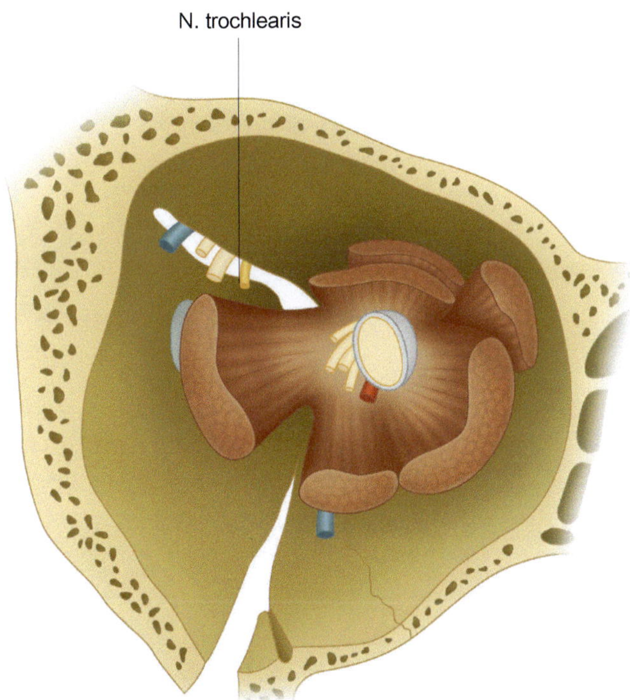

B

Abb. 13.4 Der N. trochlearis in der Fissura orbitalis superior. A: intrakranielle Ansicht. B: Frontalschnitt

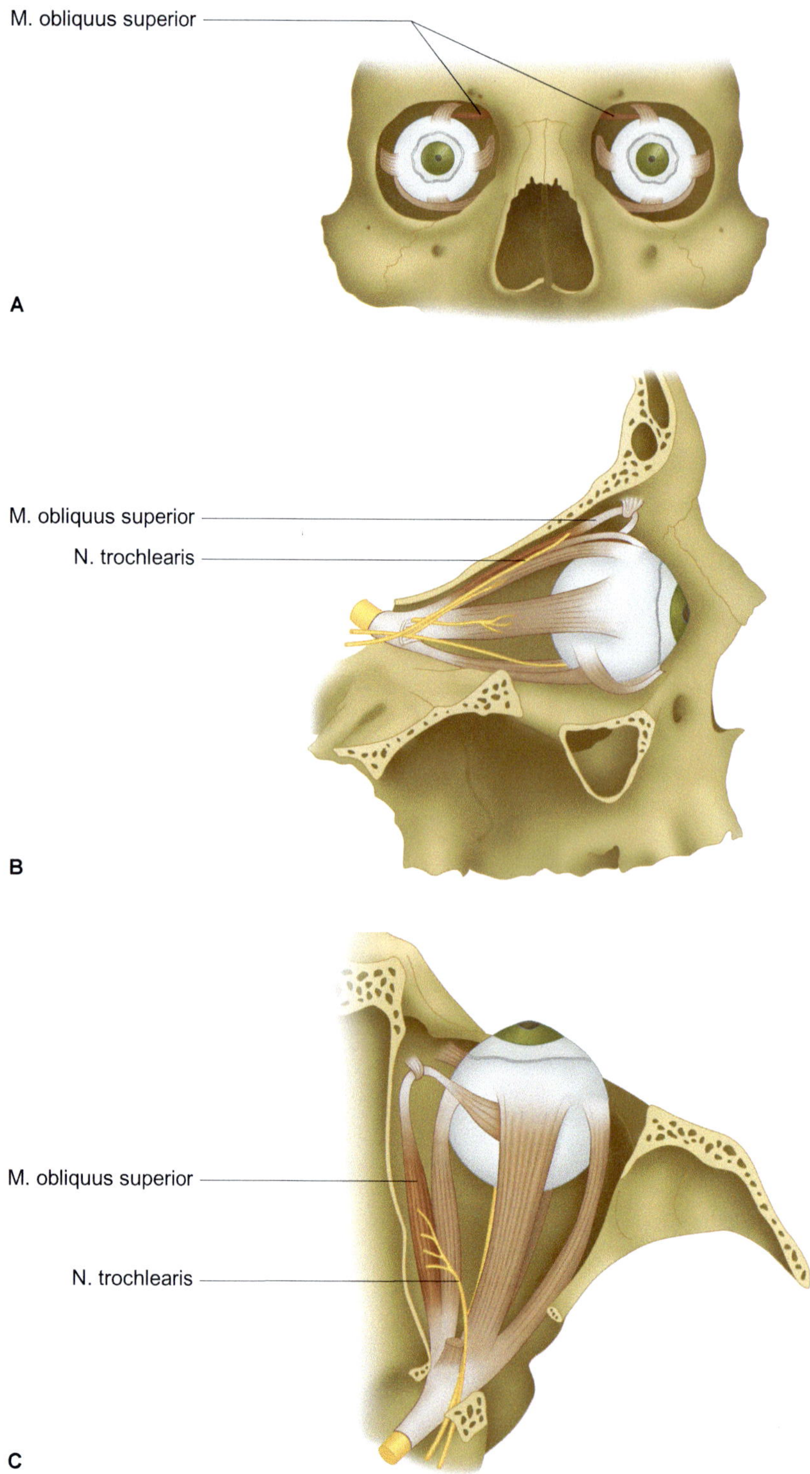

Abb. 13.5 Der vom N. trochlearis innervierte Augenmuskel. A: Ansicht von vorne. B: sagittale Ansicht. C: Ansicht von oben

KAPITEL

14 Nervus trigeminus

14

Der N. trigeminus ist ein gemischter Nerv, seine sensiblen Fasern innervieren das Gesicht, seine motorischen Fasern die Kaumuskulatur.

Aufgrund seiner Beziehungen verfügt er über sensible und sekretorische Nervefasern. Er besteht aus einer kräftigen Radix sensoria und einer dünnen Radix motoria.

Im Bereich der Radix sensoria befindet sich das Ganglion trigeminale (Gasseri), wo sich der N. trigeminus in drei Hauptäste, den N. ophthalmicus (V/1), den N. maxillaris (V/2) und den N. mandibularis (V/3) aufspaltet.

Der N. mandibularis ist ein gemischter Nerv, N. ophthalmicus und N. maxillaris sind sensible Nerven.

14.1 Anatomischer Überblick

14.1.1 Ursprung

Der N. trigeminus verlässt das Gehirn an der Grenze von Brücke und mittlerem Kleinhirnstiel, er gliedert sich in zwei Wurzeln unterschiedlicher Größe (> Abb. 14.1):

- die Radix sensoria ist kräftig, sensibel und umfasst ungefähr fünfzig Wurzelfäden
- die Radix motoria (Wrisberg) besteht aus sechs oder sieben Wurzelfäden.

14.1.2 Verlauf

Ausgehend von ihrem Ursprung am Pons ziehen die beiden Wurzeln schräg nach vorne, außen und kranial zur Felsenbeinspitze, wo sie an der Impressio trigeminalis die Dura durchbohren und in die mittlere Schädelgrube ziehen. Die Dura bildet eine Aussackung, die Cavitas trigeminalis, in der das Ganglion trigeminale liegt (> Abb. 14.2).

14.1.3 Ganglion trigeminale

Das klinisch als Ganglion Gasseri bekannte Ganglion trigeminale liegt in der Cavitas trigeminalis. Hier teilt sich der N. trigeminus in seine drei Hauptäste (> Abb. 14.3):

- N. ophthalmicus (V/1), der dünnste der drei Äste
- N. maxillaris /V/2)
- N. mandibularis (V/3) der kräftigste der drei Äste.

Die Radix motoria zieht medial der Radix sensoria bis zur Cavitas trigeminalis. Sie verläuft unterhalb des Ganglion trigeminale und verbindet sich anschließend mit dem N. mandibularis.

Das Ganglion trigeminale hat schematisch betrachtet die Form einer sehr flachen Bohne, deren anterolaterale Seite eng mit der Dura mater verbunden ist. Die Anhaftung an der Dura hat große Bedeutung für die Manipulation. Wir werden im Folgenden eine Technik kennen lernen, bei der das Ganglion über die mechanische Spannung der Dura behandelt wird.

Lagebeziehungen

Das mediale Ende des Ganglion trigeminale hat Verbindung zur A. carotis interna, von der es nur über eine fibröse Lamina getrennt ist. Es nimmt sympathische Fasern aus dem Plexus caroticus auf.

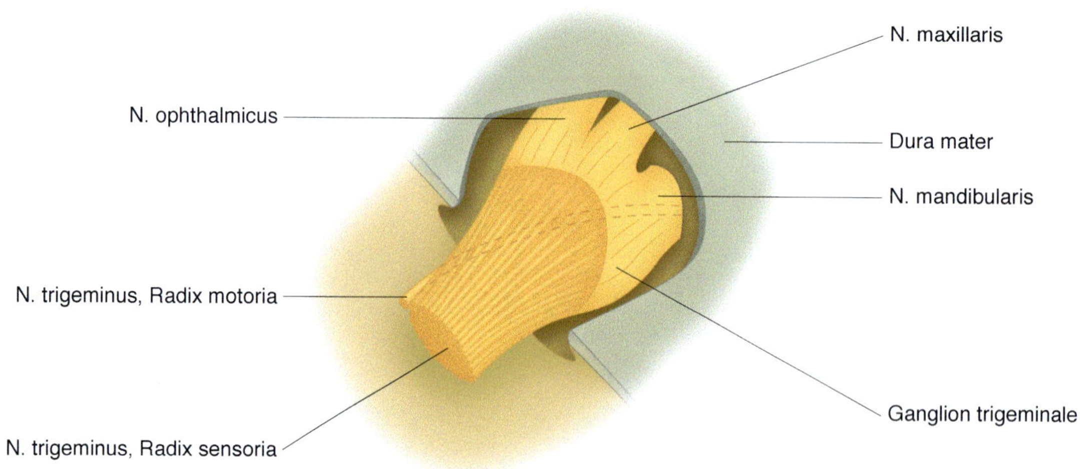

Abb. 14.1 Radix sensoria und Radix motoria des N. trigeminus

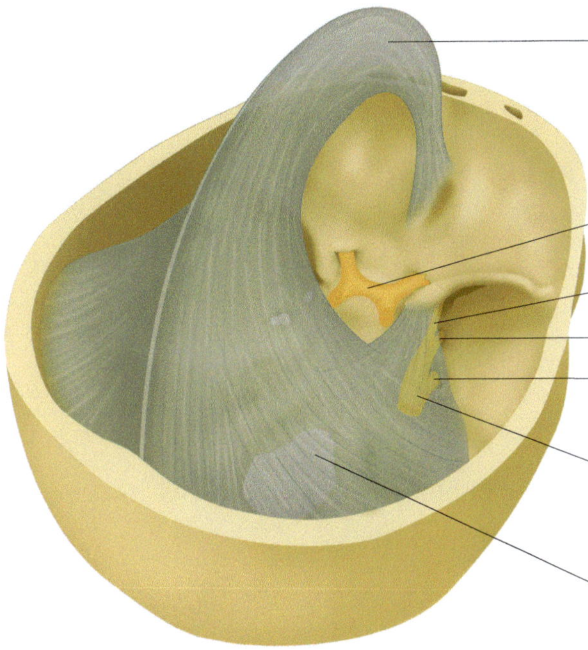

Abb. 14.2 Cavitas trigeminalis

Endäste des Ganglion trigeminale

Die Endäste des Ganglions sind:
- der N. ophthalmicus
- der N. maxillaris
- der N. mandibularis.

Das Ganglion trigeminale gibt auch einige Fasern zur Dura mater im Bereich Sphenoid-Temporale und Sinus petrosus ab.

14.2 Pathophysiologie

14.2.1 Funktionen

Sensible Funktion

Das sensible Versorgungsgebiet des N. trigeminus umfasst den Gesichtsbereich (➢ Abb. 14.4). Es wird durch die Linea coronalis, die vom Vertex zum Tragus und zum Unterrand der Mandibula zieht, begrenzt.
- der oberhalb der Augen liegende Bereich wird durch den N. ophthalmicus innerviert
- der zwischen Augen und Mund liegende Bereich durch den N. maxillaris
- der unterhalb des Mundes liegende Bereich durch den N. mandibularis.

Motorische Funktion

Der N. trigeminus sichert die Kaufunktion.

14.2.2 Klinik

Multiple Sklerose

Nach Auffassung der französischen Neurologen Marsot und Dupuch leiden 40 % der an multipler Sklerose erkrankten Patienten an einer Neuropathie des N. trigeminus, in 10 % der Fälle ist die Neuropathie das erste Symptom dieser Erkrankung, deren Diagnose am Beginn oft schwierig ist. Wir erinnern uns an eine Patientin, die sich ständig den Oberschenkel kratzen musste, es war das erste Symptom ihrer MS-Erkrankung!

Neuralgie

Die Trigeminus- oder Gesichtsneuralgie wird durch die Palpation der Austrittspunkte der Nerven V/1, V/2 und V/3 ausgelöst bzw. verstärkt.

Eine Schädigung des Hirnstamms führt zu Anästhesie oder topographischer Hypästhesie. So ist die Hypästhesie des M. mentalis immer pathologisch, sie kennzeichnet eine Pathologie entlang dem N. mandibularis (V/3).

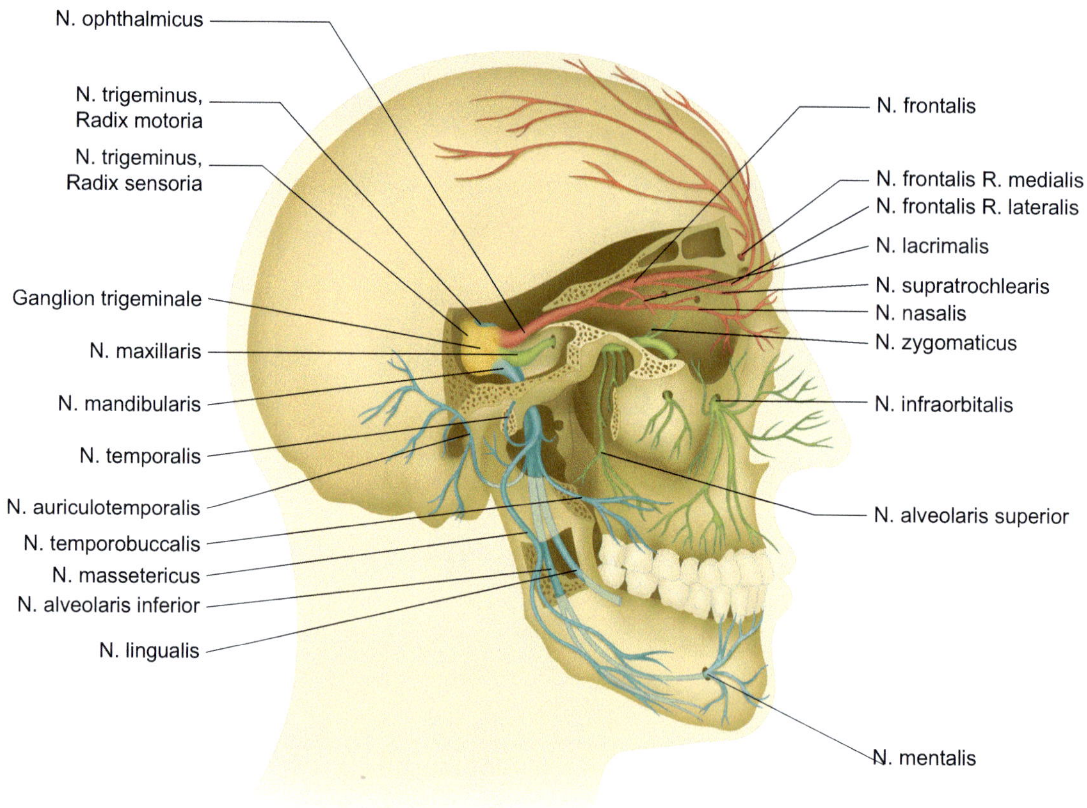

Abb. 14.3 Äste des N. trigeminus

Trigeminusneuralgien

Trigeminusneuralgien zeigen sehr deutlich, wie intensiv Nervenschmerzen sein können. Sie betreffen das Versorgungsgebiet des N. trigeminus und unterstreichen die nozizeptive Bedeutung dieses Nervs und seine Beteiligung an Gesichtsschmerzen und Migräne.

Essenzielle Trigeminusneuralgie

Die essenzielle oder idiopathische Trigeminusneuralgie bezeichnet eine Neuralgie, deren Ursache nicht bekannt ist. Wir führen diese Art von Neuralgie häufig auf eine mechanische Kompression des Nervs in seinem Kanal oder an seiner Durchtrittsstelle zurück.

Die essenzielle Trigeminusneuralgie tritt spontan auf oder wird durch die Berührung bestimmter Hautareale, so genannter *Triggerzonen*, ausgelöst. Diese liegen meist an den Austrittsstellen des Trigeminus im Gesichtsbereich. Der Schmerz kann auch durch einfaches Lachen, Kauen, Mimik, Emotionen etc. ausgelöst werden.

Die Schmerzattacken sind von kurzer Dauer, meist nicht länger als 30 Sekunden. Sie treten anfänglich einseitig auf. Der Schmerz ist akut, intensiv und führt manchmal zu Kontrakturen der mimischen Gesichtsmuskulatur *(Tic douloureux)*. Zwischen den Schmerzattacken besteht Schmerzfreiheit.

Symptomatische Trigeminusneuralgie

Die charakteristischsten Krankheitszeichen der symptomatischen Trigeminusneuralgie – die sie von der essenziellen Trigeminusneuralgie unterscheiden – sind:

- Schmerzen zwischen den Attacken, wenn auch mit geringerer Intensität
- Sensibilität der Haut (Integumentum) ist betroffen
- mehrere Nervenäste sind gleichzeitig betroffen.

Manche durch Zahn- oder Ohrenprobleme verursachten Neuralgien werden durch Druck auf die schmerzhafte Zone verstärkt.

Die Schädigung der Kerngebiete des N. trigeminus führt zu Schmerzen, die sich konzentrisch, von den Lippen ausgehend, fortsetzen. Schädigungen im Bereich des Hirnstamms können bei multipler Sklerose, Gliomen oder Metastasen, bei Rhombenzephalitis (Herpes, *Listeria*), Syringohydromyelie oder bei Gefäßerkrankungen

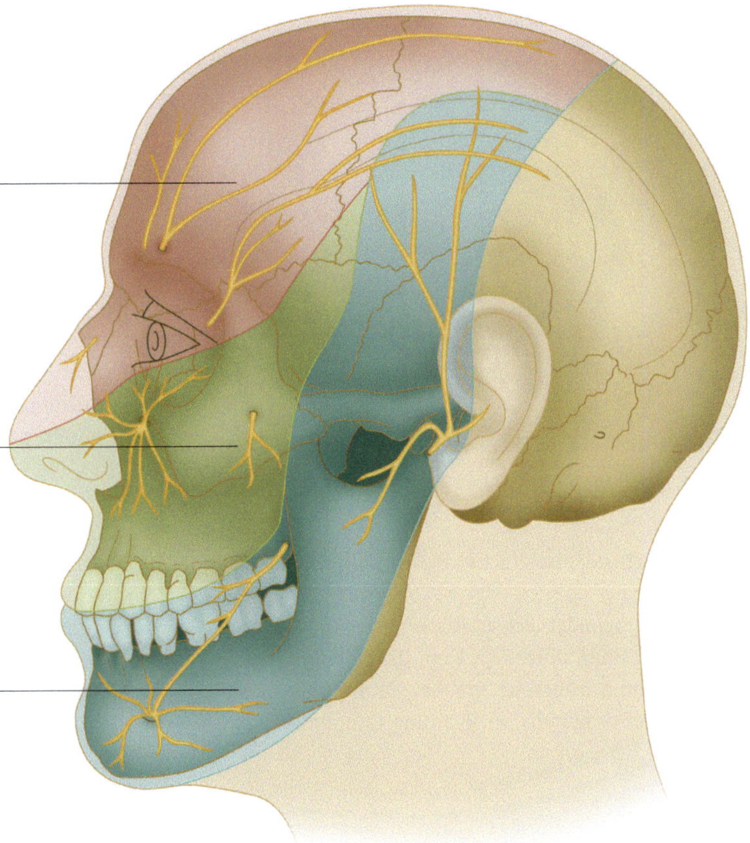

Abb. 14.4 Sensibles Versorgungsgebiet des N. trigeminus

(arteriovenöse Malformation, Kavernom, Ischämie, Dissektion) beobachtet werden.

Ein nicht vorhandener Kornealreflex ist ein verlässliches Zeichen für eine Schädigung des N. trigeminus, da die Hornhaut durch den N. ophthalmicus (V/1) innerviert wird.

Die einseitige Lähmung bewirkt keine funktionellen Störungen, da die kontralateralen Muskeln kompensieren.

Der Masseterreflex, der durch Perkussion des Muskels ausgelöste Mundschluss, ist im Lähmungsfall nicht mehr vorhanden.

14.3 Behandlungstechniken

14.3.1 Ganglion trigeminale

Hier sei daran erinnert, dass die Kopfrotation die mechanische Spannung des N. trigeminus beeinflusst (Breig).

Diese Tatsache wird durch die Klinik unterstützt. So kann die endgradige Kopfrotation beim so genannten *Tic douloureux* den Tic auslösen. Das Ganglion trigeminale und seine Wurzeln werden durch die Kopfrotation zur Gegenseite gedehnt. Die dadurch erzeugte Duraspannung verstärkt die Irritation des Nervs.

Erinnern wir bei dieser Gelegenheit auch daran, dass das Ganglion trigeminale und die Wurzeln des N. trigeminus von Dura mater umschlossen sind. Jede Fixierung der Dura kann folglich die Gleitfähigkeit des Ganglions und der Nervenwurzeln im Bereich des Foramen und innerhalb der Dura beeinträchtigen.

Technik

Mit dieser Technik werden das Ganglion trigeminale, die Wurzeln des N. trigeminus, die Dura mater im Bereich der Cavitas trigeminalis und der Ramus tensorii des N. ophthalmicus (V/1) behandelt (➤ Abb. 14.5).

Ziel dieser Technik ist es, diesen Elementen in der Cavitas sowie im Foramen rotundum und im Foramen

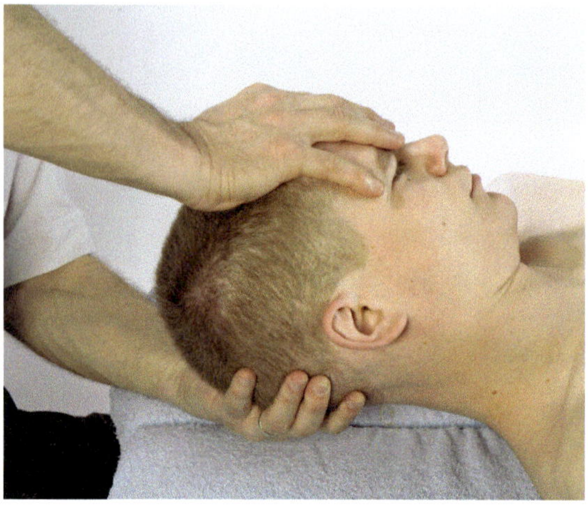

Abb. 14.5 Manipulation des Ganglion trigeminale

ovale entsprechend etwas mehr „Bewegungsfreiheit" zu geben.

Der Patient befindet sich in Rückenlage. Der Therapeut legt eine Hand unter den Kopf des Patienten, die andere liegt im Stirnbereich vor der Sutura coronalis, nahe der Sutura sagittalis, in Richtung Ganglion trigeminale.

Version 1

Ersuchen Sie den Patienten, während der kranialen Expansion einzuatmen und den Atem anschließend kurz anzuhalten.

Wenn Sie spüren, dass der intrakranielle Druck maximal angestiegen ist, drehen Sie den Kopf des Patienten langsam zur Gegenseite des zu behandelnden Ganglion trigeminale.

Kehren Sie in der kranialen Retraktionsphase und während der Patient ausatmet zur Ausgangsposition zurück.

Wiederholen Sie diesen Ablauf mehrere Male.

Sie können den Patienten ersuchen, seinen Kopf selbst zur Gegenseite zu drehen, sodass Sie gleichzeitig die Halswirbelsäule in Flexion bringen und damit den intrakraniellen Druck zusätzlich erhöhen können.

Version 2

Halten Sie den Kopf während der Ausatmungsphase und der kranialen Retraktion in Rotation und komprimieren Sie mit Ihrer Handfläche den Teil des Kraniums, der über dem Ganglion trigeminale liegt.

N.B.: Um eine spezifische Wirkung auf den vertikalen Teil des N. mandibularis zu erreichen, kann man während der Inspirationsphase eine axiale Traktion nach kranial hinzufügen. Damit konzentriert man die Technik mehr auf das Foramen ovale.

14.3.2 Entscheidende Punkte der kraniosakralen Mechanik

Im Sinne einer ganzheitlichen Behandlung sollte man auch die Mechanik des kraniosakralen Systems und die Elemente des primär respiratorischen Mechanismus überprüfen:

- Dura mater: Cavitas trigeminalis, eine Aussackung des Tentorium cerebelli
- Os temporale: posterosuperiorer Rand der Pars petrosa.

Indikationen

Für die Behandlung des N. trigeminus können folgende Indikationen angeführt werden:

- anterolaterale Fixierungen der Dura mater cranialis nach Unfällen oder chirurgischen Eingriffen
- einseitige Fixierungen des Tentorium cerebelli
- Trigeminusneuralgie
- Gesichtslähmung (Anastomosen zwischen dem N. trigeminus und dem N. facialis).

Kontraindikationen

Auch wenn es nur wenige Kontraindikationen gibt, ist in folgenden Fällen Vorsicht geboten:

- Bluthochdruck
- intrakranielle Gefäßpathologien (primär hämorrhagischer Insult)
- intrakranieller Bluthochdruck.

14.4 Nervus trigeminus und Migräne

Lange Zeit wurden als Ursache für Migräne ausschließlich zerebrale Gefäßprobleme angenommen. Es wurde davon ausgegangen, dass auf eine Phase der Gefäßverengung, die zu einer Verringerung des Blutflusses führt, eine Phase der Gefäßerweiterung und eine Erhöhung des Blutflusses folgen.

Neuere Forschungen mit dem PET-Scan haben andere, subtilere Gründe zu Tage gebracht. Untersucht wurde vor allem die Frage, warum das Gefäßsystem zunächst eine zu geringe und anschließend eine zu große Aktivität aufweist.

Wir beziehen uns im Nachstehenden auf die von Gilles Géraud, Leiter der neurologischen Abteilung des Universitätskrankenhauses von Toulouse-Rangueil, durchgeführten Forschungsarbeiten sowie auf unsere eigene klinische Erfahrung.

14.4.1 Bezug zum Nervensystem

Zu Beginn eines Migräneanfalls kann im Hirnstamm und im Hypothalamus neuronale Aktivität beobachtet werden. Die Neurophysiologen bezeichnen diese Aktivität als *cortical spreading depression* oder Streudepolarisierung. Dabei handelt es sich um eine massive und vorübergehende Depolarisierung der Neuronen, die während der migränösen Aura, von der 20 % der Migränepatienten betroffen sind, auftritt.

Typisch für die Aura sind visuelle Symptome wie etwa das Flimmerskotom.

14.4.2 Streudepolarisierung

Die massive Depolarisierung bestimmter Neuronen der Sehrinde erzeugt ein elektrisches Signal. Dieses entsteht durch die massive Verschiebung von Natrium- und Kalziumionen und setzt sich an der Oberfläche des Kortex mit einer Geschwindigkeit von 2 bis 5 mm pro Minute fort.

Als Folge dieser Entladung senden die Neuronen so lange kein weiteres Signal aus. bis sie sich wieder erholt haben.

Gilles Géraud leitet daraus zwei Hypothesen ab:

- die verringerte Perfusion ist die Folge der neuronalen Depression
- die verringerte Perfusion hängt mit der Aktivierung der gefäßverengenden Neuronen des Hirnstamms zusammen, der verringerte Blutfluss begünstigt somit den Beginn der Streudepolarisierung.

14.4.3 Verbindung zwischen N. trigeminus und Halswirbelsäule

Die Gefäße des Kortex, der Pia mater und der Dura mater beziehen ihre sensiblen Fasern vor allem aus dem Ganglion trigeminale. Zusätzlich unterstützen auch Fasern von anderen Hirnnerven, aus der Medulla oblongata und aus der oberen Halswirbelsäule die Sensibilität. In diesem Zusammenhang spricht man vom Trigeminus-Zervikal-System.

Bei Ratten setzt die elektrische Stimulation des Ganglion trigeminale algogene Substanzen (Neuropeptide, Substanz P und Neurokinin A) frei. Diese führen zur Entzündung der Hirnhautgefäße und bewirken eine Gefäßerweiterung und den Austritt von Plasma. Nach der Stimulation findet man große Mengen des stark gefäßverengenden Botenstoffes Serotonin im Blut.

14.4.4 Physiologie des Migräneanfalls

Zahlreiche Faktoren (genetische, hormonelle, digestive, sensorische, psychologische, klimatische, elektromagnetische) führen zur Überaktivität des Ganglion trigeminale. Dadurch kommt es zur Vasodilatation der intrakraniellen Arterien, die an die Neuronen des N. trigeminus ein aktivierendes Signal weiterleiten, das an den Hirnstamm weitergesendet wird.

Diese Aktivierung bezieht das periphere Nervensystem, den Thalamus und die Hirnrinde mit ein. Die nozizeptiven Kreisläufe werden hyperaktiv. Da ihre Reizschwelle herabgesetzt wurde, kann jeder zu intensive Reiz zum Auslöser von Migräne werden.

Bedeutung für die Osteopathie Wie wir an anderer Stelle hervorgehoben haben, ist der N. trigeminus für uns einer der wichtigsten Hirnnerven. Er dient der sensiblen Versorgung der Hirnhäute, der Arterien, der Meningen und des Kortex. Seine Rolle bei der Migräne ist unumstritten.

Die neuralen Manipulationen des N. trigeminus haben eine sofortige und eine zeitlich verzögerte vaskuläre Wirkung. Manche Patienten kennen die Triggerpunkte des N. trigeminus. Indem sie diese Punkte massieren, gelingt es ihnen, die Intensität des Anfalls zu mildern.

Der Nachweis, dass unsere Behandlungstechniken auf die elektrische Leitung des Nervs einwirken, ist schwer zu erbringen. Dennoch hat uns die Erfahrung gezeigt, dass die Mobilisation intraneuraler Strukturen als Erklärung der von uns erzielten Ergebnisse nicht ausreicht.

Wenn die Migräne im HWS und Okzipitalbereich beginnt und von dort ausstrahlt, erreichen wir die besten Ergebnisse. Vergessen wir nicht, dass der N. occipitalis major auf der Kopfhaut über Anastomosen mit einem Ast des N. ophthalmicus (N. frontalis) verfügt, der aus dem Ganglion trigeminale stammt.

Allgemein kann gesagt werden, dass Migräne immer ein komplexes Thema ist, das schwieriger zu analysieren und zu behandeln ist als normaler Kopfschmerz.

KAPITEL

15 Nervus ophthalmicus

15.1 Anatomischer Überblick

15.1.1 Ursprung

Der N. ophthalmicus (V/1) hat seinen Ursprung im medialen Anteil des Ganglion trigeminale (Gasseri).

15.1.2 Verlauf

Der N. ophthalmicus zieht vom Ganglion trigeminale schräg nach oben, vorne und innen zur Fissura orbitalis superior (➤ Abb. 15.1).

15.1.3 Lagebeziehungen

Der N. ophthalmicus liegt unterhalb des N. trochlearis, lateral der A. carotis und des N. oculomotorius.

15.1.4 Anastomosen

Der N. ophthalmicus tauscht mit drei motorischen Nerven des Auges Nervenfasern aus:
- N. trochlearis (IV)
- N. oculomotorius (III)
- N. abducens (VI).

15.1.5 Kollateralen

Der N. ophthalmicus entsendet einen wichtigen sensiblen Ast zum Tentorium cerebelli und zum rückwärtigen Teil der Falx cerebri, den *Ramus tensorii* (➤ Abb. 15.2). Über diesen Nerv können wir auf die intrakraniellen Membranen einwirken.

15.1.6 Endäste

Die Endäste des N. ophthalmicus sind der N. nasociliaris, der N. frontalis und der N. lacrimalis (➤ Abb. 15.3).

N. nasociliaris

Der N. nasociliaris verläuft im superomedialen Teil der Fissura orbitalis superior durch den Anulus tendineus communis. Er zieht zum medialen Teil der Augenhöhle und endet im medial anterioren Teil des Foramen orbitale.

Kollateralen

Der N. nasociliaris spaltet sich weiter auf in:
- das Ganglion ciliare
- die Nn. ciliares
- eine sphenoethmoidale Faser für den Sinus sphenoidalis und den Sinus ethmoidalis.

Endäste

Die Endäste des N. nasociliaris (➤ Abb. 15.4) sind:
- der N. infratrochlearis, dessen Ast zum Tränenkanal und zum medialen Augenwinkel führt; er kann unterhalb der Trochlea palpiert werden
- die Nn. ciliares longi zum Augapfel
- der N. ethmoidalis posterior
- der N. ethmoidalis anterior, der durch das Foramen ethmoidale anterius zur Siebbeinplatte und durch diese in die Nasenhöhle zieht; sein Endast, Ramus nasalis externus, versorgt die Haut von Nasenrücken und Nasenspitze
- ein Ast für die Dura mater frontalis.

Bedeutung für die Osteopathie Dank der Präsenz des N. nasociliaris kann man auf den Sinus sphenoidalis und den Sinus ethmoidalis, die Dura mater frontalis und den Canalis lacrimalis einwirken.

N. frontalis

Der N. frontalis zieht über den superomedialen Teil der Fissura orbitalis, aber nicht durch den Anulus tendineus communis zur Orbita.

Endäste

Der N. frontalis teilt sich in zwei Äste:
- den N. supratrochlearis, der die Haut des medialen Augenwinkel versorgt. Er gibt Fasern zur Versorgung des frontalen Periosts, der Haut im Stirnbereich, des Oberlids und der Schleimhaut ab
- den N. supraorbitalis, der durch die Incisura supraorbitalis zieht und Konjunctiva, Oberlid und Stirnhaut versorgt. Zudem gibt er Fasern für den M. frontalis, die Sutura lambdoidea, die Diploe des Os frontale, die Schleimhaut der Sinus frontales ab und verbindet sich mit einigen Hautästen des N. occipitalis major (Arnold-Nerv).

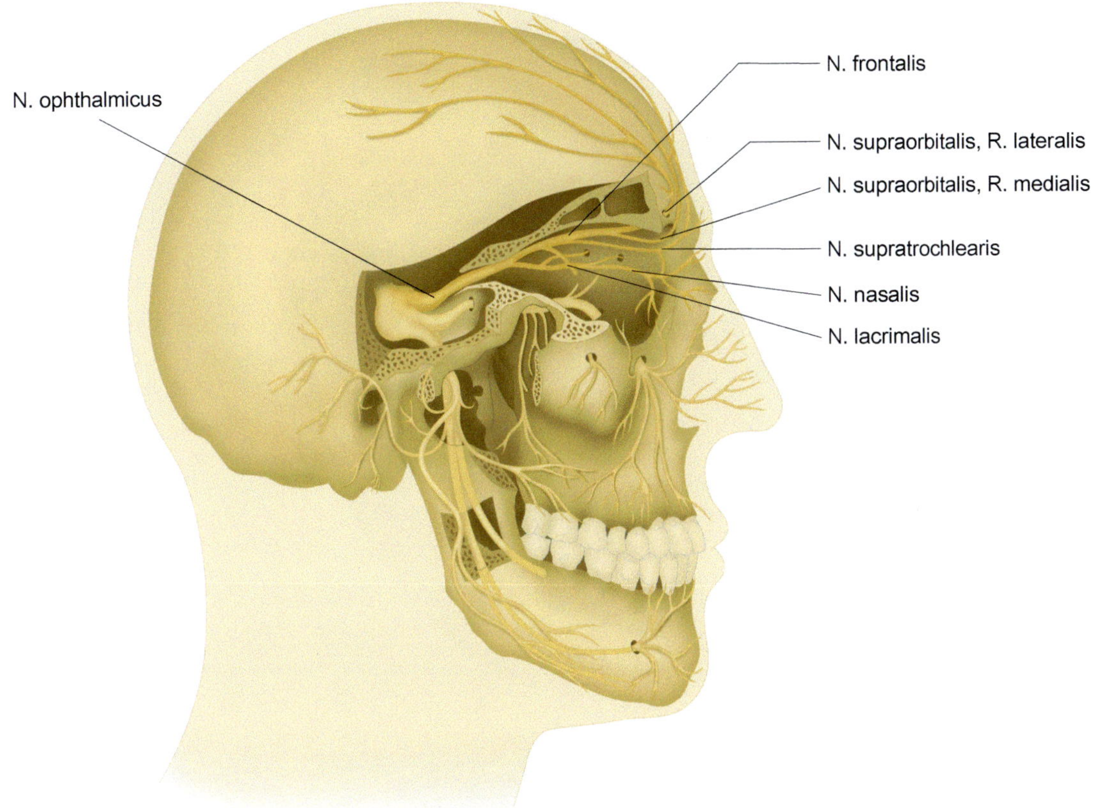

Abb. 15.1 Verlauf des N. ophthalmicus

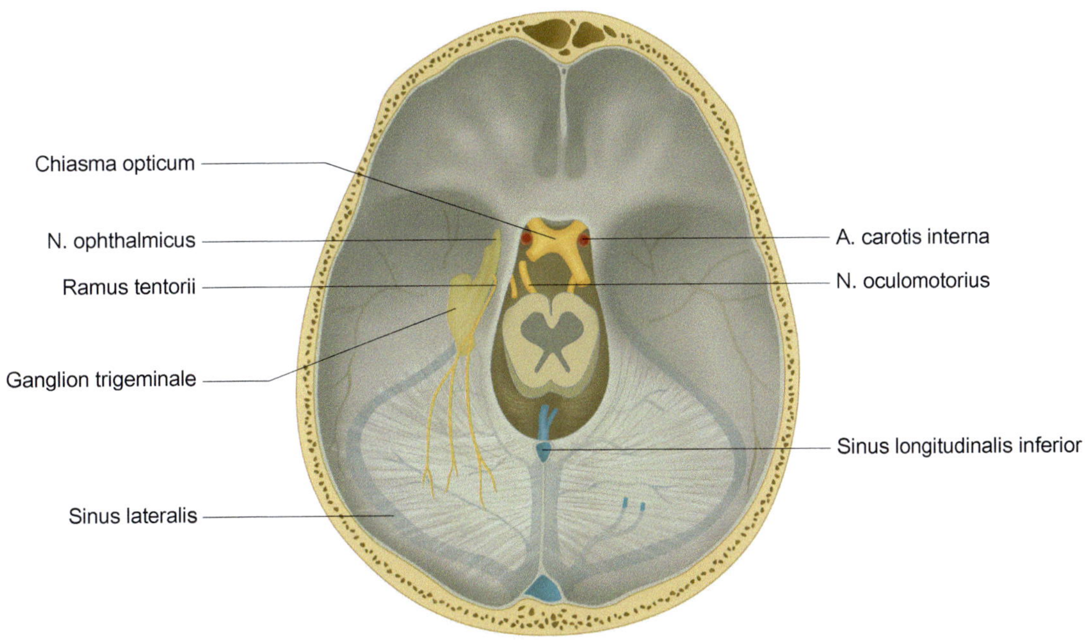

Abb. 15.2 Ramus tentorii

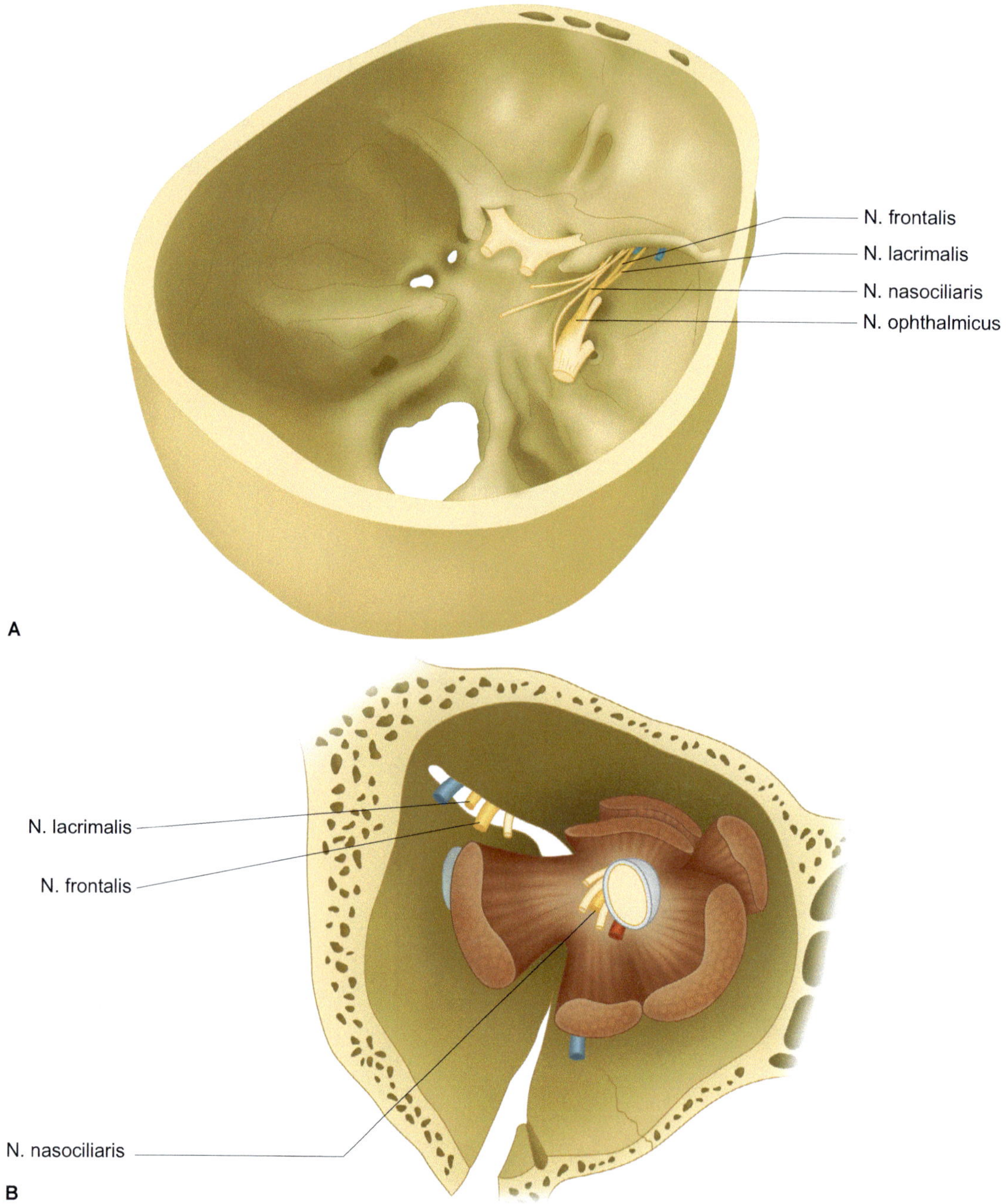

Abb. 15.3 Endäste des N. ophthalmicus in der Fissura orbitalis superior. A: intrakranielle Ansicht. B: Frontalschnitt

Bedeutung für die Osteopathie Der N. frontalis gibt uns Zugang zum Sinus frontalis und zur Sutura lambdoidea. Bekanntlich sind die Anatomiebücher hinsichtlich der Innervation der Schädelnähte nicht sehr ergiebig. Unserer Ansicht nach werden die Suturen zu einem großen Teil über den N. trigeminus versorgt.

Die Sutura lambdoidea ist häufig bei Stürzen auf den Hinterkopf oder wenn der Kopf bei einem Unfall gegen die Nackenstütze gepresst wird, betroffen. Nach derartigen Unfällen ist es wichtig, das Ganglion trigeminale und den N. frontalis zu behandeln. Wichtig ist ebenfalls, dass der Ramus lateralis und der Ramus medialis des N. supraorbitalis Anastomosen mit einigen Ästen des N. occipitalis major bilden. Um den N. supraorbitalis zu lösen, muss zunächst der N. occipitalis major entspannt werden.

N. lacrimalis

Der N. lacrimalis ist feiner als die drei Äste des N. ophthalmicus. Er zieht über den engsten Teil der Fissura orbitalis superior in die Augenhöhle und von dort weiter zur Tränendrüse.

Anastomosen

Der N. lacrimalis hat Anastomosen mit dem N. trochlearis und dem N. zygomaticus des N. maxillaris.

Manche Endäste des N. ophthalmicus ziehen zur Tränendrüse, andere zum äußeren Teil des Oberlids.

Bedeutung für die Osteopathie Man kann den N. lacrimalis im Bereich der Tränendrüse und vor allem im Bereich des Lids erreichen.

Dank der Präsenz des N. frontalis und seiner Äste kann man auf den Sinus frontalis, den Sinus ethmoidalis und den Sinus sphenoidalis sowie auf die Dura mater im Frontal- und Okzipitalbereich einwirken.

Ganglion ciliare

Das Ganglion ciliare liegt an der Außenseite des N. opticus (➤ Abb. 15.5). Es nimmt folgende Äste auf:

- efferente sensible Äste des N. nasociliaris
- motorische Äste des N. oculomotorius
- einen sympathischen Ast des Plexus caroticus internus.

Die efferenten Äste werden vom N. ciliaris gebildet, der einige Fasern für die Durascheide des N. opticus, für die A. ophthalmica und ihre Äste sowie für das Auge und seine Bestandteile (Sklera, Choroidea, M. ciliaris, Iris und Kornea) bildet. Im Ganglion ciliare entsteht der Impuls zur Änderung des Augendrucks.

Bedeutung für die Osteopathie Über den N. supratrochlearis (Endast der Nn. nasociliares) kann man möglicherweise auf das Auge und seine Zirkulation einwirken.

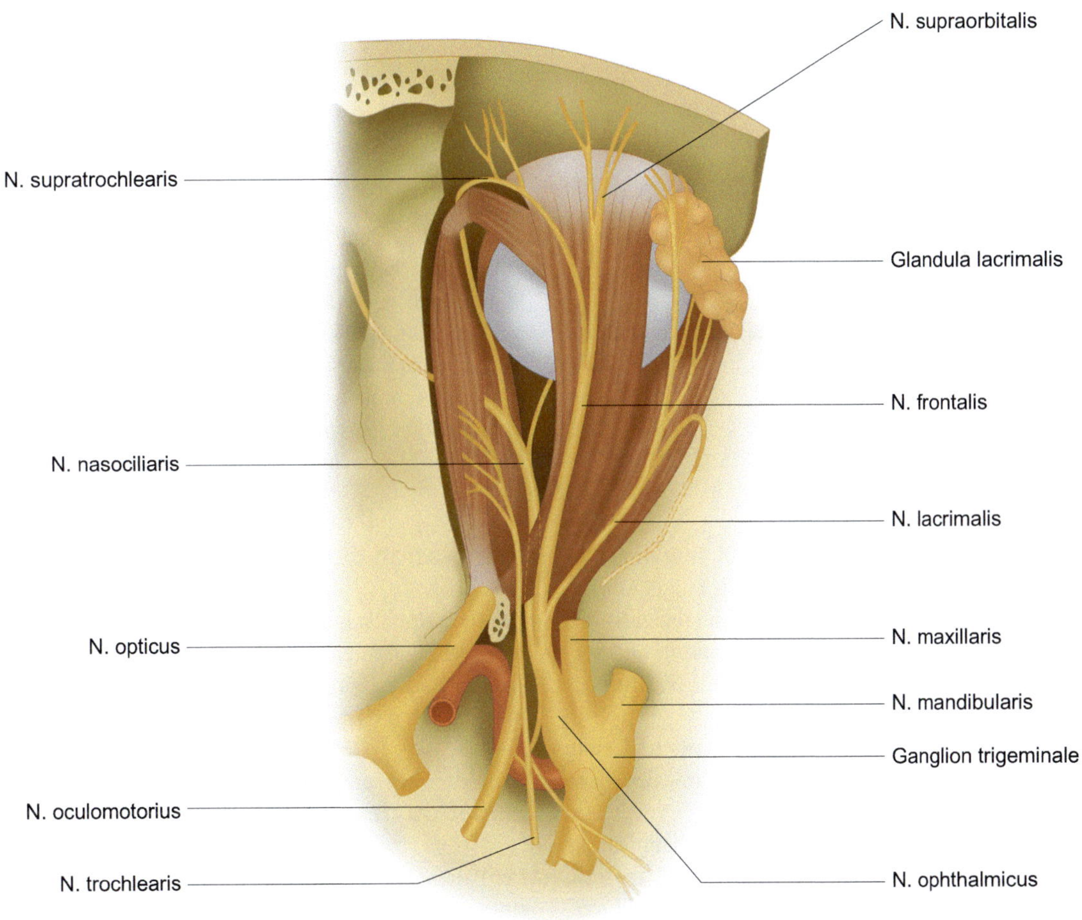

Abb. 15.4 Endäste des N. ophthalmicus in der Orbita

15

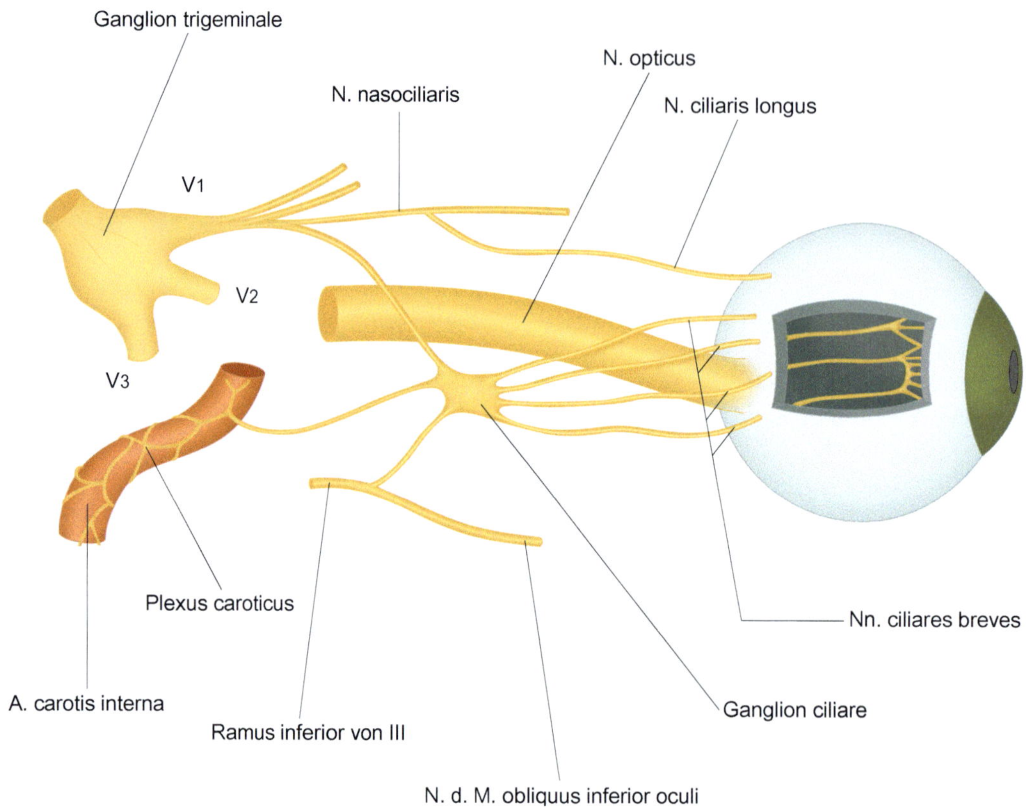

Abb. 15.5 Ganglion ciliare

15.2 Behandlungstechniken

Über den N. frontalis und den N. nasalis kann man auf den N. ophthalmicus einwirken.

15.2.1 N. frontalis und N. occipitalis major

Wie erwähnt, bestehen zwischen dem N. supratrochlearis (N. frontalis) und dem N. occipitalis major Anastomosen. Diese kleinen Nervenfasern durchziehen die Deckhaut des Schädels in kranialer Richtung und verbinden sich mit sensiblen Fasern des N. frontalis (➤ Abb. 15.6).

Sie liefern die Sensibilität der Kopfhaut und sind, dank ihrer Verbindung zum N. frontalis, mit den Sinus frontales und der Diploe verbunden.

Der N. frontalis ist ein Endast des N. ophthalmicus. Er verfügt über einen rückläufigen Nerv, den R. tensorii, der Teile der Falx und des Tentorium cerebelli versorgt.

Unserer Ansicht nach können wir über die Anastomosen des N. supraorbitalis auf die intrakraniellen Membranen einwirken. Allerdings sollte man vor der Manipulation des N. frontalis und des N. trigeminus den N. occipitalis major entspannen.

Diese Technik haben wir bereits in unserem Buch *Manipulation peripherer Nerven* beschrieben, dennoch wollen wir hier nochmals auf sie eingehen.

Lokalisation des N. occipitalis major

Der N. occipitalis major tritt zwischen C1 und C2 ungefähr drei Fingerbreit unter der Protuberantia occipitalis externa und ca. eine Fingerbreit lateral des Processus spinosus des Axis aus (➤ Abb. 15.7).

Palpation des N. occipitalis major

Der Patient liegt auf dem Rücken, die Halswirbelsäule in einer leichten Extensionsposition (➤ Abb. 15.8). Suchen Sie mit Ihrem Zeigefinger eine kleine empfindliche

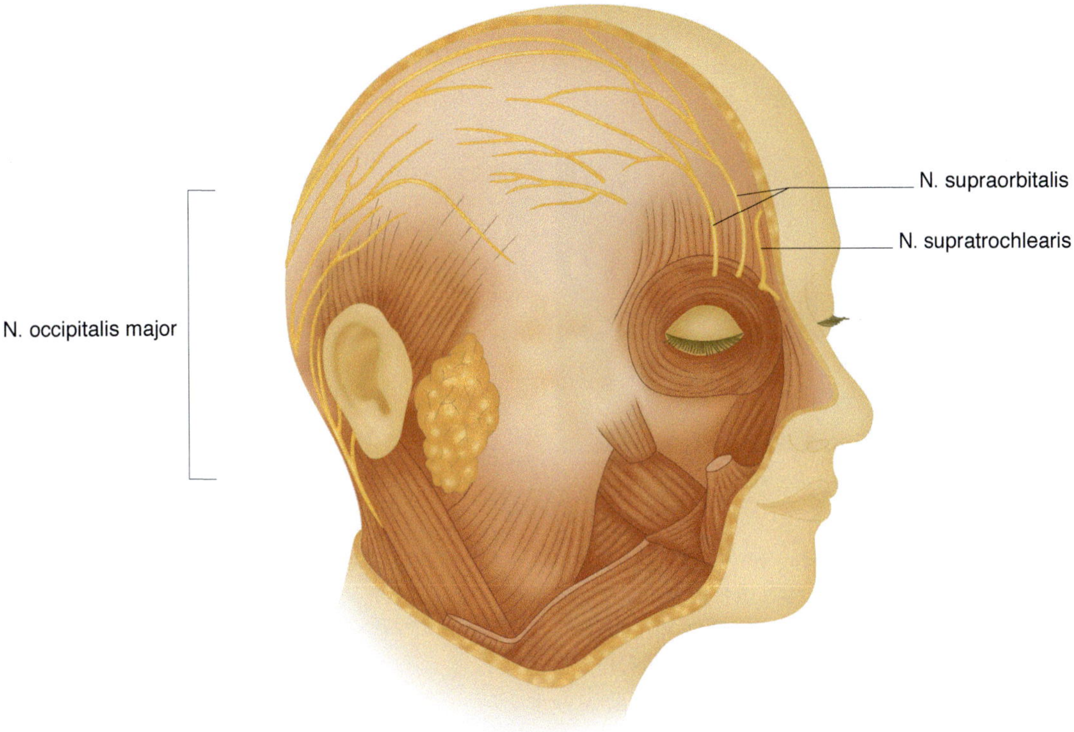

Abb. 15.6 Anastomosen des N. frontalis und des N. occipitalis major

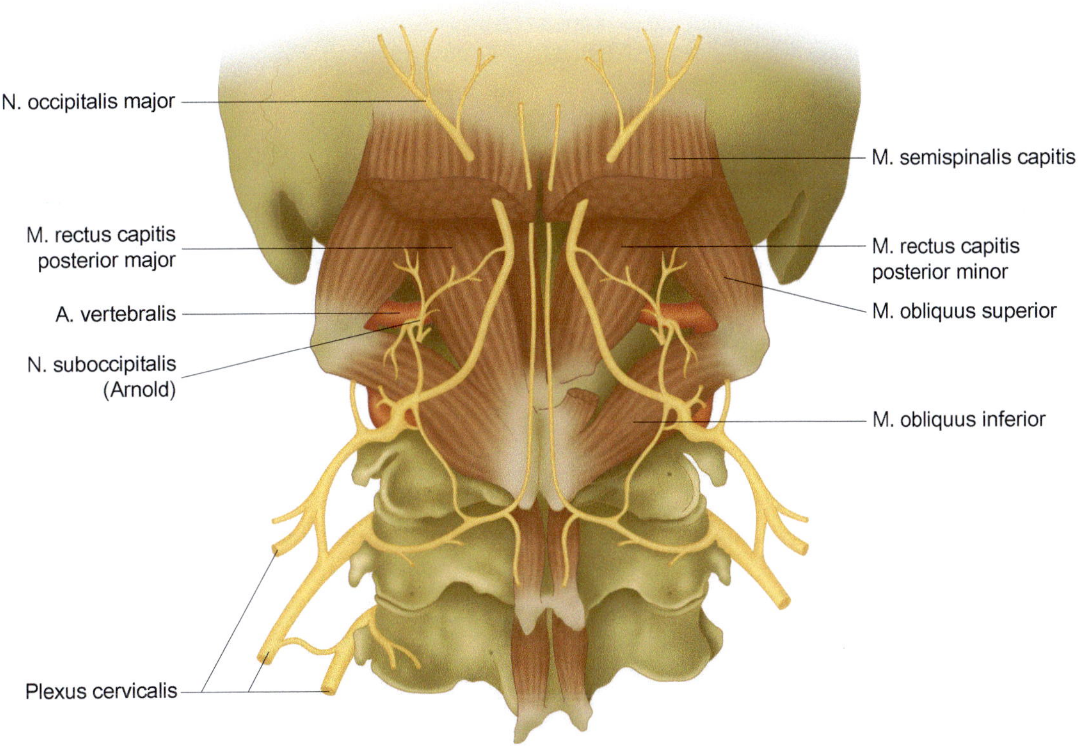

Abb. 15.7 Lokalisation des N. occipitalis major

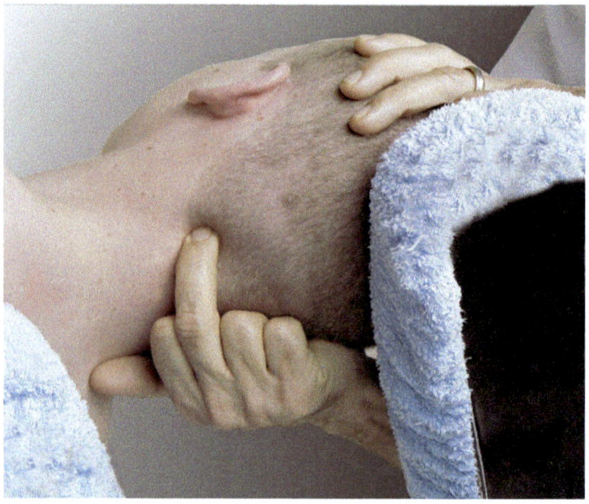

Abb. 15.8 Palpation des N. occipitalis major

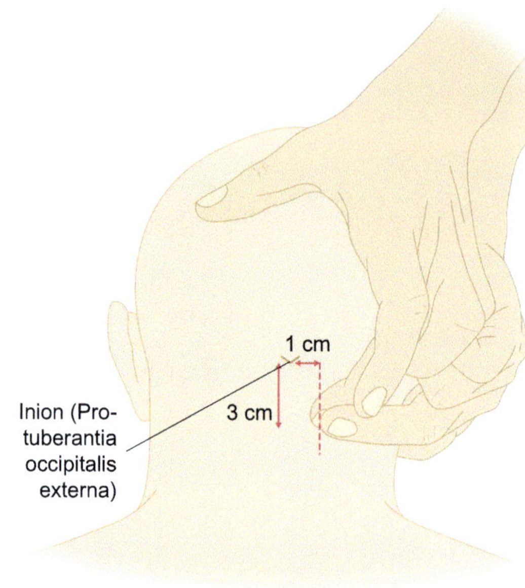

Abb. 15.9 Fingerkontakt für die Manipulation des N. occipitalis major

Zone oder eine kleine Erhebung von ca. 2 mm Größe. Am einfachsten ist es, wenn man den Finger über die Halswirbelsäule bis zur Subokzipitalregion gleiten lässt und dabei die Zonen zwischen den Laminae genau abtastet.

Behandlungstechnik

Es gibt zwei Möglichkeiten: Entweder man legt die Kuppe des Zeigefingers direkt auf den sensiblen Teil des N. occipitalis major oder man legt den Mittelfinger der anderen Hand zwischen den Kontaktpunkt und den Zeigefinger und vermeidet damit eine Irritation der Nervenwurzel. Drücken Sie mehrmals leicht gegen den Nerv und stimulieren Sie seine Propriozeptoren. Arbeiten Sie anschließend mit Induktion. Dabei wird Ihr Finger meist nach kaudal oder kranial bewegt (➢ Abb. 15.9 und ➢ Abb. 15.10).

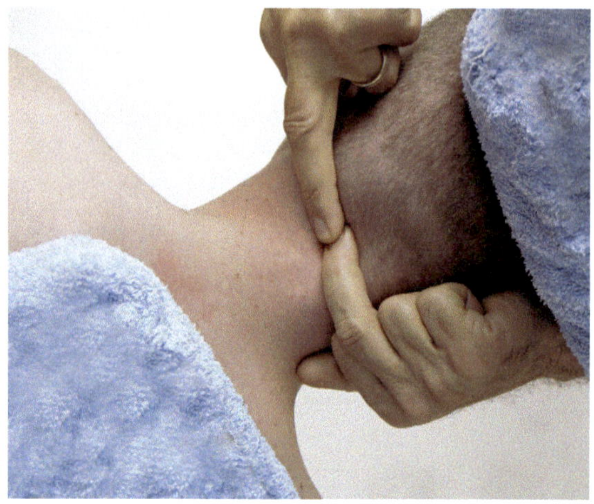

Abb. 15.10 Manipulation des N. occipitalis major

Wichtige Zone

Aus Erfahrung wissen wir, dass die Fixierungen des N. frontalis und des N. occipitalis major häufig im Bereich der Sutura coronalis (bedeutendste Schädelnaht) zu finden sind.

Diese Zone entspricht den Nervenfasern, die die Sensibilität der Sutura coronalis sicherzustellen scheinen.

Flachstellen in der Kopfhaut

Die Fixierungspunkte dieser Nervenfasern liegen häufig in den abgeflachten Zonen der Deckhaut. Wenn man den Schädel palpiert, spürt man normalerweise eine gleichmäßige Konvexität. Die Flachstellen bilden kleine Vertiefungen, deren Zentrum dort, wo die Deckhaut stärker anhaftet, sehr empfindlich ist.

Diese Flachstellen befinden sich häufig in der Region um die Sutura coronalis.

Technik für die Flachstellen

Der Patient befindet sich in Rückenlage. Legen Sie Ihre nichtdominante Hand unter das Okziput und suchen Sie mit dem Daumen der anderen Hand die Flachstellen (> Abb. 15.11).

Erzeugen Sie im empfindlichsten Bereich einen Fixpunkt und mobilisieren Sie diesen so lange mit Induktion, bis der Schmerz verschwindet.

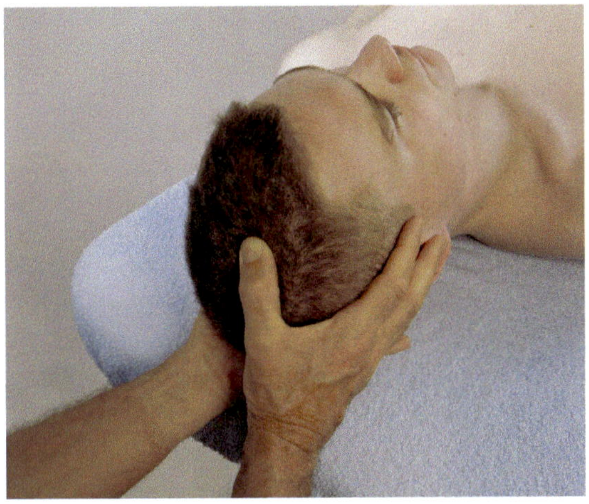

Abb. 15.11 Manipulation der Flachstellen in der Kopfhaut

15.2.2 N. supraorbitalis

Der N. supraorbitalis liegt am Ausgang des Foramen supraorbitale, das ungefähr 2 bis 3 cm von der vertikalen Mittellinie entfernt liegt, die das Gesicht in zwei Hälften teilt (> Abb. 15.12).

Gleiten Sie mit Ihrem Zeigefinger im Uhrzeigersinn und anschließend gegen den Uhrzeigersinn dem Rand der Augenhöhle entlang, bis Sie eine sensible punktförmige Zone finden, die sich manchmal etwas härter anfühlt. Machen Sie immer einen Seitenvergleich. Diese Tests für die Konsistenz und die Sensibilität lassen uns erkennen, ob wir diesen Hirnnerv manipulieren sollen.

Induktionstechnik

Bei dieser Technik wird der Punkt mittels Induktion so lange behandelt, bis der Schmerz nachlässt und das Gewebe weicher wird. Wenn der N. supraorbitalis behandelt werden muss, spürt man ein kleines sensibles Knötchen am Oberrand der Augenhöhle.

Hauttechnik

Nehmen Sie die Haut oberhalb des Foramen supraorbitale zwischen Daumen und Zeigefinger und massieren Sie das Hautgewebe.

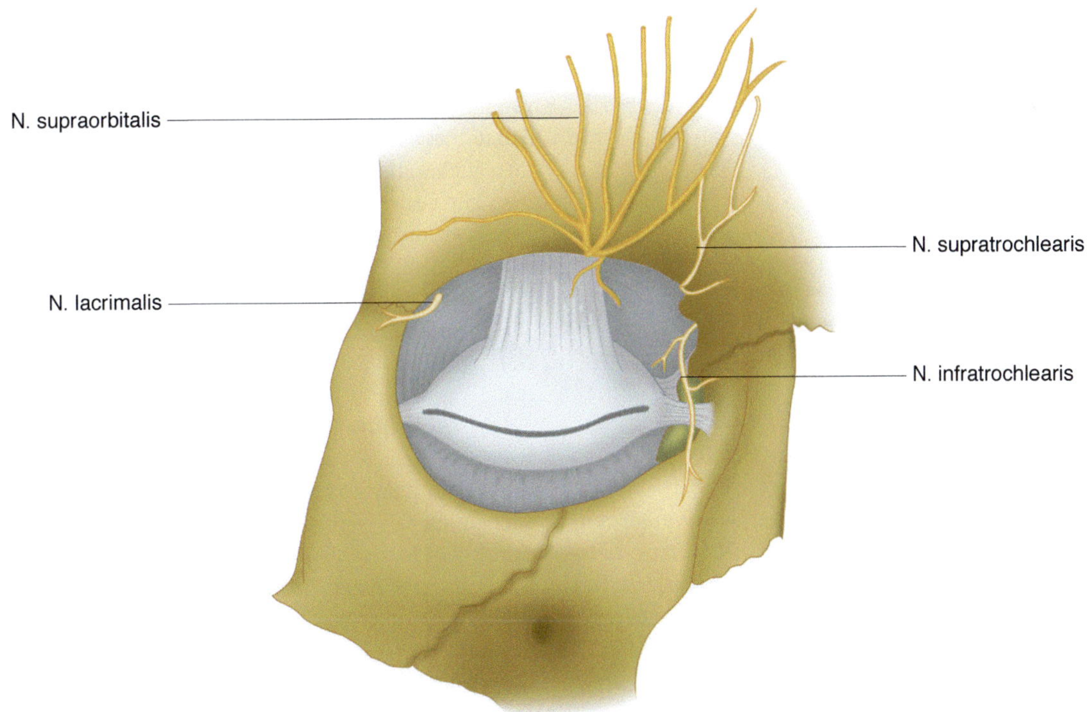

Abb. 15.12 N. supraorbitalis

15.2.3 N. supratrochlearis und N. infratrochlearis

Als Trochlea bezeichnet man die Umlenkrolle für den M. obliquus superior. Der N. supratrochlearis und der N. infratrochlearis liegen ober- bzw. unterhalb der Trochlea (➤ Abb. 15.13).

Gehen Sie wie bei der Behandlung des N. supraorbitalis vor und gleiten Sie mit Ihrem Zeigefinger am medialen Rand der Augenhöhle entlang, bis Sie empfindliche Punkte finden. Diese werden mit einer Induktionstechnik behandelt.

15.2.4 N. lacrimalis

Dieser Nerv ist schwieriger zu finden und zu behandeln. Er befindet sich am lateralen Rand der Orbita (➤ Abb. 15.14) und innerviert die Haut des lateralen Augenwinkels.

Bewegen Sie die Haut unter Ihren Fingern hin und her und suchen Sie nach verhärteten und empfindlichen Nervenfasern, die Sie anschließend mittels Induktion behandeln.

Lokalisation der Äste des N. ophthalmicus

Im superomedialen Anteil des Orbitarandes befinden sich besonders viele Strukturen. Wenn man methodisch vorgeht, findet man die einzelnen Äste relativ leicht.

Der *N. supraorbitalis* tritt mit der A. supraorbitalis durch die Incisura supraorbitalis, die 3 cm von der Mittellinie entfernt in die Stirnregion liegt.

Der *N. supratrochlearis* tritt mit den medialen Gefäßen medial der Incisura supraorbitalis aus.

Am Schnittpunkt zwischen dem Oberrand und dem Innenrand der Augenhöhlenkante kann man die Trochlea (Umlenkrolle für den M. obliquus superior) gut ertasten:

- Oberhalb der Trochlea spürt man die Fasern des *N. Supratrochlearis*,
- unterhalb der Trochlea die Fasern des *N. infratrochlearis*.

15.2.5 Oberlid und Septum orbitale

Das Oberlid wird von folgenden Nerven innerviert: N. supraorbitalis, N. supratrochlearis, N. infratrochlearis, N. lacrimalis und einem Ast des N. maxillaris. Das Augenseptum trennt die oberflächlichen Strukturen der Augenhöhle von der Augenhöhle.

Technik

Nehmen Sie das Lid und das Septum orbitale zwischen Daumen und Zeigefinger und lassen Sie diese Teile durch Ihre Finger gleiten (➤ Abb. 15.5).

Suchen Sie nach einer empfindlichen Zone, in der sich verhärtete Nervenfasern befinden. Führen Sie in diesem Bereich mit Ihren beiden Fingern eine Induktion aus.

15.2.6 Indikationen

Der N. ophthalmicus und seine Endäste sind in folgenden Fällen zu behandeln:

- Kopfschmerzen
- Migräne
- kraniofaziales Trauma
- Sinusitis
- Suturenfixierungen
- intrakranielle Fixierungen der Membranen
- Plagiozephalie
- Gesichtslähmung (Anastomose mit dem N. facialis)
- Schnarchen
- Probleme mit der Durchlässigkeit des Tränenkanals.

15.2.7 Anmerkungen

Über den N. occipitalis major und den N. frontalis kann man suturale und zervikale Fixierungen lösen. Die Hirnnerven verfügen über zahlreiche Anastomosen, manche von ihnen wurden noch nicht genau katalogisiert. Diese Anastomosen sind vor allem Anatomen und Osteopathen gut bekannt.

Es gibt auch Auswirkungen auf die Organe. So wissen Personen, die an Gallenblasen- oder Leberproblemen leiden, genau, was gemeint ist, wenn man sagt, man habe „Haarschmerzen". Schmerzen auf der Kopfhaut sind theoretisch auf die sensiblen Nervenfasern aus dem N. occipitalis major und dem N. frontalis zurückzuführen.

Logische Erklärungen und Zusammenhänge zu (er)finden ist einfach und schwierig zugleich. Wenn man will, findet man immer fasziale, neurale, Flüssigkeits- oder emotionale Verbindungen. Die von uns gemachten Annahmen basieren auf klinischen Gegebenheiten, die wir in unserer Praxis häufig beobachten konnten. Das Prinzip der neuroviszeralen Homolateralität ist am Beginn einer Gallenblasenkolik nicht wirklich nachzuvollziehen. Häufig ist es die linke Seite, die irritiert ist, dann wechselt die Irritation die Seite und betrifft schlussendlich beide Seiten.

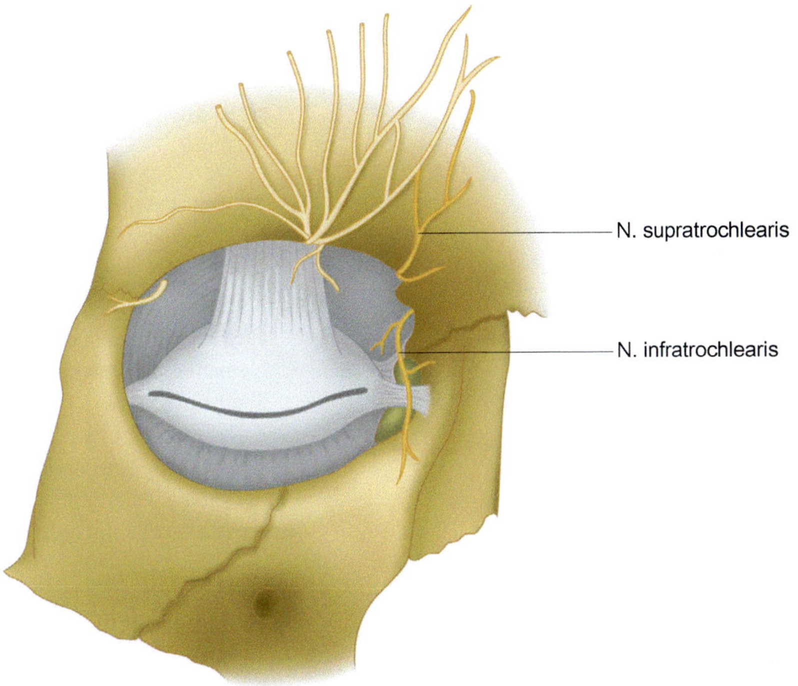

Abb. 15.13 N. supratrochlearis und N. infratrochlearis

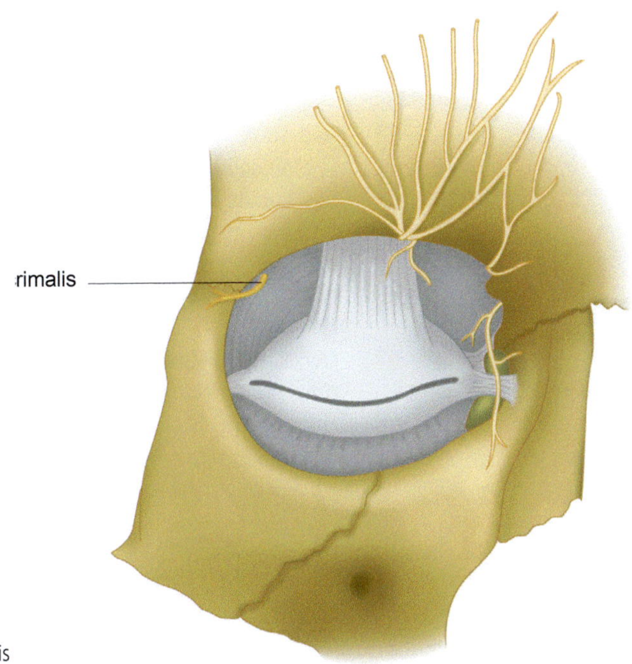

Abb. 15.14 N. lacrimalis

15

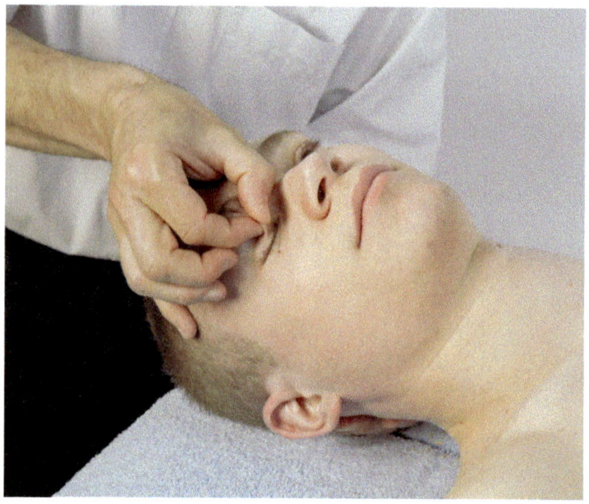

Abb. 15.15 Manipulation des Oberlids

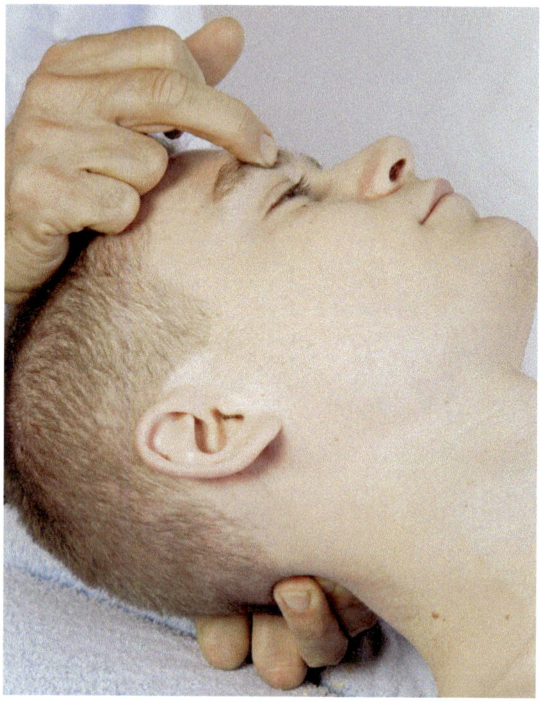

Abb. 15.16 Kombinierte Manipulation des N. ophthalmicus und der Zervikalnerven

N.B.: Zeigen Sie Ihren Patienten, wie sie sich selbst behandeln können. Sie können die Haut im Bereich der Austrittsstellen der Nerven an der Orbita massieren, wenn sie an Kopfschmerzen, Migräne oder Sinusitis leiden.

15.2.8 Entscheidende Punkte der kraniosakralen Mechanik

Im Sinne einer ganzheitlichen Behandlung sollte man auch die Mechanik des kraniosakralen Systems und die Elemente des primär respiratorischen Mechanismus überprüfen:

- Dura mater: Falx cerebri, Tentorium cerebelli
- knöcherne Augenhöhle: Frontale, Sphenoid, Maxilla, Zygoma, Palatinum, Lacrimale, Ethmoid
- Fissura orbitalis superior.

15.2.9 Kombinierte Techniken

Kombination mit den Zervikalnerven

Man kann, ja man sollte die Techniken für den N. occipitalis major und für die Nervenfasern des N. frontalis mit den Techniken für den Punkt am oberen Orbitarand verknüpfen (> Abb. 15.16). Allgemein gilt, wenn der N. supraorbitalis sensibel ist, findet man die gleiche Sensibilität an den Austrittspunkten des N. infraorbitalis und des N. mentalis.

Man sollte in einer Behandlung all diese verschiedenen Punkte behandeln.

Kombination mit dem N. opticus

Der N. ophthalmicus folgt ungefähr der gleichen Richtung wie der N. opticus. Alle Techniken für den N. opticus wirken sich auch auf den N. ophthalmicus aus. Kombinieren Sie diese beiden Ansätze und Ihre Behandlung wird noch effizienter.

KAPITEL

16 Nervus maxillaris

16

16.1 Anatomischer Überblick

16.1.1 Ursprung

Der N. maxillaris (V/2) hat seinen Ursprung im kaudalen Anteil des Ganglion trigeminale zwischen dem medial gelegenen N. ophthalmicus und dem lateral gelegenen N. mandibularis.

16.1.2 Verlauf

Der N. maxillaris gelangt über das 5 mm lange Foramen rotundum in den oberen Teil der Fossa pterygopalatina (➢ Abb. 16.1). Er zieht zunächst durch die Fissura orbitalis inferior und anschließend durch den Sulcus infraorbitalis und tritt über das Foramen infraorbitale im Gesicht aus. An seinem Ursprung wird er von einer Duraduplikatur umgeben.

16.1.3 Kollateralen

Der N. maxillaris verfügt über folgende Äste (➢ Abb. 16.2):

- Intrakraniell entsendet er den R. meningeus medius
- Extrakranial gibt er drei Äste ab:
  - N. zygomaticus
  - Nn. pterygopalatini[1]
  - N. infraorbitalis.

Ramus meningeus medius

Der R. meningeus medius gibt Nervenfasern an die Dura mater im Bereich Pars petrosa, Sphenoid und Orbita ab.

N. zygomaticus

Der N. zygomaticus gliedert sich in den R. zygomaticofacialis und den R. zygomaticotemporalis. N. zygomaticus und R. zygomaticotemporalis führen auch postganglionäre parasympathische Fasern, die über Anastomosen mit dem N. lacrimalis zur Tränendrüse gelangen.

[1] auch Rr. ganglionici oder Rr. ganglionares genannt – Anm. d. Übers.

R. zygomaticotemporalis

Der R. zygomaticotemporalis dringt in den Zygomakanal ein und teilt sich in einen R. zygomaticus, der an der Außenseite des Zygomas palpiert werden kann, und in einen R. temporalis.

Nn. pteryopalatini

Das Ganglion pterygopalatinum, auf das wir in der Folge noch genauer eingehen werden, liegt in der Vorderwand der Fossa pterygopalatina unterhalb des N. maxillaris und ist mit diesem über die Nn. pterygopalatini verbunden.

N. infraorbitalis

Der Nerv versorgt die Haut der mittleren Gesichtsetage sowie die Schleimhaut und Zähne im Oberkieferbereich und teilt sich in:

- Nn. alveolares superiores für den Oberkiefer. Diese spalten sich auf in die
  - Rami alveolares superiores posteriores für die Schleimhaut der Kieferhöhle, die Molaren und das bukkale Zahnfleisch. Die Nerven zweigen vom N. maxillaris unmittelbar vor dem Sulcus infraorbitalis ab (➢ Abb. 16.3). Sie ziehen zu den Molaren und geben vorher einige Nervenfasern für das bukkale Zahnfleisch ab. Weitere Nervenfasern versorgen:
    - Molaren und Prämolaren
    - Alveoli dentales (Zahnfächer)
    - Sinus maxillaris
    - Maxilla
  - Ramus alveolaris superior medius für die Prämolaren
  - Rami alveolares superiores anteriores für die Schneidezähne und den Eckzahn. Sie haben ihren Ursprung ca. 1 cm hinter dem Foramen infraorbitale und ziehen durch einen kleinen knöchernen Kanal, der die Nervenfasern zu folgenden Strukturen führt:
    - Nasenschleimhaut
    - die beiden Schneidezähne und die Eckzähne
    - die Maxilla
- Rr. palpebrales inferiores, die zum Unterlid ziehen
- Rr. nasales externi et interni
- Rr. labiales superiores.

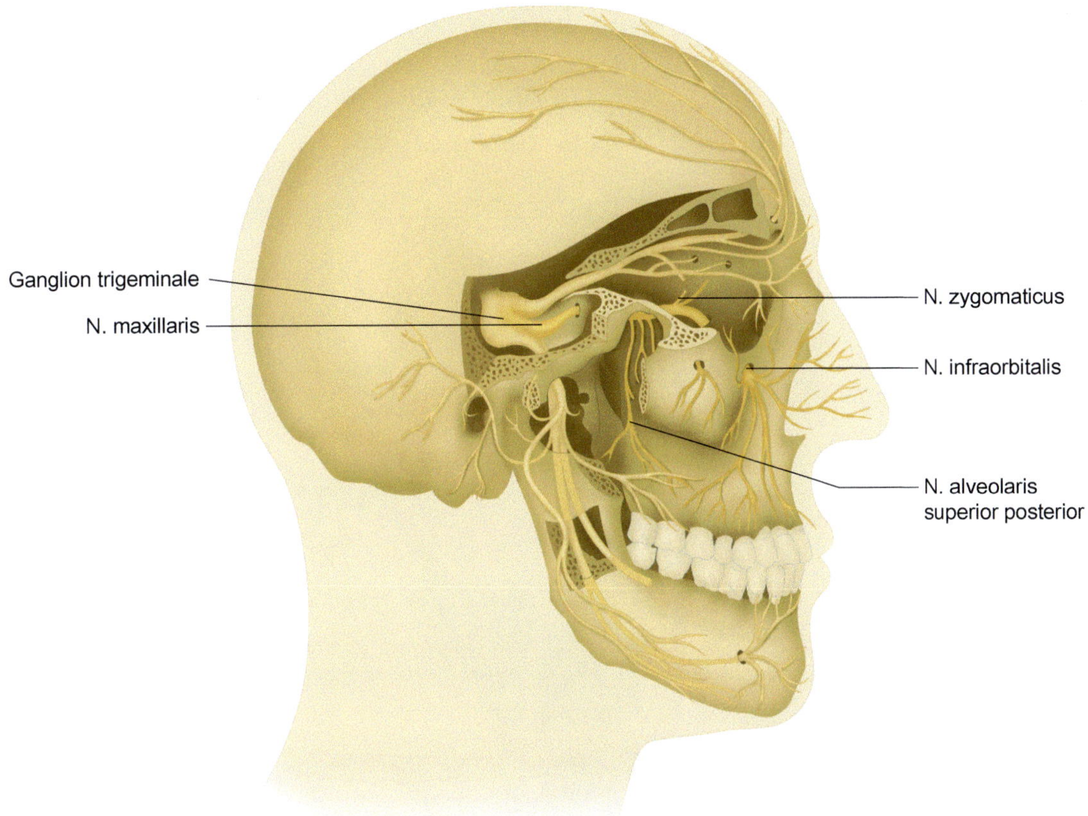

Abb. 16.1 Verlauf des N. maxillaris

16.1.4 Endäste

Der N. maxillaris endet im N. infraorbitalis. Testut bezeichnet diese Rami als „infraorbitales Bündel". Diese Fasern treten durch das Foramen infraorbitale, das 5 mm vom kaudalen Rand der Orbita und 3 cm von der Mittelachse entfernt liegt, aus.

Der N. infraorbitalis entsendet Nervenfaser zu:

- den Augenlidern
- der Oberlippe
- der Nase.

Bedeutung für die Osteopathie Zugriff auf den N. maxillaris gibt es über folgende Strukturen:

- Oberlid
- Zygoma
- Oberlippe
- Foramen infraorbitale.

16.1.5 Ganglion pterygopalatinum

Das Ganglion pterygopalatinum, auch Ganglion sphenopalatinum genannt, ein linsenförmiges Knötchen, liegt in der Fossa pterygopalatina (➤ Abb. 16.4).

Afferente Äste

Das Ganglion pterygopalatinum nimmt die Nervenfasern (Nn. pterygopalatini) des N. maxillaris auf. Zudem nimmt es auch drei andere Faserstränge auf, die im N. canalis pterygoidei zusammengefasst werden.

N. canalis pterygoidei

Der N. canalis pterygoidei gelangt durch das Foramen lacerum und den Canalis pterygoideus zur Rückseite des Ganglion pterygopalatinum. Er wird aus der Vereinigung von folgenden zwei Nerven gebildet:

- dem N. petrosus major, der durch den Hiatus canalis nervi petrosi majores zieht und ein Zweig des N. facialis ist. Zudem gibt es einen R. communicans mit

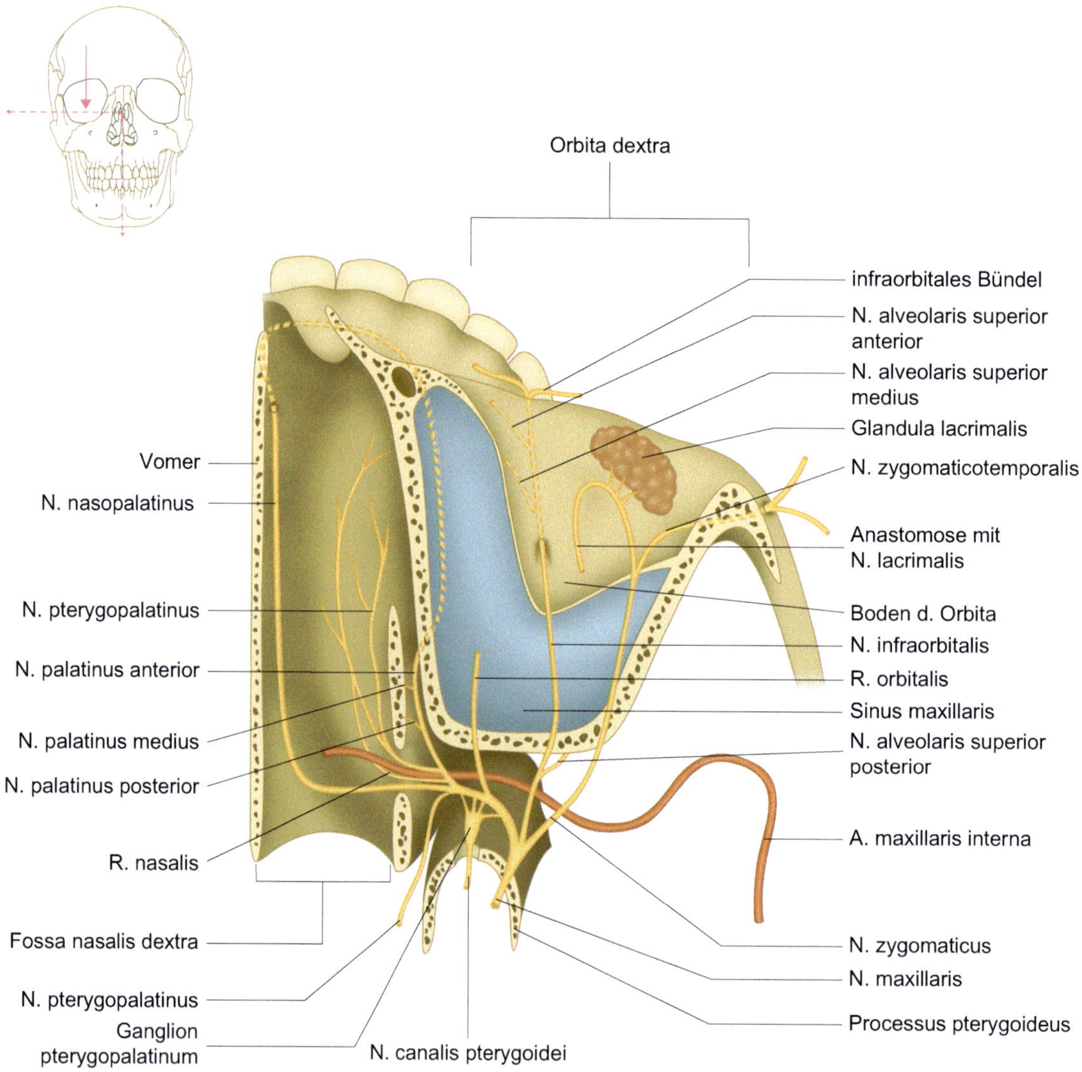

Abb. 16.2 Kollateralen des N. maxillaris

dem N. petrosus minor, der aus der Paukenhöhle kommt und dem N. glossopharyngeus entstammt

- dem N. petrosus profundus, der sich mit Nervenfasern aus dem Plexus caroticus internus dem N. petrosus major und dem Ganglion pterygopalatinum anlegt.

Bedeutung für die Osteopathie Über das Ganglion pterygopalatinum kann man auf den N. facialis, den N. glossopharyngeus und die sympathischen Fasern des Plexus caroticus einwirken.

Efferente Fasern

Die efferenten Fasern des Ganglion pterygopalatinum sind:

- Rr. orbitales
- Rr. nasales
- N. palatinus major
- Nn. palatini minores
- N. pharyngeus.

Im Folgenden werden wir den N. pharyngeus und die Nn. palatini beschreiben, die, da sie palpierbar sind, für uns von besonderem Interesse sind.

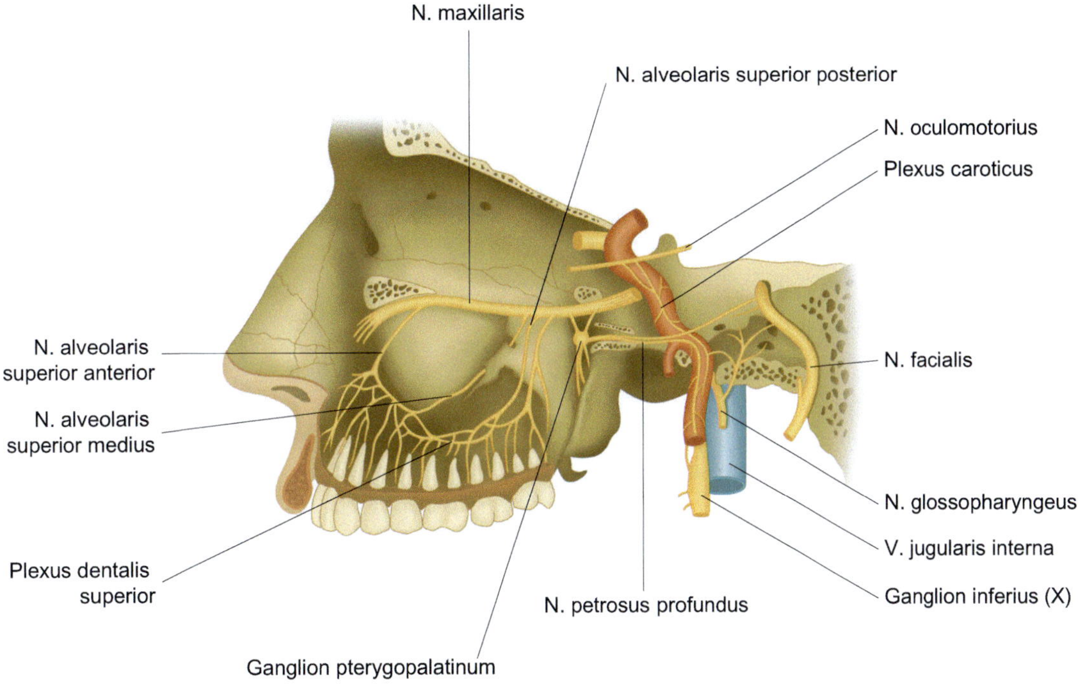

Abb. 16.3 Nn. alveolares

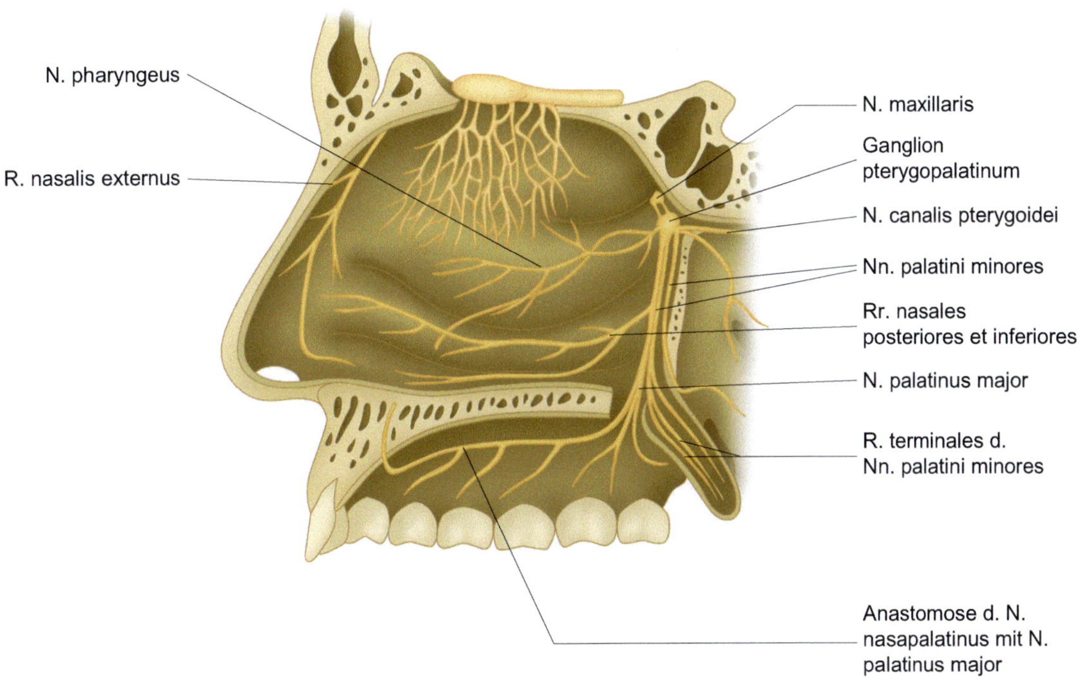

Abb. 16.4 N. pharyngeus

N. pharyngeus

Der N. pharyngeus entspringt medial am Ganglion pterygopalatinum und zieht durch das Foramen sphenopalatinum in die Nasenhöhlen.

Er teilt sich in zwei Äste:
- N. pharyngeus lateralis, der in die Nasenhöhle zieht
- N. nasopalatinus, der dem Septum nasale folgt und durch den Canalis incisivus zum Gaumen zieht.

Nervi palatini

Die Nn. palatini verlassen das Ganglion pterygopalatinum in seinem kaudalen Anteil und treffen kaudal in den knöchernen Kanälen des Gaumens zusammen (> Abb. 16.5).

N. palatinus major

Dieser Nerv ist der größte aller Nn. palatini. Er gibt Nervenfasern an das Gaumensegel, das Zahnfleisch, an den Gaumen, den Sinus maxillaris und an die Nasenhöhlen ab. Er bildet Anastomosen mit dem N. nasopalatinus.

N. palatinus minor

Dieser Nerv setzt sich aus zwei dünnen Nervenästen zusammen. Diese erreichen über zwei posterior gelegene knöcherne Kanäle den harten Gaumen. Sie sorgen für die sensible Innervation des Gaumensegels und die motorische Versorgung der Mm. tensor und veli palatini.

Bedeutung für die Osteopathie Der N. maxillaris kann wie folgt kontaktiert werden:
- am Foramen zygomaticofaciale
- am Gaumen, im Bereich der Schneide- und Backenzähne
- am Foramen infraorbitale, über dieses Foramen können zahlreiche Nervenfasern erreicht werden
- über die Innenseite der Wange.

16.1.6 Funktion des N. maxillaris

Die sensiblen Fasern des N. maxillaris ziehen zu folgenden Strukturen:
- Wangen
- Unterlider
- Nasenflügel
- Oberlippe
- posterokaudaler Anteil der Nasenhöhle
- Gaumensegel
- Zähne und Zahnfleisch des Oberkiefers.

Mit dem N. facialis und dem N. glossopharyngeus sowie den Schaltstellen dieses Nervs mit dem sympathischen System (Ganglion pterygopalatinum) stellt der N. maxillaris die sekretorische Innervation der Tränendrüsen, der Nase und die Vasomotorik der Nasenhöhlen sicher.

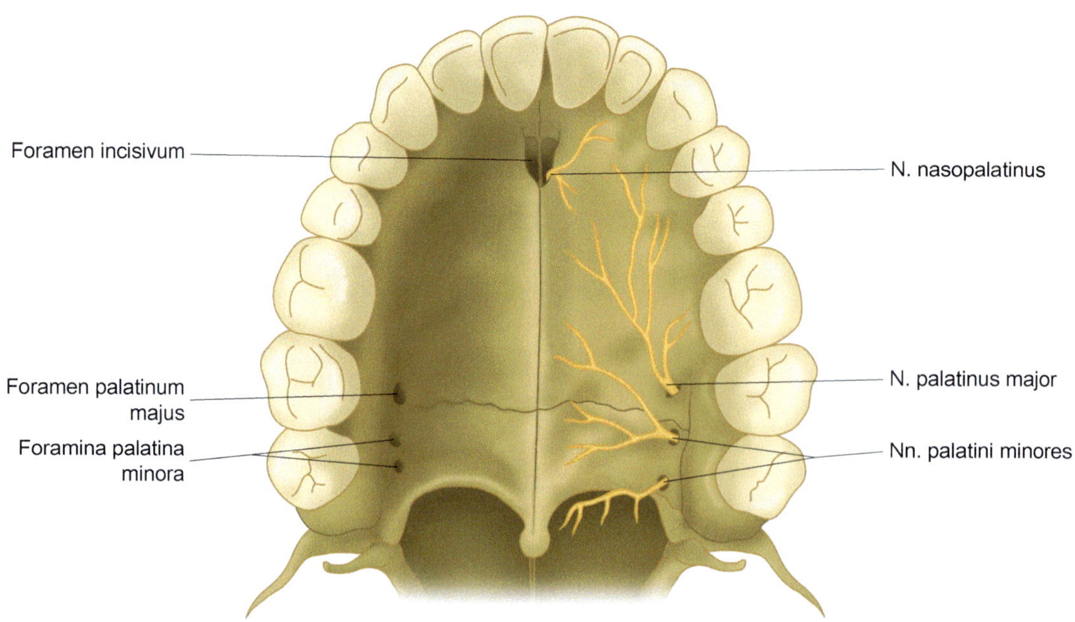

Abb. 16.5 Nervi palatini

16.2 Behandlungstechniken

Wir beginnen mit dem infraorbitalen Bündel, das aufgrund seiner vielen Endfasern Einfluss auf viele intra- und extrakraniale Strukturen ermöglicht.

16.2.1 Infraorbitales Bündel

Das Foramen infraorbitale befindet sich auf dem Processus zygomaticus der Maxilla ungefähr 2 bis 3 cm seitlich der vertikalen Mittellinie des Gesichts. Diese Öffnung ist wichtiger als das Foramen supraorbitale (> Abb. 16.6).

Die Technik für das Foramen infraorbitale kann von außen und für manche Fasern auch über den Mundraum an der Innenseite der Wange ausgeführt werden.

Lokalisation des Foramen infraorbitale

Die so bezeichnete Öffnung liegt 5 mm vom Unterrand der Orbita entfernt auf der gleichen Vertikale wie das Foramen supraorbitale und das Foramen mentale. Es ist häufig sensibel und liegt an der Schnittstelle zwischen dem medialen Drittel und dem mittleren Drittel des Orbitaunterrands, ca. 3 cm von der Mittellinie entfernt.
Sein kranialer Rand ist scharf und nach kaudal und medial konkav. Der kaudale Rand ist weich und bildet die Verlängerung der zur Fossa canina ziehenden Rinne.
Der N. maxillaris endet in einer oberhalb des M. levator anguli oris liegenden Ebene.

Externe Technik

Der Patient liegt auf dem Rücken. Der Therapeut steht entweder hinter ihm oder seitlich neben ihm (> Abb. 16.7).

Palpieren Sie den Unterrand der Orbita und schieben Sie die Weichgewebe vorsichtig nach kaudal. Untersuchen Sie zunächst den Rand der Augenhöhle, manchmal ist hier ein kleiner Bindegewebsring zu spüren. Entspannen Sie mittels Induktion die härtesten Teile dieses Rings.

Manchmal ist am äußeren Teil des Foramen infraorbitale ein Knötchen von 2 bis 3 mm Größe zu spüren, das ebenfalls mit Induktion zu behandeln ist.

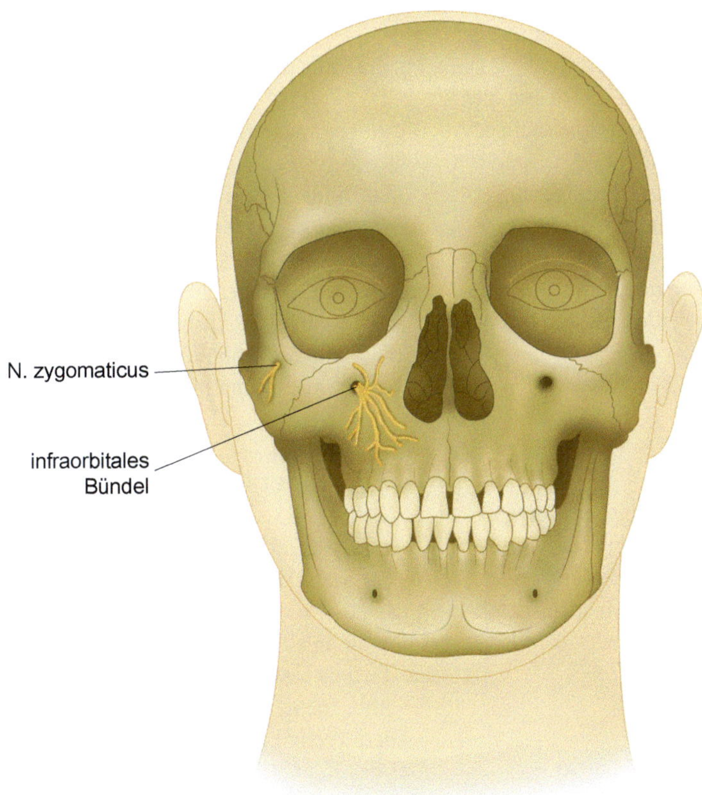

Abb. 16.6 Infraorbitales Bündel

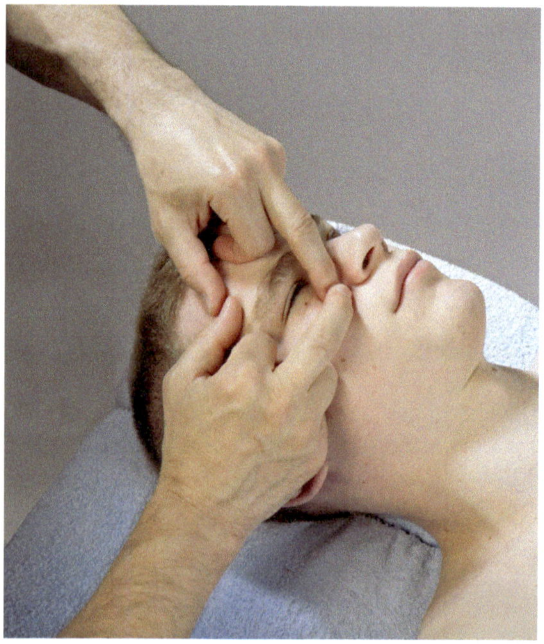

Abb. 16.7 Manipulation des infraorbitalen Nervenbündels, externe Technik

Der Test wird mittels Kompression-Dekompression und Ecoute ausgeführt. Damit können jene Nervenfasern ausfindig gemacht werden, die einer Behandlung bedürfen.

Wie bei allen Öffnungen ist es auch hier wichtig, die austretenden Fasern und ihren Bewegungsspielraum genau am Ausgang des Foramen infraorbitale zu spüren. Es sollte möglich sein, die Fasern ohne Verzögerung etwas im Foramen nach innen und außen zu bewegen. Behandeln Sie das infraorbitale Bündel mittels Induktion. Anfänglich sollte die Bewegung ziemlich sagittal sein und dann schrittweise schräger werden. Führen Sie immer einen Seitenvergleich durch.

Hauttechnik

Nehmen Sie die Haut über den infraorbitalen Nervenfasern zwischen Daumen und Zeigefinger. Massieren Sie die sensiblen Hautzonen und ersuchen Sie den Patienten, diese Massagen auch zu Hause so lange auszuführen, bis der Schmerz völlig verschwunden ist.

Intrabukkale Technik

Bei der intrabukkalen Technik wird der Zeigefinger einer Hand an die Innenseite der Wange und der Daumen

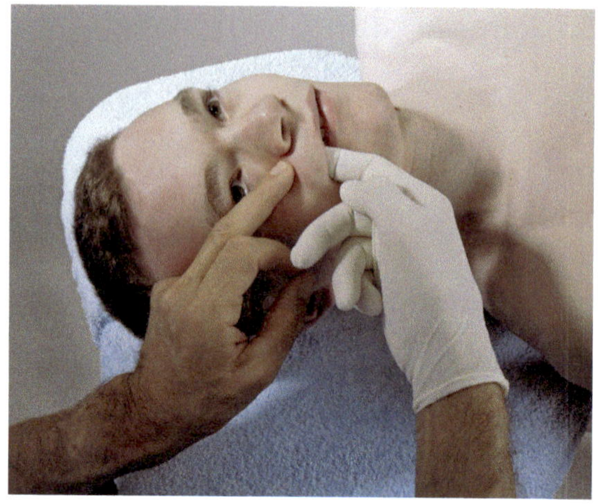

Abb. 16.8 Manipulation des infraorbitalen Nervenbündels, interne Technik

oder Zeigefinger der anderen Hand direkt gegenüber an der Außenseite in Richtung Foramen infraorbitale gelegt (> Abb. 16.8).

Bei dieser Technik sollten der externe und der interne Finger so nahe wie möglich aneinander herangebracht werden, um mit beiden eine Induktion ausführen zu können.

16.2.2 Foramen zygomaticofaciale

Dieses Foramen erlaubt uns Zugang zum N. zygomaticofacialis.

Man findet es auf dem Zygoma, im laterokaudalen Teil der Orbita. Dieser Punkt ist oft sensibel. Wie bei allen paarig angelegten Öffnungen sollte immer ein Seitenvergleich durchgeführt werden.

Auch wenn diese Austrittsstelle weniger groß als das infraorbitale Nervenbündel ist, bringt eine Induktionstechnik immer wieder interessante Ergebnisse.

16.2.3 Augenlid

Über das Augenlid können die Rr. palpebrales inferiores (N. infraorbitalis) entspannt werden, indem man das Augenlid zwischen Daumen und Zeigefinger bewegt. Üben Sie mit Ihren Fingern eine leichte Kompression auf die sensible Zone aus und arbeiten Sie mit Induktion (> Abb. 16.9).

Diese Technik, der wir bereits bei der Behandlung der Äste des N. ophthalmicus begegnet sind, kann auch für die Nn. supra- und infratrochlearis und für den N. lacimalis verwendet werden.

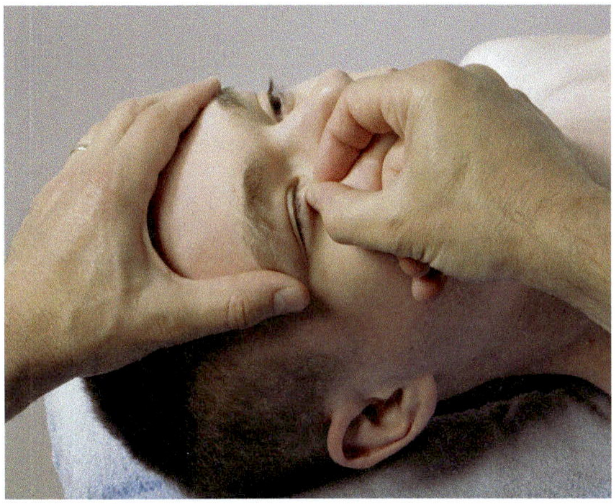

Abb. 16.9 Manipulation der Rr. palpebrales inferiores

16.2.4 N. nasopalatinus

Der Gaumen wird durch die Processus palatines der Maxilla gebildet. Im vorderen Teil der Sutura interpalatina liegt der Canalis incisivus, wo man auch den N. nasopalatinus findet.

Legen Sie den Zeigefinger an die Verbindung der beiden Schneidezähne, ungefähr 1 cm hinter den Rand der Zahnfächer (Alveoli dentales). Suchen Sie einen sensiblen Punkt und behandeln Sie ihn mit einer Kompressions-Induktions-Technik.

Diese Manipulation ist nicht einfach.

16.2.5 Nn. palatini

Das Foramen palatinum majus ist die Öffnung für den N. palatinus major. Die Nn. palatini minores ziehen ihrerseits durch die Foramina palatina minora, die direkt hinter dem Foramen palatinum majus liegen.

Meist ist es schwierig, diese sehr eng nebeneinanderliegenden Öffnungen zu unterscheiden. Der Therapeut lässt sich am besten vom Ecoute leiten.

Der Patient befindet sich in Rückenlage, seine Hände liegen auf dem Bauch. Erklären Sie ihm zuerst, dass Sie Ihren Finger auf den Gaumen legen werden und er dabei nicht zu ersticken droht. Viele Patienten haben schlechte Erinnerungen an Halsuntersuchungen aus ihrer Kindheit.

Ersuchen Sie den Patienten, den Mund zu öffnen, und legen Sie den Zeigefinger auf den Gaumen. Bitten Sie ihn, seine Kaumuskeln zu entspannen, indem er mehrmals leicht auf Ihren Finger beißt.

Folgen Sie der Zahnreihe bis zu den Backenzähnen. Hier spüren Sie eine sensible Zone, die dem Foramen palatinum majus entspricht.

Komprimieren und dekomprimieren Sie die Nervenfasern mehrmals und arbeiten Sie mit Viskoelastizität und Induktion, bis der Schmerz und die Verhärtungen in der Zone verschwunden sind.

Diese Technik führt zu besseren Ergebnissen als die Technik für den N. nasopalatinus.

Das Foramen incisivum liegt im vorderen Teil des Gaumens. Durch diese Öffnung ziehen der linke und der rechte N. nasopalatinus. Man kann es mit freiem Auge sehen, wenn man dem Patienten in den Mund schaut. Die Öffnung des Kanals liegt im Zentrum eines Sterns, der durch die Falten der Gaumenschleimhaut gebildet wird, unmittelbar hinter den mittleren Schneidezähnen (➢ Abb. 16.10).

16.2.6 Indikationen

Für die Manipulation des N. maxillaris können folgende Indikationen angeführt werden:

- Fixierung der Dura mater im mittleren Teil des Kraniums

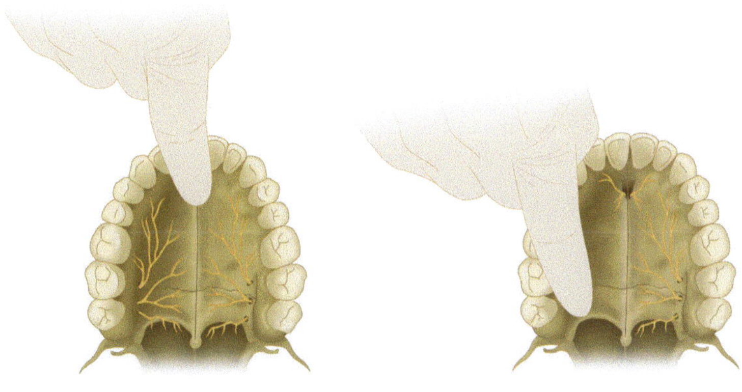

Abb. 16.10 Manipulation der Nn. palatini

16

- Schädel-Gesichts-Trauma
- Zahn- und Zahnfleischprobleme
- Allergien
- Gesichtslähmung
- Sinusitis (Sinus maxillaris)
- Schnarchen, Schlafapnoe
- Folgen von Kiefer- und Gesichtschirurgie.

16.2.7 Entscheidende Punkte der kraniosakralen Mechanik

Im Sinne einer ganzheitlichen Behandlung sollte man auch die Mechanik des kraniosakralen Systems und die Elemente des primär respiratorischen Mechanismus überprüfen:

- Dura mater
- Maxilla, Palatinum, Sphenoid (Ala major), Zygoma, Temporale
- Fissura orbitalis inferior.

Achten Sie auch auf Zahnprobleme im Oberkiefer und auf die Sinusitis maxillaris.

16.2.8 Kombinierte Technik

Man kann die Manipulationen der verschiedenen Foramina (Foramen supraorbitale, Foramen infraorbitale und Foramen mentale) auch miteinander kombinieren.

KAPITEL

17 Nervus mandibularis

17.1 Anatomischer Überblick

17.1.1 Ursprung

Der N. mandibularis (V/3) ist der lateralste Ast des Ganglion trigeminale, er liegt lateral vom N. maxillaris. Er ist zudem der vertikalste Ast des N. trigeminus.

Der N. mandibularis besteht aus zwei Wurzeln, einer sensiblen und einer kleinen motorischen Wurzel.

17.1.2 Verlauf

Die beiden Wurzeln des N. mandibularis liegen in einer Duplikatur der Dura mater. Sie ziehen gemeinsam durch das Foramen ovale und teilen sich nach ihrem Austritt (> Abb. 17.1).

17.1.3 Kollateralen

Vom N. mandibularis zweigen folgende Äste ab:

- Nn. temporales profundi
- N. massetericus
- N. buccalis
- Nn. pterygoidei lateralis und medialis
- Ramus meningeus
- N. auriculotemporalis.

Nn. temporales profundi

Vom Foramen ovale ziehen die Nn. temporales profundi in die Fossa zygomatica und weiter in die Fossa temporale und enden letztlich in der Tiefe des M. temporalis.

N. massetericus

Von der Fossa zygomatica aus quert der N. massetericus die Incisura mandibularis und endet im M. masseter und dem Kiefergelenk.

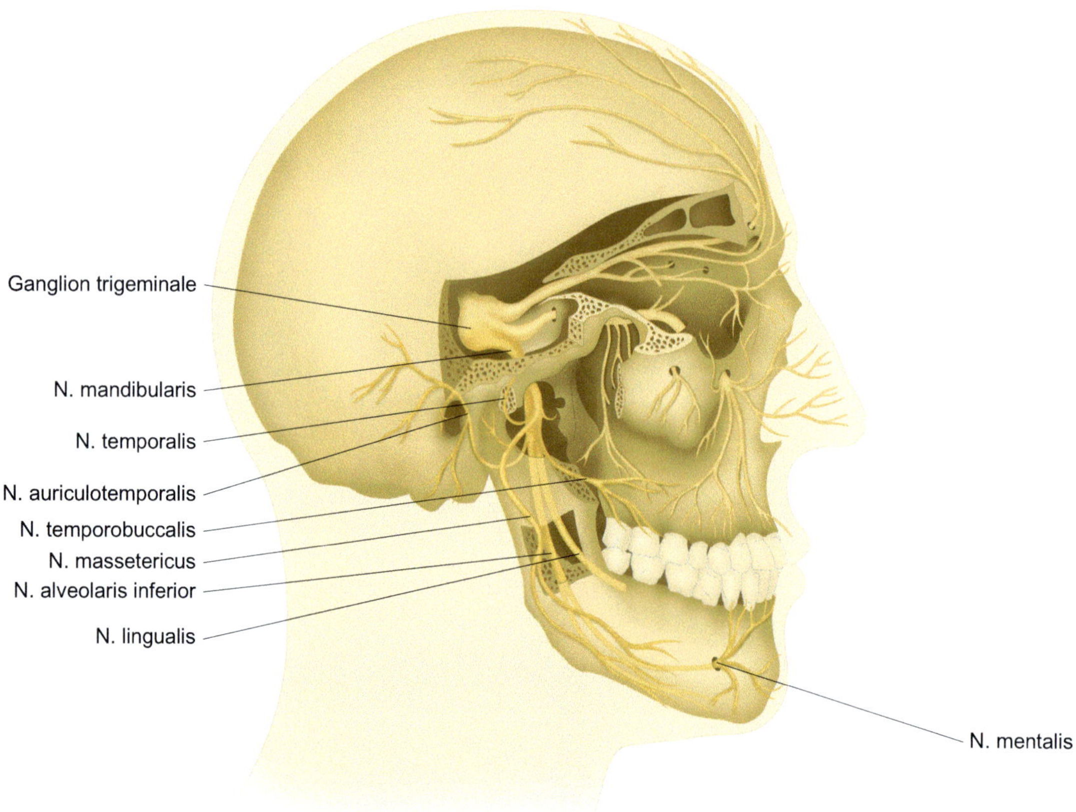

Abb. 17.1 Verlauf des N. mandibularis

17

Der Nerv hat folgende Anastomosen:

- N. temporalis medius
- eine sensible Faser für das Kiefergelenk
- N. temporalis profundus posterior für den M. temporalis.

N. buccalis

Der N. buccalis zieht über den Processus coronoideus der Mandibula und den Tuber maxillare zum M. buccinator.

Er hat folgende Äste:

- Nervenfasern für den M. pterygoideus lateralis
- N. temporalis profundus anterior für den M. temporalis

Seine Endäste sind die Fasern für die Wangen und die Mundschleimhaut.

Nn. pterygoidei lateralis und medialis

Diese Nerven heften dem Ganglion oticum an und innervieren die gleichnamigen Muskeln. Der N. pterygoideus medialis innerviert auch den M. tensor veli palatini und den M. tensor tympani.

Ramus meningeus

Der Ramus meningeus ist der erste Ast des N. mandibularis am Ausgang des Foramen ovale. Er quert das Foramen spinosum gemeinsam mit der A. meningea media und innerviert die Dura mater im Bereich der mittleren Schädelgrube.

N. auriculotemporalis

Dieser Nerv zieht nach rückwärts und außen, umrundet das Collum mandibulae und zieht zwischen dem Tuberculum zygomaticum und dem Meatus acusticus externus zur Temporalregion.

Er gibt folgende Äste ab:

- Nerv für den Meatus acusticus externus
- Nn. auriculares anteriores zur Versorgung des Tragus und der Ohrmuschel
- einen Ast für das Trommelfell
- Äste für die Speicheldrüse.

Ein Ramus communicans bildet Anastomosen mit dem N. facialis (temporofazialer Ast), der Äste für die Speicheldrüse abgibt.

17.1.4 Endäste

Der N. mandibularis hat zwei Endäste: den N. alveolaris inferior und den N. lingualis.

N. alveolaris inferior

Dieser Nerv ist der größte Endast des N. mandibularis. Er zieht durch den Canalis mandibularis bis zum Foramen mentale.

Der Nerv gibt mehrere Äste ab: N. mylohyoideus, Plexus dentalis inferior (für die Molaren, das Zahnfleisch und den Knochen). Seine Endäste sind der N. incisivus (Eckzahn und beide Schneidezähne) und der N. mentalis.

Der N. alveolaris inferior endet in einem Nervenbündel, das jedoch weniger Fasern als das infraorbitale Nervenbündel aufweist. Er versorgt die Haut des Kinns, die Unterlippe und die Lippenschleimhaut.

N. lingualis

Der N. lingualis zieht bis zur Zungenspitze, er verfügt über vier Anastomosen mit folgenden Strukturen:

- N. alveolaris inferior
- Chorda tympani (vom N. facialis)
- N. hypoglossus
- N. mylohyoideus.

Der N. lingualis entsendet Fasern zur Zunge, zum Gaumen, zum Zahnfleisch, zum Mundboden sowie zum Ganglion sublinguale und Ganglion submandibulare.

17.1.5 Sympathische Ganglien

Die sympathischen Ganglien sind das Ganglion submandibulare und das Ganglion oticum (➤ Abb. 17.2).

Ganglion submandibulare

Das Ganglion submandibulare nimmt Nervenfasern aus dem N. lingualis und seiner Anastomose mit der Chorda tympani auf.

Es liegt dem M. mylohyoideus auf.

Ganglion oticum

Das Ganglion oticum liegt im medialen Anteil des N. mandibularis, unmittelbar unterhalb des Foramen ovale.

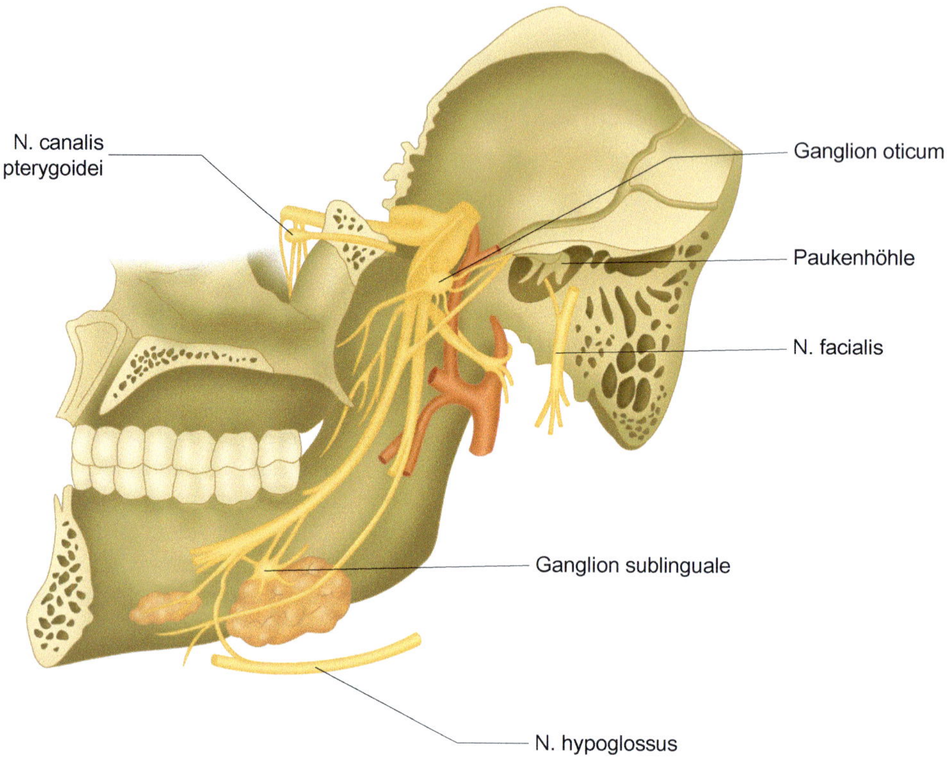

Abb. 17.2 Ganglien des N. mandibularis

Es nimmt folgende Fasern auf:

- Äste des N. maxillaris
- eine motorische Wurzel, den Ramus communicans mit dem N. petrosus inferior, Ast des N. facialis
- eine sensible Wurzel, den N. petrosus inferior, der aus dem N. tympanicus, einem Ast des N. glossopharyngeus, hervorgeht
- eine sensible Wurzel des Plexus sympathicus, die die A. meningea media umgibt.

Es gibt ab:

- einen motorischen Ast für den M. pterygoideus medialis und den M. tensor veli palatini
- sensible Fasern für den N. auriculotemporalis der Paukenhöhle.

Bedeutung für die Osteopathie

- Das Foramen ovale. Um den N. mandibularis zu erreichen, kann man eine Technik für den N. trigeminus verwenden. Da der N. mandibularis am weitesten lateral liegt, wirkt sich die Kopfrotation mehr auf das Foramen ovale aus. Aufgrund des vertikalen Verlaufs der Wurzel des N. mandibularis sollte die Trigeminustechnik mit einer leichten axialen Traktion ausgeführt werden.
  - Der M. temporalis bietet Zugang zu den Fasern des N. auriculotemporalis. Man findet sie im posterosuperioren Teil des Muskels.
  - Das Ohr. Die Fasern des N. auriculotemporalis kann man auch über den äußeren Gehörgang, den Tragus und über den vorderen Teil der Ohrmuschel erreichen.
  - Die Mandibula. An der Medialseite der Mandibula liegt das Foramen mandibulae. Es ist die Austrittsöffnung des Canalis mandibulae. Das Foramen mandibulae wird von der Lingula mandibulae überdeckt. An dieser Stelle kann man den N. alveolaris inferior erreichen.
  - Der M. mylohyoideus. Im medialen Teil des M. mylohyoideus, in der Tiefe, hat man Zugang zum N. lingualis. Das ist interessant, da dieser Nerv eine Verbindung zum Ganglion submandibulare hat. Unmittelbar hinter dem N. lingualis hat man Zugang zum N. hypoglossus, auf den wir später noch eingehen werden. Diese beiden Nerven kann man leicht verwechseln.
  - Das Foramen mentale liegt an der Außenseite der Mandibula, vor dem zweiten Prämolar. Hier tritt der N. mentalis, Endast des N. alveolaris inferior, aus (➤ Abb. 17.3).

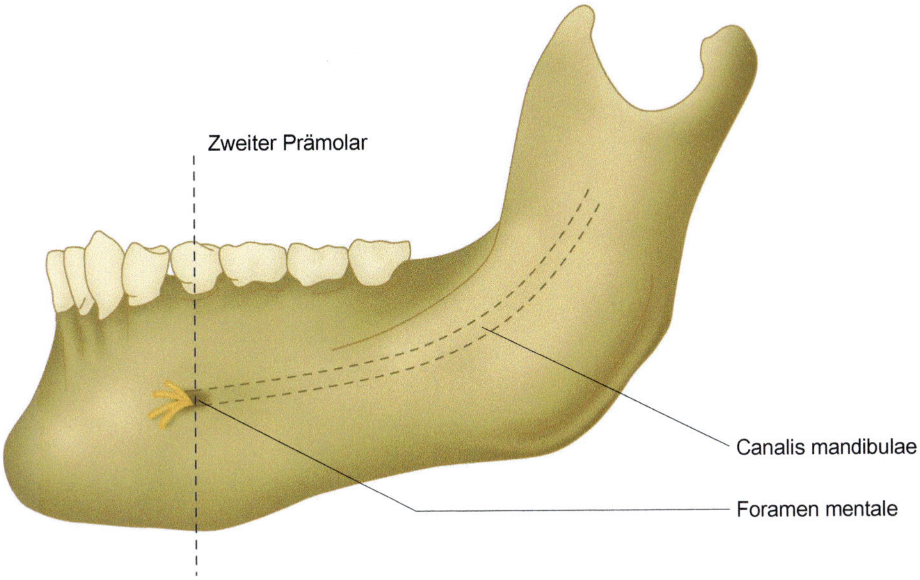

Abb. 17.3 Foramen mentale

17.2 Behandlungstechniken

17.2.1 Externe Techniken

Für die beiden Wurzeln

Wir verweisen den Leser auf die Ausführungen über die Manipulationen des Ganglion trigeminale (> Kap. 14.3.1). Die Wurzeln des N. mandibularis liegen, wie erwähnt, am weitesten lateral und werden in der Inspirationsphase und während der Rotation der Halswirbelsäule besonders stark unter Spannung gesetzt, vor allem wenn man eine kleine vertikale axiale Traktion hinzufügt.

N. auriculotemporalis

Der N. auriculotemporalis ist besonders interessant für die Manipulation (> Abb. 17.4). Dieser Nerv versorgt folgende Strukturen:

- Mandibulawinkel
- Concha auricularis
- Meatus acusticus externus
- Trommelfell
- posteriorer Temporalbereich.

Man kann ihn in der Temporalregion, unmittelbar vor dem Ohr, im äußeren Gehörgang, an der Ohrmuschel und am Tragus manipulieren.

Temporalregion

Der N. auriculotemporalis ist ein oberflächlicher Nerv. Lassen Sie Ihren Finger über das subkutane Zellgewebe in der Temporalregion gleiten, suchen Sie nach kleinen verhärteten Nervenfasern und behandeln Sie diese mit Induktion.

Suchen Sie auch nach sensiblen Fasern, die zur A. temporalis superficialis führen, indem Sie sich am Puls orientieren, der im anterioren Teil des Ohrs leicht zu palpieren ist.

Ohr

In > Kap. 25 werden die Behandlungstechniken für die Ohrennerven beschrieben. Wichtig ist, dass die sensiblen Nervenfasern des N. auriculotemporalis leichter am Tragus und im aufsteigenden Teil der Helix zu finden sind.

Meatus acusticus externus

Der Gehörgang wird durch den N. auriculotemporalis, den aurikulären Ast des Plexus cervicalis und durch den aus der Fissura tympanomastoidea austretenden N. vagus versorgt.

Natürlich kann man mit den Fingern die einzelnen Nerven nicht unterscheiden. Hier hilft nur die Topographie: der N. auriculotemporalis versorgt eher, gemeinsam mit dem N. facialis, den anterokranialen Teil des Meatus acusticus externus.

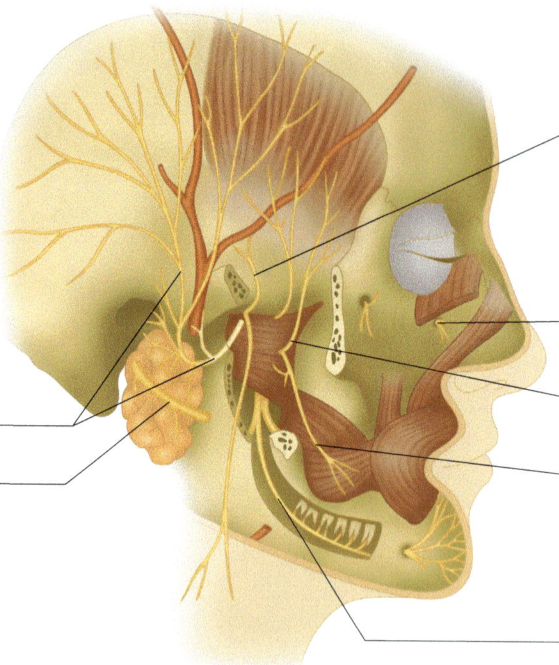

Abb. 17.4 N. auriculotemporalis

N. mylohyoideus

Dieser Ast befindet sich in einer unter der Mandibula liegenden Loge, die aus folgenden Strukturen gebildet wird:

- dem Corpus mandibulae
- dem anterioren Bauch des M. digastricus
- Sulcus mylohyoideus.

Suchen Sie den M. mylohyoideus, indem Sie Ihren Finger dem kaudalen Rand der Mandibula entlanggleiten lassen. Sie werden auf eine Stelle stoßen, an der der Finger leicht einsinkt. Dieser Teil des Nervs ist sensibel. Bewegen Sie den Finger etwas nach kaudal und hinten und Sie befinden sich auf dem Ganglion mandibulare und, noch weiter hinten, auf dem N. hypoglossus.

Die Manipulation erfolgt unter leichtem Druck und mit Induktion (> Abb. 17.5).

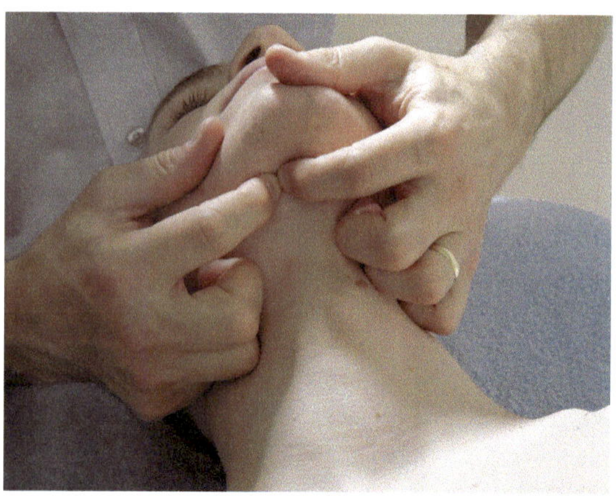

Abb. 17.5 Manipulation des N. mylohyoideus

Lokalisation des Foramen mentale

Die Lokalisation des Foramen mentale, das sich 3 cm neben der Medianlinie auf Höhe des zweiten Prämolaren befindet, wird in der > Abb. 17.3 schematisch dargestellt.

Lokalisation des Foramen mandibulae

Das Foramen mandibulae liegt zwischen dem Vorder- und dem Hinterrand des Ramus mandibulae (> Abb. 17.6):

- 4 cm oberhalb des Unterrands der Mandibula
- 1 cm oberhalb der Molaren.

Foramen mentale

- Das Foramen mentale liegt 2 bis 3 cm seitlich neben der vertikalen Mittellinie.
- Man sollte einen Seitenvergleich machen und die externen Nervenfasern mit einer viskoelastischen Tech-

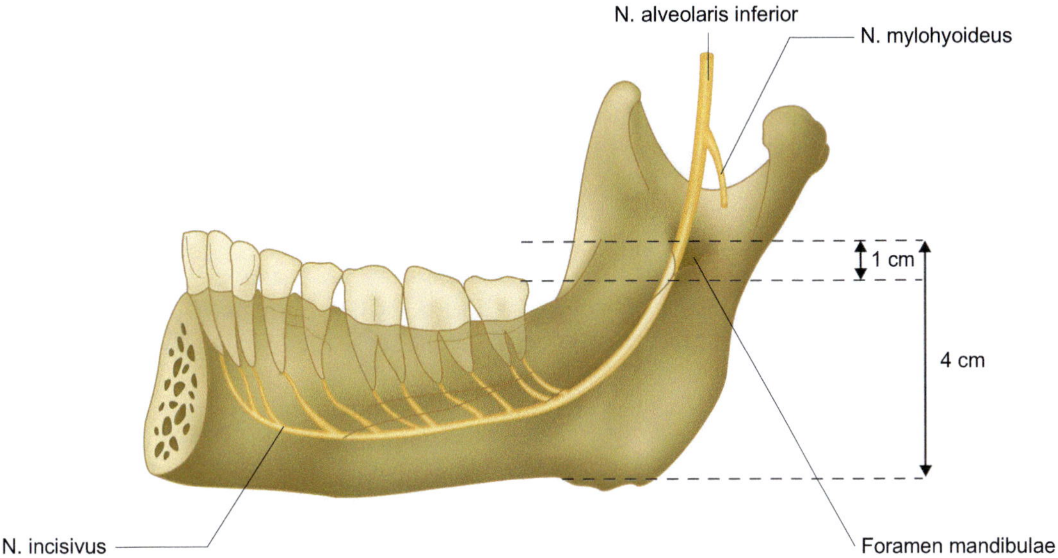

Abb. 17.6 Foramen mandibulae (Lingula mandibulae)

nik und Induktion behandeln. Man kann auch auf die sensiblen Hautfasern einwirken, die ebenfalls aus dieser Öffnung austreten, indem man eine leichte Rollmassage ausführt.

17.2.2 Interne Technik

Foramen mandibulae

- Der Finger gleitet der Medialseite des Ramus mandibulae entlang, bis er die kleine knöcherne Erhebung der Lingula mandibulae spürt.
- Diese Manipulation des N. alveolaris inferior ist für den Patienten nicht angenehm und vom Ergebnis her nicht besser als jene am Foramen mentale. Dennoch ist es wichtig, die anatomische Lage des Foramen mandibulae genau zu kennen.

17.2.3 Entscheidende Punkte der kraniosakralen Mechanik

Im Sinne einer ganzheitlichen Behandlung sollte man auch die Mechanik des kraniosakralen Systems und die Elemente des primär respiratorischen Mechanismus überprüfen:

- Dura mater: mittlere Schädelgrube
- Sphenoid
- M. pterygoideus lateralis
- Kiefergelenk.

17.2.4 Kombinierte Techniken

Mit dem N. supraorbitale und dem N. infraorbitale

Diese beiden Nerven liegen auf der gleichen Linie wie der N. mentalis.

Verbinden Sie je zwei dieser Techniken (> Abb. 17.7).

Mit dem N. facialis

Diese Behandlung sollte vor allem mit dem N. auricularis posterior (N. facialis) und den verschiedenen Nervenfasern im Gesichtsschädel kombiniert werden.

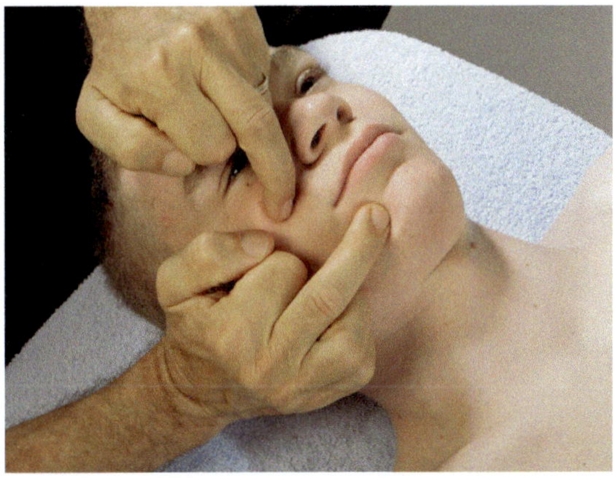

Abb. 17.7 Kombinierte Manipulation für N. mentalis und N. supraorbitale bzw. N. infraorbitale

Mit dem Plexus cervicalis

Die Manipulation sollte vor allem mit dem Plexus cervicalis – N. auricularis magnus – kombiniert werden, der Anastomosen mit dem N. trigeminus und dem N. facialis bildet.

All diese kombinierten Techniken zur Nervenbehandlung werden in der kranialen Expansionsphase ausgeführt.

17.2.5 Indikationen

Folgende Indikationen können für die Manipulation des N. mandibularis genannt werden:

- Sinusitis (v. a. des Sinus maxillaris)
- Zahnfleisch- und Zahnprobleme
- Gesichtslähmung (Anastomose mit dem VII. Hirnnerv)
- Schädel-Gesichts-Trauma
- Kiefer- und Gesichtschirurgie.

KAPITEL

18 Nervus abducens

Der N. abducens (VI), der Augenmuskelnerv, ist ein kleiner Hirnnerv. Er dient ausschließlich zur motorischen Innervation des M. rectus lateralis des Auges.

18.1 Anatomischer Überblick

18.1.1 Ursprung

Der N. abducens tritt an der Vorderseite des Medulla oblongata zwischen dem Hinterrand der Brücke und der Pyramide medial des N. facialis (VII) aus dem Gehirn aus.

18.1.2 Verlauf

Von der Medulla oblongata zieht der N. abducens zum Jugum sphenoidale des Sphenoids. Er durchbohrt die Dura mater, zieht durch den Sinus cavernosus und dringt abschließend über die Fissura orbitalis superior in die Augenhöhle ein (➤ Abb. 18.1).

18.1.3 Lagebeziehungen

- Im Sinus cavernosus: der N. abducens liegt zwischen dem N. ophthalmicus (lateral) und der A. carotis interna (medial).
- In der Fissura orbitalis superior: der Nerv durchquert die Fissura an ihrer breitesten Stelle, gemeinsam mit dem N. oculomotorius, dem N. nasalis und der V. ophthalmica.

18.1.4 Anastomosen

Der N. abducens bildet Anastomosen mit:
- dem N. ophthalmicus
- der Pars sympathica, über die Nervenfasern des Plexus caroticus.

Aufgrund dieser Anastomosen wird der N. abducens, der anfänglich ein rein motorischer Nerv ist, auch sensibel, da er von sensiblen und sympathischen Fasern unterstützt wird.

18.1.5 Versorgungsgebiet

Der N. abducens verläuft im Bereich der Orbita nach vorne und außen und erreicht die Medialseite des M. rectus lateralis, der sein einziges Versorgungsgebiet darstellt.

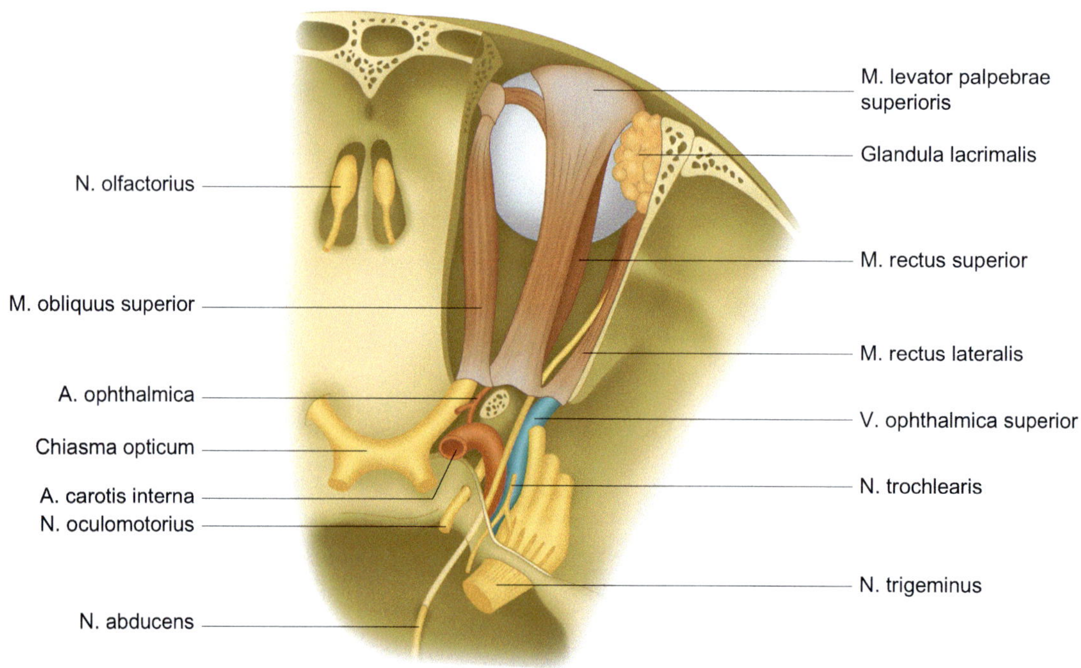

Abb. 18.1 Verlauf des N. abducens

18.2 Pathophysiologie

18.2.1 Funktion

Der N. abducens ist Abduktor des Augapfels.

18.2.2 Klinik

Aufgrund seines langen intrakraniellen Verlaufs ist der N. abducens sehr anfällig gegenüber intrakraniellen Druckerhöhungen.

Die Lähmung dieses Nervs ist die häufigste Augenmuskellähmung (> Abb. 18.2), die sich durch folgende Symptome auszeichnet:

- Verlust der Augenabduktion (das erkrankte Auge kann nicht über die Mittellinie nach außen bewegt werden)
- konvergierender Strabismus, ausgelöst durch den M. rectus medialis (N. oculomotorius)
- homonyme Diplopie mit einem falschen Bild außerhalb des beobachteten Objekts. Um diese Diplopie zu reduzieren, dreht der Patient den Kopf zur Läsionsseite.

18.3 Behandlungstechniken

18.3.1 Fissura orbitalis superior

Der N. abducens zieht zwischen dem medial von ihm verlaufenden N. oculomotorius und dem lateral liegenden N. trochlearis durch den medialen Teil der Fissura orbitalis superior (> Abb. 18.3).

Wir verwenden die auf knöcherne und durale Strukturen einwirkende Technik zur Öffnung der Fissura orbitalis superior und konzentrieren uns am Beginn der Technik auf den medialen Anteil der Fissura. Der Schädel wird so gedehnt, dass der mediale Anteil der Fissura konvex wird.

18.3.2 Bulbus oculi

Der N. abducens versorgt ausschließlich den M. rectus lateralis (> Abb. 18.4). Dehnen Sie den Augapfel während der kranialen Expansionsphase nach medial und halten Sie ihn in dieser Position während der Retraktionsphase ganz kurz fest (> Abb. 18.5).

18.3.3 Entscheidende Punkte der kraniosakralen Mechanik

Im Sinne einer ganzheitlichen Behandlung sollte man auch die Mechanik des kraniosakralen Systems und die Elemente des primär respiratorischen Mechanismus überprüfen:

- Dura mater: intraorbitale Dura, Tentorium cerebelli
- Anulus tendineus communis (Zinn'scher Ring)
- Sphenoid: Fissura orbitalis superior (Ala major/Ala minor)
- Sutura sphenofrontalis (Lamina horizontalis/Ala minor)
- Sutura petrosphenoidalis
- Lig. petrosphenoidale (Gruber'sches Band)
- Wand des Sinus cavernosus: Tentorium cerebelli und intrakavernöser Druck.

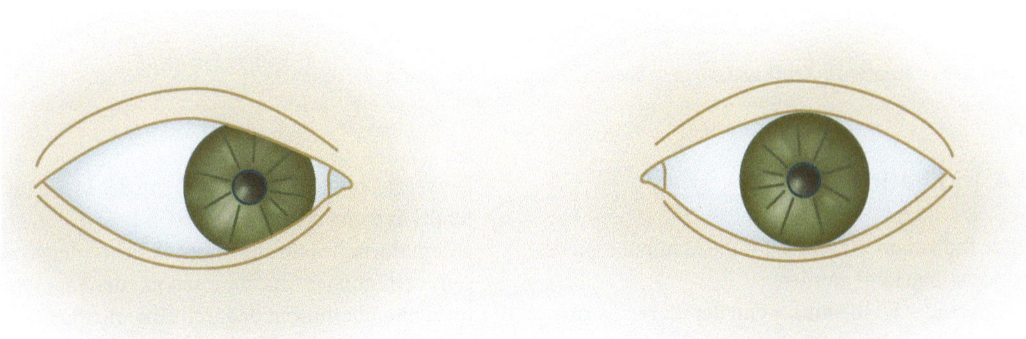

Abb. 18.2 Abduzenslähmung links

18

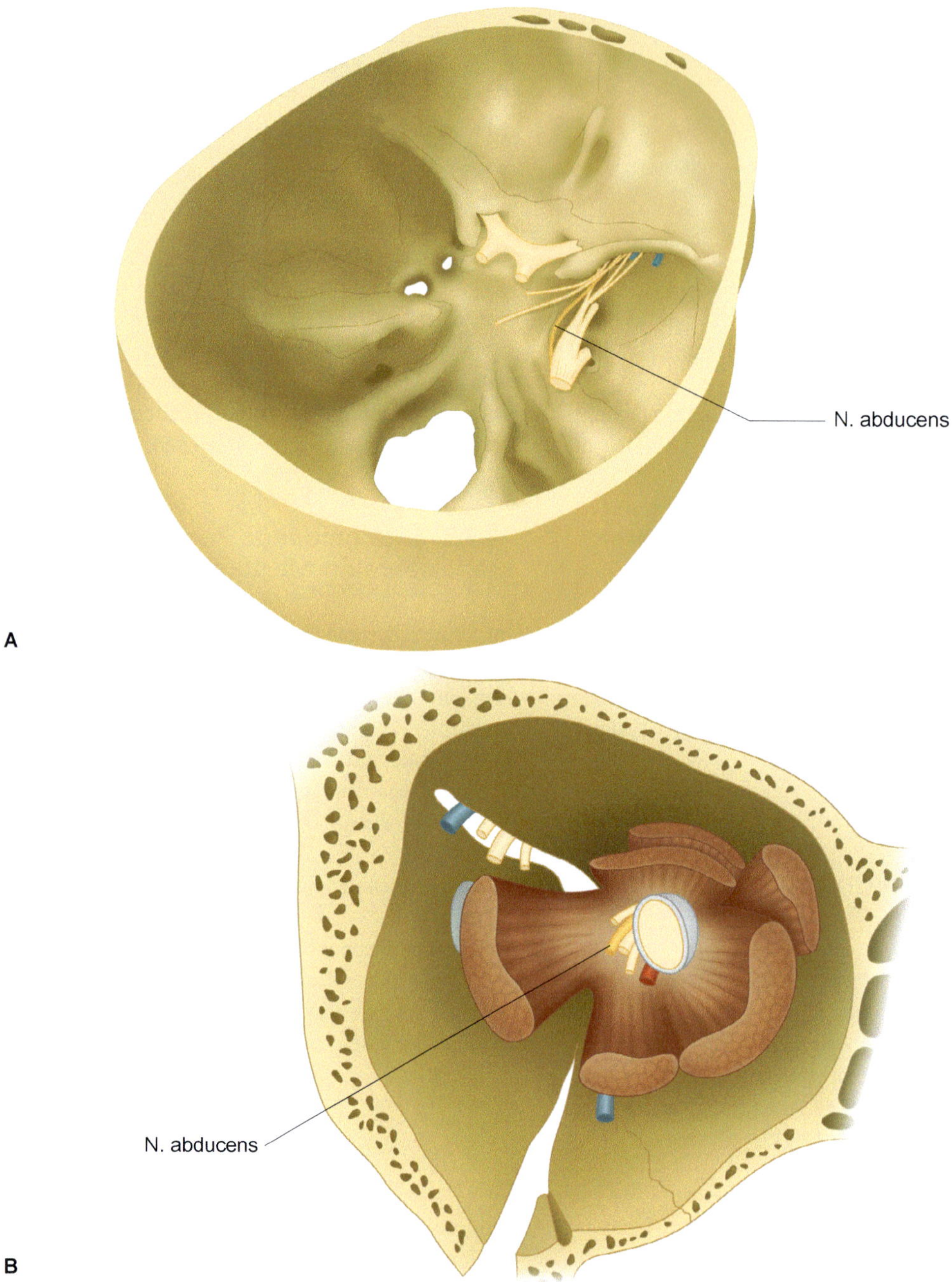

Abb. 18.3 Der N. abducens in der Fissura orbitalis superior. A: intrakranielle Ansicht. B: Frontalschnitt

18.3.4 Indikationen

Folgende Indikationen können für die Manipulation des N. abducens angeführt werden:

- divergierender Strabismus, wenn der M. rectus lateralis hyperton oder verkürzt ist
- konvergierender Strabismus, wenn der M. rectus lateralis hypoton oder gelähmt ist
- vasomotorische Störungen des Gesichts: der N. abducens verfügt über Anastomosen mit der Pars sympathica und übernimmt dadurch eine wichtige vegetative Rolle.

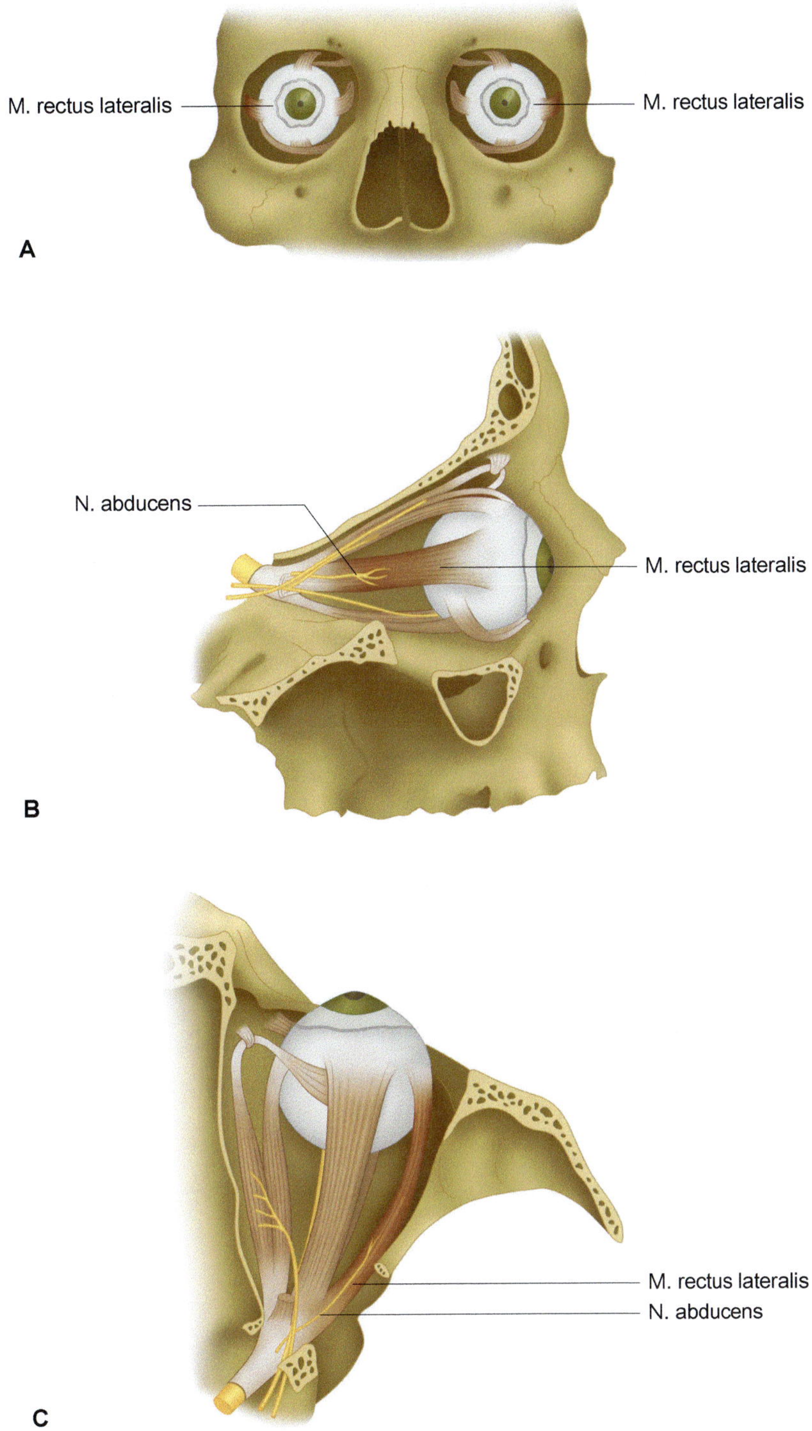

Abb. 18.4 Durch den N. abducens innervierter Augenmuskel. A: Frontalansicht. B: Sagittalansicht. C: Ansicht von oben

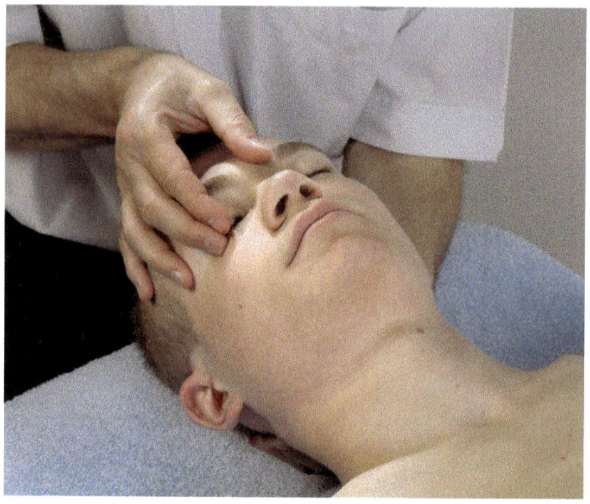

Abb. 18.5 Manipulation des M. rectus lateralis

Anmerkungen zu den Manipulationen der Augennerven

Die Nerven der Augenmuskeln zeichnen sich durch ganz spezifische Wirkung auf bestimmte Muskeln aus. Dennoch erscheint es uns nicht sinnvoll, unsere Manipulationen ausschließlich auf die Muskeln zu konzentrieren, die vom jeweiligen Nerv versorgt werden. Folgende Gründe sprechen dafür:

- Die Nerven bilden untereinander und zu anderen Nerven der Region zahlreiche Anastomosen. Der N. abducens zum Beispiel, der ausschließlich den M. rectus lateralis versorgt, tauscht über den N. ophthalmicus Fasern mit dem N. trigeminus aus.
- Sie entsenden Fasern an die sie umgebende Dura mater. Alle Fasern dieser kleinen Nerven weisen nicht immer ein klar umschriebenes Versorgungsgebiet auf. Deshalb müssen wir unseren Aktionsradius bei der Behandlung etwas erweitern.
- Die Nerven bilden Anastomosen mit dem sympathischen System, da sie sich entweder direkt mit seinen Nervenfasern verbinden oder indirekt über die Ganglien mit dem Sympathikus in Verbindung stehen. Häufig findet man eine Verbindung zum Plexus caroticus.
- Über die Verbindung zur Pars sympathica und zur Pars parasympathica haben diese Nerven auch eine vaskuläre Funktion. Die Augen haben eine enge Verbindung zum Herzrhythmus und zum Blutdruck. So kann man zum Beispiel durch Druck auf die Augen den Herzrhythmus verlangsamen.
- Ihre sensitive Wirkung ist vor allem im Gesicht nicht nur auf einen bestimmten Nerv zurückzuführen, sondern auf die Gesamtheit der Augennerven und auf ihre Anastomosen mit dem sympathischen und dem parasympathischen System.

Die Manipulationen der Augennerven haben einen globalen Charakter, der Therapeut sucht systematisch alle Fixierungen, unabhängig davon, ob es sich um neurale, muskuläre oder fasziale Fixierungen handelt.

Glücklicherweise können wir mit Hilfe des Ecoute in die Gewebe „hineinhören", was uns davon abhält, uns zu sehr auf ein einzelnes Element zu konzentrieren. Man sollte zunächst eine spezifische Fixierung suchen und sich anschließend durch die Gewebe leiten lassen.

18

KAPITEL

19 Nervus facialis

Die Anatomen früherer Zeiten nannten den N. facialis (VII) auch den Ausdrucksnerv. Tatsächlich ist es dieser Nerv, der uns über seine motorische Funktion auf die Mimikmuskulatur die Möglichkeit gibt, unseren Gefühlen Ausdruck zu verleihen.

Der Nerv versorgt zudem die kleinen Muskeln der Gehörknöchelchen sowie einige Muskeln am Gaumensegel.

Als sensorischer Nerv ermöglicht er uns das Wahrnehmen von Geschmack und die Speichelsekretion.

19.1 Anatomischer Überblick

19.1.1 Ursprung

Der N. facialis verlässt den Hirnstamm im Kleinhirnbrückenwinkel.

Er setzt sich aus zwei Wurzeln, einer medialen und einer lateralen, zusammen:

- Die mediale Wurzel ist voluminöser, sie bezeichnet den N. facialis im eigentlichen Sinn.
- Die kleinere laterale Wurzel liegt zwischen der medialen Wurzel und dem N. vestibulocochlearis (VIII), sie wird als N. intermedius (Wrisberg) bezeichnet.

19.1.2 Verlauf

Vom Hirnstamm ausgehend, verläuft der N. facialis gemeinsam mit dem N. intermedius und dem N. vestibulocochlearis durch den Meatus acusticus internus (> Abb. 19.1).

Hier ändert er seine Richtung und dringt in den Canalis facialis ein, wo er durch zwei Abwinkelungen in drei Abschnitte unterteilt wird:

- einen horizontalen Abschnitt von wenigen Millimeter Länge vom Boden des Meatus acusticus internus zum äußeren Fazialisknie (Geniculum n. facialis)
- einen transversalen Abschnitt von 1 cm Länge, der zwischen den beiden Fazialisknien liegt

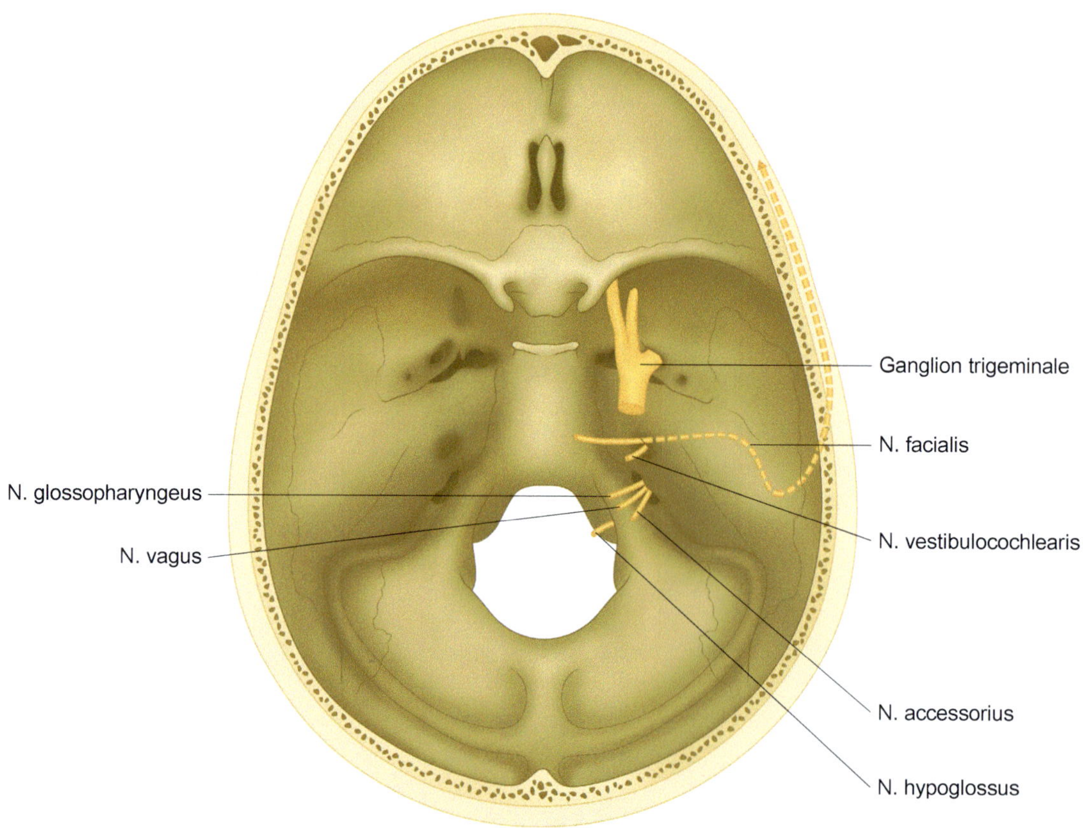

Abb. 19.1 Verlauf des N. facialis

- einen vertikalen Abschnitt von etwas mehr als 1 cm Länge, der am Foramen stylomastoideum endet.

Nach Verlassen des Foramen stylomastoideum zieht der N. facialis unter der Parotis durch und teilt sich in einen zervikofazialen und einen temporofazialen Ast.

Bedeutung für die Osteopathie Bei den intrakraniellen Behandlungen des Canalis facialis muss man in zwei Richtungen arbeiten:

- in sagittaler Richtung für die beiden ersten Abschnitte
- in vertikaler und kaudaler Richtung für den dritten Abschnitt.

19.1.3 N. intermedius

Der N. intermedius (Wrisberg) zieht gemeinsam mit dem N. facialis bis zum ersten Fazialisknie, wo er im Ganglion geniculi endet.

19.1.4 Ganglion geniculi

Das Ganglion geniculi befindet sich am Ende des ersten horizontalen Fazialisabschnitts (> Abb. 19.2). Es entsendet Fasern zum N. intermedius und weitere Fasern zum N. facialis, die zur Chorda tympani führen. Es stellt die Verbindung zwischen dem N. facialis und dem sympathischen System her.

19.1.5 Lagebeziehungen

- im Meatus acusticus internus: Der N. facialis, der N. vestibulocochlearis und der N. intermedius nehmen den gleichen Verlauf, sie haben zudem eine gemeinsame Arachnoideahülle.
- im Canalis facialis: Der N. facialis füllt, begleitet von der A. stylomastoidea, den knöchernen Kanal aus.

19.1.6 Anastomosen

Der N. facialis bildet folgende Anastomosen:

- im Meatus acusticus internus mit:
  - dem N. vestibulocochlearis
  - dem N. intermedius
- außerhalb des Meatus acusticus mit:
  - dem N. glossopharyngeus
  - dem Plexus cervicalis superficialis.

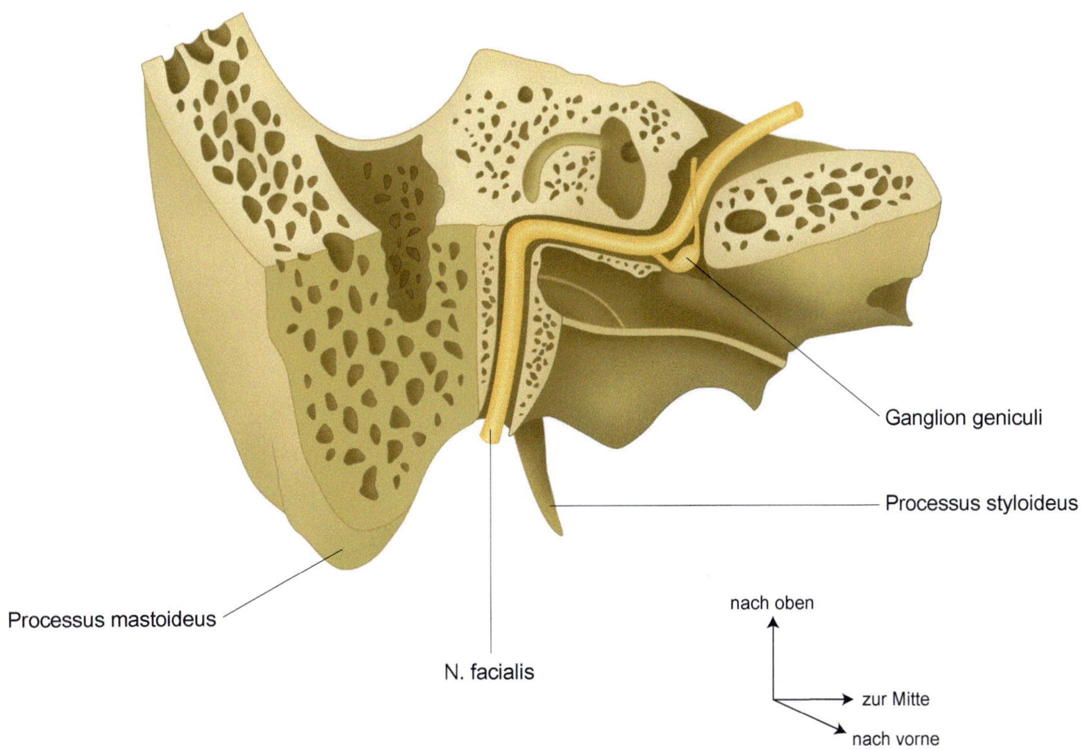

Abb. 19.2 Ganglion geniculi

19

19.1.7 Kollateralen innerhalb der Pars petrosa

Vom N. facialis zweigen innerhalb der Pars petrosa fünf Äste ab (> Abb. 19.3):

- N. petrosus major
- R. communicans cum plexu tympanico
- N. stapedius (Nerv des Steigbügelmuskels)
- Chorda tympani
- R. communicans cum nervo vago.

N. petrosus major

Der N. petrosus major tritt am Hiatus canalis n. petrosi majoris aus der Felsenbeinpyramide und zieht in einer knöchernen Rinne zum Foramen lacerum.

An der Vorderseite der Pars petrosa nimmt er sensible Fasern des N. glossopharyngeus auf. Im Bereich des Foramen lacerum verbindet er sich mit einem Ast des Plexus caroticus, bildet mit diesem den N. canalis pterygoidei, der im Ganglion pterygopalatinum endet.

Ramus communicans cum plexu tympanico

Der Ramus communicans folgt einem knöchernen Gang nahe dem Hiatus canalis n. petrosi majoris und tritt über eine kleine Öffnung zwischen dem Foramen ovale und dem Foramen spinosum aus dem Schädel aus. Es wird vermutet, dass er die vasomotorische Komponente des N. petrosus minor liefert, die sekretorische Komponente stammt aus dem N. glossopharyngeus.

Der N. petrosus minor stellt somit die Verbindung zwischen dem Ganglion oticum, seinem Endpunkt, dem N. facialis und dem N. glossopharyngeus her.

N. stapedius

Dieser dünne Nerv zieht zum Mittelohr und versorgt dort den M. stapedius (Steigbügelmuskel).

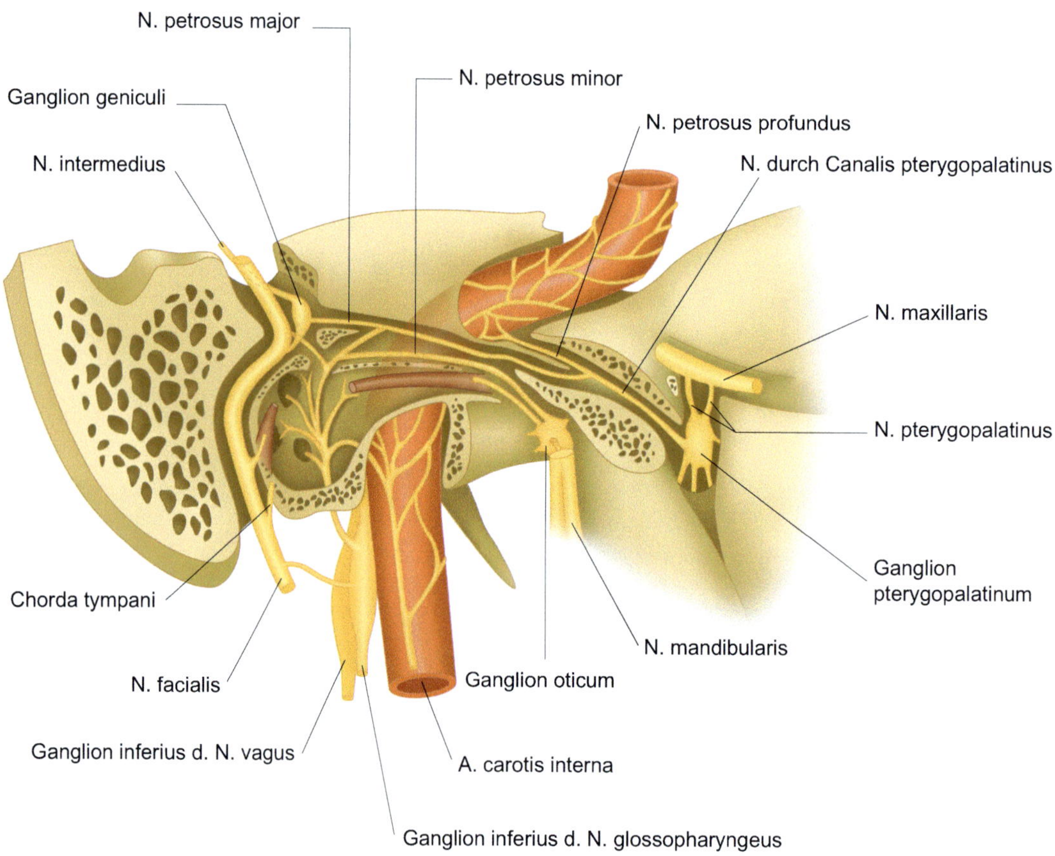

Abb. 19.3 N. facialis und seine in der Pars petrosa abgehenden Äste

Chorda tympani

Die Chorda tympani trennt sich vom N. facialis wenige Millimeter unterhalb des Foramen stylomastoideum.

Sie folgt einem kranioanterioren Verlauf, um die Paukenhöhle zu durchqueren. Anschließend verläuft sie durch die Fissura petrotympanica bis zur Spina ossis sphenoidalis. Sie verbindet sich mit dem N. linguale, der aus dem N. maxillaris (V/3) stammt.

Sie führt Geschmacksfasern für die beiden anterioren Drittel der Zunge und sekretorische Fasern für das Ganglion submandibulare und das Ganglion sublinguale.

Sie gibt auch einen Ast zur Tuba auditiva ab.

Ramus communicans cum nervo vago

Der Ramus communicans bildet eine Anastomose mit dem Ramus auricularis des N. vagus.

Er beginnt etwas unterhalb des Foramen stylomastoideum auf gleicher Höhe wie die Chorda tympani. Er zieht Richtung Fossa jugularis und gelangt so zum Ganglion superius des N. vagus. Anschließend zieht er zum Hiatus canalis n. petrosi majoris und durch einen kleinen knöchernen Kanal. Er tritt an der Schädelbasis zwischen Meatus acusticus externus und dem Processus mastoideus aus dem Schädel aus.

Der Ramus communicans teilt sich in zwei für uns wichtige Nervenfasern:

- die erste anastomosiert mit dem N. auricularis posterior
- die zweite versorgt die Medialseite der Ohrmuschel und die posterokaudale Wand des Meatus acusticus.

Der Ramus versorgt zudem die Deckhaut des Meatus acusticus externus, der Ohrmuschel und die Außenseite des Trommelfells.

Bedeutung für die Osteopathie Der N. facialis und seine Pars-petrosa-Äste ziehen durch viele Kanäle und Kanälchen.

Sie können bei Schädel- und Gesichtstraumata leicht verletzt werden. Es ist wichtig, zuerst die Elastizität der Schädelknochen wiederherzustellen und erst dann auf die austretenden Nervenfasern einzuwirken.

Unser Ziel ist es, die Dura mater zu entspannen, um die winzigen Gleitbewegungen innerhalb der Nervenkanäle zu begünstigen. Da es sich um Nervengewebe handelt, kann bereits die kleinste Fixierung pathogen sein.

Das Ohr und der äußere Gehörgang geben uns Zugang zu den Endästen verschiedener Nervenfasern aus der Pars petrosa.

19.1.8 Kollateralen außerhalb der Pars petrosa

Außerhalb des Felsenbeins zweigen folgende fünf Nervenäste ab:

- R. communicans cum nervo vago et nervo glossopharyngeo
- N. auricularis posterior
- R. digastricus
- R. stylohyoideus
- R. lingualis.

Rami communicantes cum nervo vago et nervo glossopharyngeo

Diese unmittelbar am Ausgang des Foramen stylomastoideum abzweigenden Äste bilden eine interessante Anastomose mit dem extrakranialen Teil der Nn. glossopharyngeus und vagus.

N. auricularis posterior

Der N. auricularis posterior zweigt am Ausgang des Foramen stylomastoideum vom N. facialis ab. Er zieht nach lateral zum Vorderrand des Processus mastoideus, den er umrundet, um zu den kranialen Ansätzen des M. sternocleidomastoideus zu gelangen.

Er nimmt eine Anastomose des aurikulären Astes des Plexus cervicalis auf und teilt sich in zwei Nervenfasern:

- eine Nervenfaser für die Mm. auriculares posterior und superior der Ohrmuschel
- eine Nervenfaser für den M. occipitalis.

Ramus digastricus

Dieser Ast zweigt unterhalb des Foramen stylomastoideum ab und tritt an der Rückseite in den M. digastricus ein.

Ramus stylohyoideus

Auch dieser Ast zweigt unterhalb des Foramen stylomastoideum ab und versorgt den M. stylohyoideus.

Ramus lingualis

Dieser Ast reicht vom Foramen stylomastoideum zur Zungenbasis. Er verbindet sich in der Zungenschleimhaut mit den Fasern des N. glossopharyngeus.

Bedeutung für die Osteopathie Vor allem der N. auricularis posterior ist für die Manipulation sehr interessant. Er liegt dem Mastoid auf und ist daher leicht zugänglich.

Die muskulären Äste der Ohrmuschel und die Nervenfasern des M. occipitalis sprechen gleichfalls gut auf unsere Behandlung an.

19.1.9 Endäste

Die Endäste des N. facialis werden durch die Rami buccales et temporales n. facialis und den temporofazialen und zervikofazialen Ast gebildet (> Abb. 19.4).

Rami buccales et temporales n. facialis

Die Rami buccales und temporales sind anfänglich hinter der Parotis versteckt und ziehen dann zum Collum mandibulae. In diesem Bereich nehmen sie Anastomosen des N. auriculotemporalis des N. maxillaris (V/3) auf.

Anschließend teilen sie sich in mehrere Nervenfasern:

- temporale Fasern für die Schläfe und den M. auricularis anterior
- Fasern für die Augenlider
- Fasern für die Muskeln des Gesichts und vor allem die Nase.

Zervikofazialer Ast

Auch dieser Ast wird zunächst von der Speicheldrüse überdeckt und nimmt in der Folge Anastomosen aus dem R. auricularis des Plexus cervicalis superficialis auf.

19

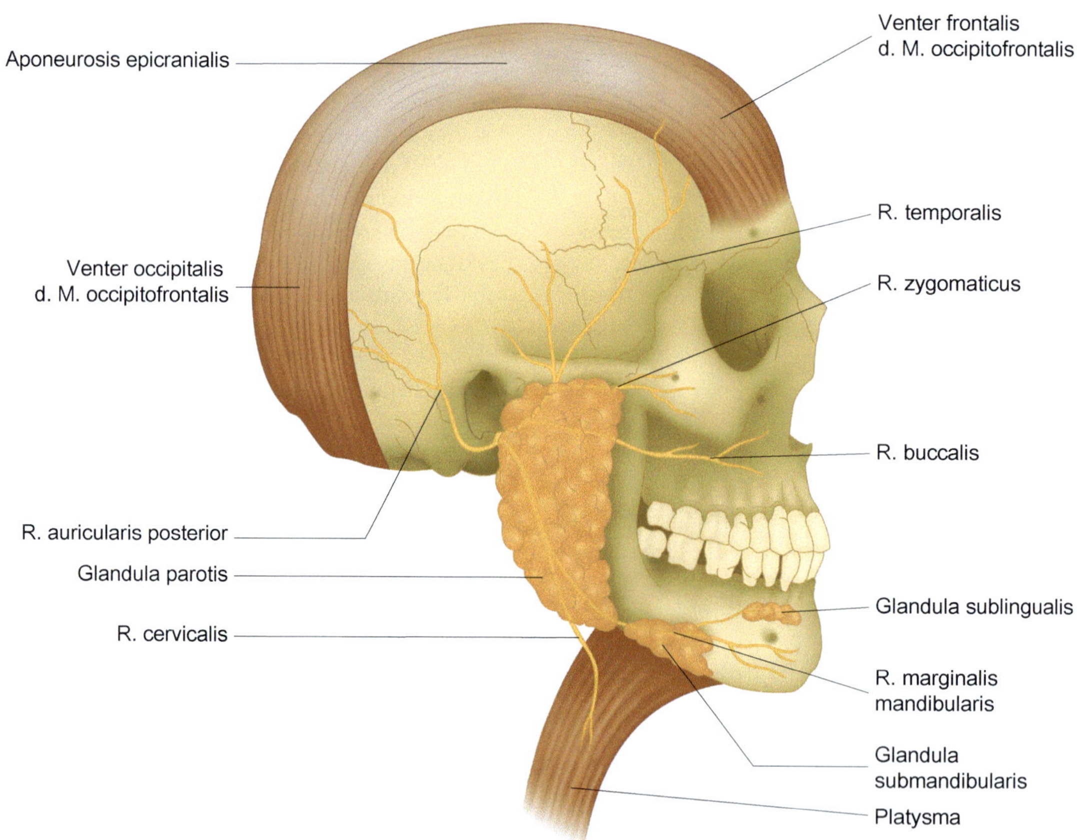

Abb. 19.4 Endäste des N. facialis

Am Angulus mandibulae teilt er sich in mehrere Nervenfasern:

- Rr. buccales für die Muskeln des Mundes
- R. marginalis mandibule, von dem einige Fasern mit den Ästen des N. alveolaris inferior (N. mandibularis, V/3) anastomosieren
- R. colli (cervicalis), der zum Platysma führt. Einige Fasern anastomosieren mit dem N. transversus colli des Plexus cervicalis.

Bedeutung für die Osteopathie Auf diese Nerven hat man in folgenden Regionen Zugriff:

- an der Schläfe, hier besteht eine Verwechslungsgefahr mit dem N. auriculotemporalis
- im Vorderteil der Ohrmuschel
- am Rand des Foramen mentale.

19.2 Pathophysiologie

19.2.1 Funktionen

Motorische Funktion

Gesichtsausdruck

Der N. facialis ist der Nerv für die mimische Muskulatur. Er innerviert alle oberflächlichen Nerven des Gesichts und der Kopfhaut und kontrolliert über diese die Mimik. Die zahlreichen Gesichtsausdrücke werden durch die Kontraktion des Platysmas erzeugt.

Die willkürlichen motorischen Signale kommen zwar aus dem motorischen Kortex, dennoch ist ein großer Teil unseres Gesichtsausdrucks nicht von unserem Willen gesteuert und entzieht sich somit der Kontrolle der höheren Zentren.

Unabhängig von Kultur oder Herkunftsland drückt das Gesicht eine große Bandbreite an Emotionen aus:

- Wut
- Abscheu und Schmerz
- Aufmerksamkeit
- Verachtung
- Angst
- Freude
- Trauer
- Überraschung und Erstaunen.

Auch Personen, die von Geburt an blind sind, haben Gesichtsausdrücke. Es scheint also, dass der Ausdruck unserer Gefühle nicht nur erworben, sondern teilweise auch angeboren ist.

M. stapedius

Der N. facialis ist auf diskrete Weise auch am Gehörsinn beteiligt, da er den M. stapedius (Steigbügelmuskel) versorgt, der die Oszillationen der Gehörknöchelchen im Mittelohr reduziert. Seine Verkürzung ist ein Reflex auf starke Geräusche und auf den Beginn des Sprechens. Eine Läsion des N. stapedius führt zu Hyperakusis (der Patient hört auf der geschädigten Seite alles viel lauter).

Evaluierung

Tests

Neben der Inspektion des Gesichts bei spontanen Gesichtsbewegungen kann man den Patienten auch ersuchen:

- die Augenbrauen anzuheben, um die symmetrische Funktion des M. frontalis zu beurteilen
- die Augen so fest wie möglich zu schließen. Wenn der M. orbicularis oculi gut funktioniert, ist es unmöglich, gegen den Widerstand des Patienten die Augen zu öffnen.
- die Lippen fest gegeneinander zu pressen. Wenn der M. buccinator und der M. orbicularis oris entsprechend kräftig sind, ist es unmöglich, gegen den Willen des Patienten den Mund zu öffnen.

Reflexe

- Der Kornealreflex hängt über den motorischen Reflexbogen vom N. facialis ab.
- Der Glabellareflex führt bei Fingertippen auf die Glabella zu bilateraler Kontraktion des M. orbicularis oculi. Beim Testen sollte der Patient die Augen schließen und der Therapeut Zeigefinger und Daumen je auf ein Auge legen.

Sensible Funktion

- Der N. facialis sichert die sensible Innervation des Meatus acusticus externus, des Trommelfells und der Ohrmuschel (Ramsay Hunt[1]-Zone gemeinsam mit N. vagus).
- In der Ohrmuschel findet man die Zona geniculata oder facialis.

[1] Ramsay Hunt (1872–1937): englischer Neurophysiologe

Viszeromotorische Funktion

- Die parasympathische Komponente des N. facialis ist ein wichtiger Teil des Nervs. Sie kontrolliert die Glandulae lacrimalis, submandibularis und sublingualis sowie die Schleimhautdrüsen der Nase, der Nebenhöhlen, des knöchernen Gaumens und des Gaumensegels.
- *Der N. facialis innerviert alle wichtigen Drüsen des Gesichts, mit Ausnahme der Hautdrüsen und der Speicheldrüsen.* Er übernimmt eine wichtige Rolle bei der Sekretion: Tränen, Nasensekret und Speichel, aber auch im Hinblick auf die Glandulae submandibularis und sublingualis.
- Die Perikaryen dieser Neuronen liegen im Nucleus salivatorius superior. Dieser ist mit dem Hypothalamus, dem Integrations- und Kontrollzentrum des autonomen Nervensystems, verbunden. Die Nervenimpulse aus dem limbischen System (Emotionen) und dem olfaktorischen Kortex verbinden sich im Hypothalamus und können Reflexaktivitäten wie die Speichelbildung als Antwort auf bestimmte Gerüche oder Weinen als Reaktion auf bestimmte emotionale Zustände auslösen.
- Weitere Verbindungen gibt es mit den Augen, sodass eine Augenirritation zur Tränenbildung führen kann.
- Die efferenten Fasern des Nucleus salivatorius superior folgen dem N. intermedius (VIIb). Im Bereich des Ganglion geniculi, im Canalis facialis, teilen sie sich in zwei Gruppen, aus denen folgende Strukturen hervorgehen:
  - der *N. petrosus major*, der die Fasern zur Kontrolle der Tränen- und Nasendrüsen enthält
  - ein Teil der Chorda tympani, der die Fasern zur Kontrolle der Glandulae submandibularis und sublingualis sowie der Vasomotorik der Zunge enthält.

19.2.2 Klinik

Fazialislähmungen

Periphere Lähmung

Die periphere Fazialislähmung, deren Ursache in einer Läsion des Hirnstamms oder der Nervenkerne des N. facialis liegt, führt zu einer Lähmung der homolateralen Gesichtshälfte.

Eine vollständige periphere Fazialislähmung führt zu Gesichtsasymmetrie mit Lähmung einer Gesichtshälfte. Im Ruhezustand ist die gelähmte Seite glatt und weist folgende Merkmale auf:

- Verschwinden der Falten auf der Stirn
- schlaffe Wangen während der Atmung
- Verziehen des Mundes zur gesunden Seite, Absinken des Mundwinkels und Speichelfluss auf der geschädigten Seite
- offenes tränendes Auge, verursacht durch das Absenken des Unterlids
- positives Bell-Zeichen, d. h., das Lid kann auf der gelähmten Seite nicht geschlossen werden, das Auge ist nach oben unter das Oberlid verschoben
- kein Glabellareflex und kein Kornealreflex.

Diese Asymmetrie wird durch die spontane oder willkürliche Mimik verstärkt. Der Patient kann weder die Stirn in Falten legen noch die Brauen anheben, pfeifen oder blasen.

Zieht man an der Zunge, weicht diese, aufgrund der Deformierung des gelähmten Mundwinkels, zur gesunden Seite ab.

Die periphere Fazialislähmung ist nicht immer sichtbar, die Krankheitszeichen müssen daher genau untersucht werden, wobei vor allem auf die Augenlider, das asymmetrische Augenzwinkern oder das so genannte Souques-Zeichen zu achten ist: die Wimpern erscheinen beim Schließen der Augen auf der gelähmten Seite länger.

Die periphere Fazialislähmung kann viele Ursachen haben:

- intrakranielle Läsionen: Kleinhirnwinkeltumor, Polioenzephalitis
- Läsionen der Pars petrosa: Fraktur, Otitis, Mastoiditis
- extrakraniale Läsionen: Parotistumor.

Die Fazialisparese *a frigore* ist eine Lähmung peripherer Art, die auf eine arterielle Gefäßverengung zurückzuführen ist. Sie führt aufgrund von Ischämie zu einer Veränderung der Nervenleitung, die durch ein Ödem und die sich daraus ergebende Kompression des Nervs im knöchernen Kanal, vor allem innerhalb der Pars mastoidea, verstärkt wird. Auch eine Virusinfektion kann Ursache dieser Lähmung sein.

Zentrale Lähmung

Die zentrale Fazialislähmung ist eine Läsion oberhalb der Nervenkerne, sie führt zur Lähmung der kontralateralen Gesichtshälfte mit Asymmetrie im unteren Quadranten. Die Innervation des oberen Gesichtsquadranten wird direkt durch die kortikonukleären Fasern sichergestellt. Die zentrale Fazialisparese entspricht dem Versorgungsgebiet des Nervs, die Reflexmotorik bleibt erhalten. Sie ist häufig von anderen schweren neurologischen Ausfällen begleitet (Hemiplegie, brachiale Monoplegie etc.). Patienten mit diesen Lähmungen kommen nur selten in unsere Praxis.

Fazialisspasmus

Der Fazialisspasmus muss zunächst vom Tic unterschieden werden.

Der *Tic* zeichnet sich durch plötzliche, meist bilaterale Kontraktionen aus, die eine bestimmte Mimik wiederholen und scheinbar willkürlich erfolgen (Augenzwinkern, Grimassenschneiden etc.). Der Tic kann durch willentliche Kontrolle und Aufmerksamkeit stark verbessert werden.

Im Unterschied dazu tritt der *Fazialisspasmus* einseitig auf, er ist nicht expressiv, verzerrt das Gesicht, ist unlogisch, paradox und kann durch den Willen nicht beeinflusst werden.

Manche Spasmen haben eine eindeutige Ätiologie, wie etwa eine kortikale Epilepsie, oder treten als Folge einer alten Fazialislähmung auf. Meist ist ihre Ursache jedoch unklar.

19.3 Behandlungstechniken

19.3.1 N. facialis – Felsenbeinanteil

Wie erwähnt, verläuft der N. facialis nach dem Meatus acusticus internus in einem knöchernen Kanal, der mehrmals seine Richtung ändert. Indem wir diesen Richtungen folgen, können wir spezifische Techniken am Schädel ausführen. Allgemein sollten die Manipulationen des VII. und VIII. Hirnnervs im Meatus acusticus internus gemeinsam ausgeführt werden (➤ Abb. 19.5).

Ziel dieser Techniken ist es, nach einem Schädeltrauma oder bei angeborenen Schädelasymmetrien über das knöcherne und durale Umfeld auf den Nerv einzuwirken.

Vergessen wir dabei nicht, dass durch den Meatus acusticus internus und seinen Kanal auch die A. und die V. auditiva interna (Äste der A. und V. vertebralis) sowie der N. vestibulocochlearis ziehen. Dieser Bereich ist somit eine sehr strategische Region, wenn es um Schädigungen des Gehörsinns, des Gleichgewichts oder um Tinnitus geht.

Einseitige Technik

Der Patient befindet sich in Rückenlage. Drehen Sie seinen Kopf etwas von dem zu behandelnden N. facialis (oder N. vestibulocochlearis) weg (➤ Abb. 19.6). Zur Behandlung des rechten N. facialis sollte der Kopf des Patienten also nach links gedreht werden. Legen Sie den Zeigefinger der linken Hand auf den Vorderrand der Pars tympanica und der Pars squamosa des Os temporale, also in den äußeren Gehörgang.

Die Kopfrotation und die Traktion mit den Fingern werden je nach zu behandelndem Felsenbeinknie und Richtung des knöchernen Kanals verändert. Im Prinzip werden die verschiedenen Manipulationen nacheinander ausgeführt und mit einer allgemeinen Induktion abgeschlossen.

Horizontaler Abschnitt

Der auf der Pars tympanica und der Pars squamosa liegende Zeigefinger zeigt klar nach vorne, während die auf dem Mastoid liegenden Finger das Mastoid nach hinten ziehen.

N.B.: Wie bei allen knöchernen Kanälen des Kraniums sollten Manipulationen vorzugsweise während der kranialen Expansion ausgeführt werden. Die Hirnhäute, die die Wände dieser Kanäle auskleiden, scheinen durch die kranialen Bewegungen besonders stark beeinflusst zu werden.

Vertikaler Abschnitt

Der im äußeren Gehörgang liegende Zeigefinger führt eine Traktion nach kaudal und etwas nach anteromedial aus, während die auf dem Mastoid liegenden Finger in kaudale und etwas posteriore Richtung gehen.

Bilaterale Technik

Der Patient befindet sich in Rückenlage, der Kopf ist nach rechts gedreht. Legen Sie beide Daumen so weit in die äußeren Gehörgänge, dass Sie Kontakt mit der Pars tympanica haben (➤ Abb. 19.7).

Drücken Sie die Daumen zunächst nach anterior: meist liegt das Problem dort, wo der Widerstand am größten ist.

Drücken Sie mehrere Male nach anterior, lateral und kaudal, um die mechanosensiblen Elemente innerhalb des Kanals zu stimulieren.

Führen Sie anschließend eine bilaterale Induktion aus. Die beiden Daumen können in die gleiche Richtung

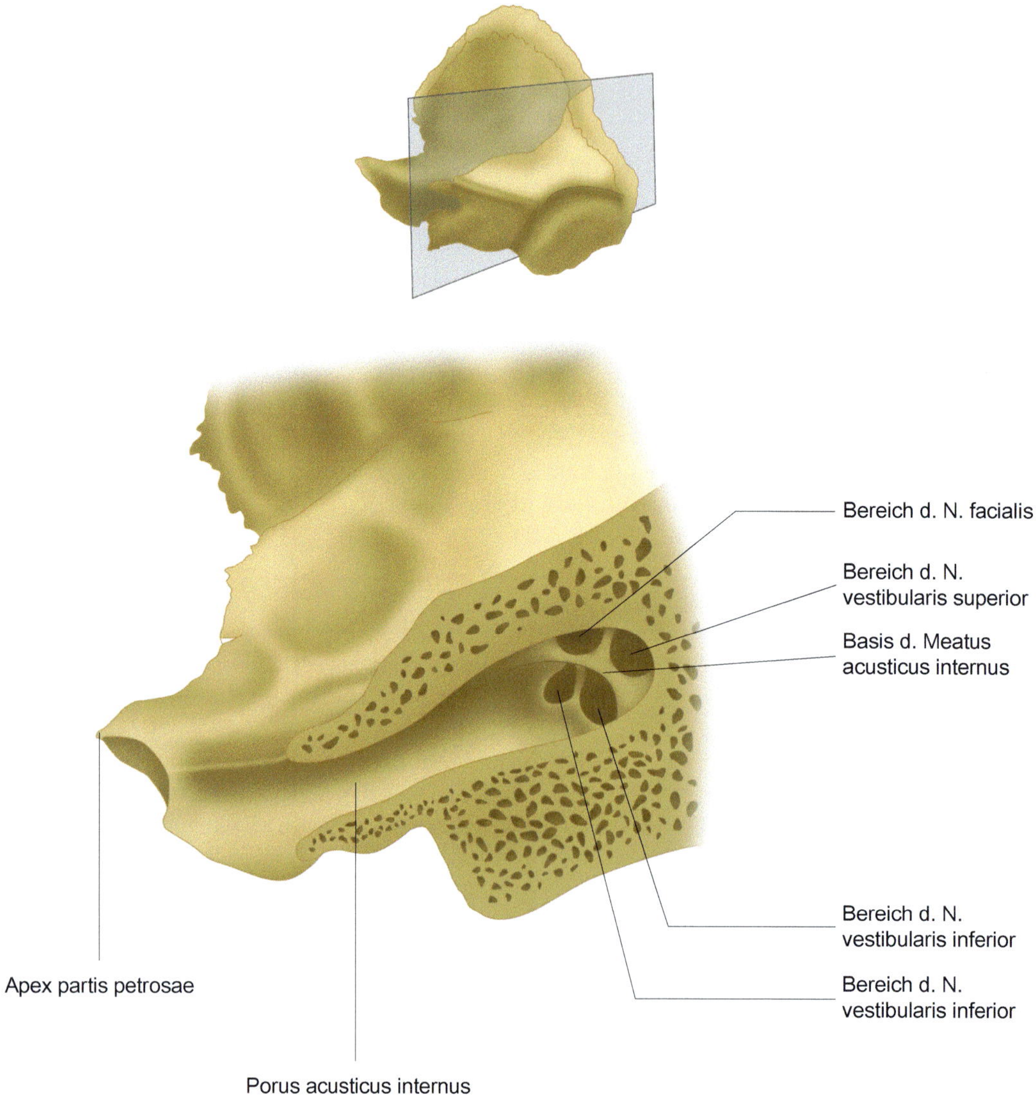

Abb. 19.5 Meatus acusticus internus

gehen, manchmal aber auch in die entgegengesetzte, führen Sie eine echte, relativ kräftige Bewegung aus.

Allem Anschein nach kann mit dieser Technik bilateral der Druck innerhalb des Meatus ausgeglichen werden, ein wichtiger Aspekt bei der Behandlung von Tinnitus.

19.3.2 Foramen stylomastoideum

Anatomie

Das Foramen stylomastoideum ist die Durchgangsöffnung für den N. facialis. Es liegt an der Innenseite des Os temporale, zwischen der Pars tympanica vorne und der Pars petrosa hinten.

Technik

Der Patient liegt auf dem Rücken, sein Kopf ist leicht auf die Seite des zu behandelnden Foramen stylomastoideum gedreht. Diese Technik unterscheidet sich von der üblicherweise verwendeten Technik zur Öffnung der Sutura petrooccipitale dadurch, dass der Fingerdruck ausschließlich auf das Os temporale erfolgt (➢ Abb. 19.8).

Phase 1

Legen Sie einen Finger in den vorderen Teil des Porus acusticus externus. Zur Behandlung des rechten Foramen stylomastoideum legen Sie den Zeigefinger der lin-

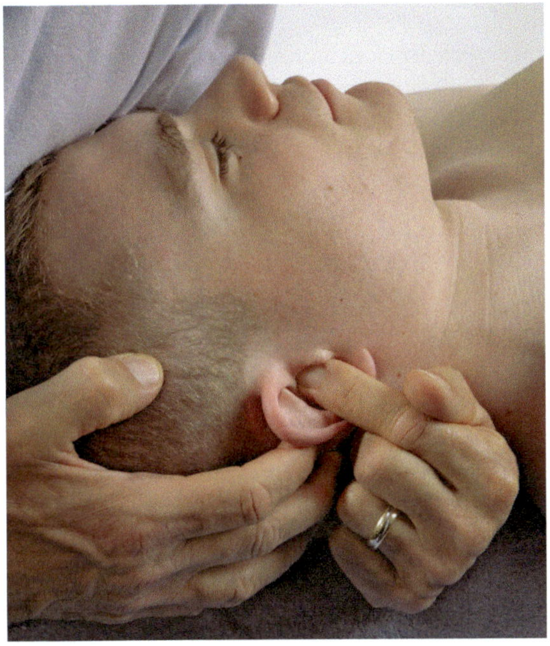

Abb. 19.6 Einseitige Manipulation des Pars-petrosa-Anteils des N. facialis

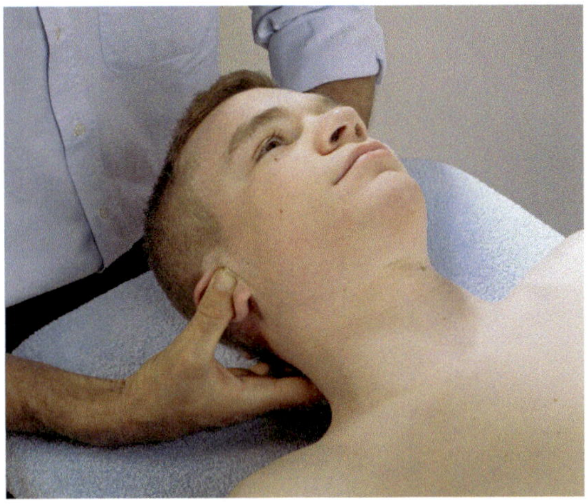

Abb. 19.7 Bilaterale Manipulation des Pars-petrosa-Anteils des N. facialis

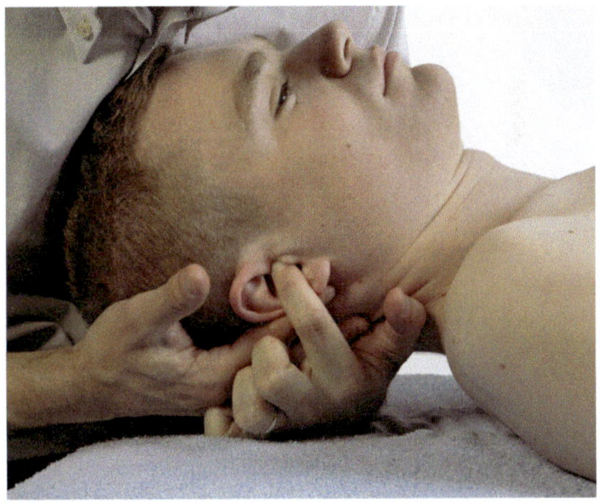

Abb. 19.8 Manipulation des N. facialis am Foramen stylomastoideum

ken Hand in den Gehörgang, indem Sie die Hand unter dem Schädel durchführen und den Porus acusticus externus nach anterior und medial drücken.

Phase 2

Legen Sie den Zeigefinger und den Mittelfinger der rechten Hand auf den Vorderrand der Mastoidspitze und ziehen Sie diese nach posterior und medial.

Man arbeitet an der Elastizität des temporalen Knochengewebes und wirkt damit auf den letzten Teil des Canalis facialis ein.

19.3.3 Endäste

Austrittsstelle des N. facialis

Man kann den N. facialis einige Millimeter nach seinem Austritt aus dem Foramen stylomastoideum spüren.

Legen Sie den Zeigefinger hinter den Ramus mandibulae. Ersuchen Sie den Patienten den Mund zu öffnen und ihn nicht mehr ganz zu schließen. Diese Position vergrößert den retromandibulären Raum (➤ Abb. 19.9).

Versuchen Sie, den Zeigefinger (manchmal auch den Ringfinger) so weit wie möglich nach kranial zu schieben, bis Sie zu einem sehr sensiblen Punkt kommen (versuchen Sie es zuerst an sich selbst: der Nerv ist in diesem Bereich sehr empfindlich).

Der Zugang zum N. facialis ist weniger schwierig, als man annehmen möchte, nur dass der Kontakt meist sehr unangenehm ist. Wir ziehen die Technik für den N. auricularis posterior (siehe unten) vor, da sie einfacher auszuführen ist, keine Schmerzen verursacht und zu besseren Ergebnissen führt.

Der Meatus acusticus externus

Die Techniken für den Meatus acusticus externus haben große Wirkung auf den N. facialis und seine Anastomosen mit dem N. vagus und dem N. trigeminus sowie mit dem Plexus cervicalis superficialis. Diese Technik wird in ➤ Kap. 25 im Detail beschrieben.

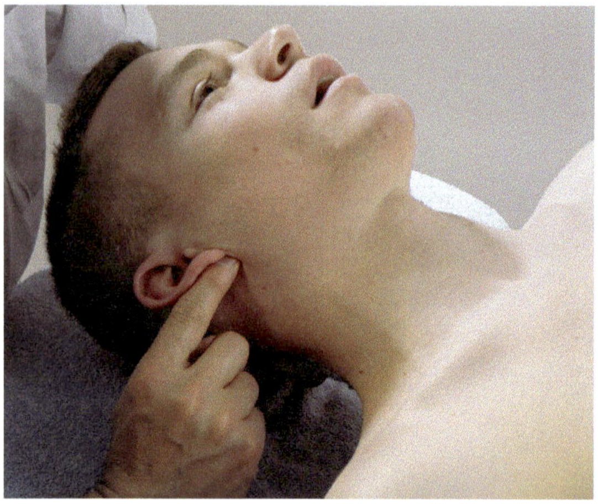

Abb. 19.9 Manipulation des N. facialis an seiner Austrittsstelle

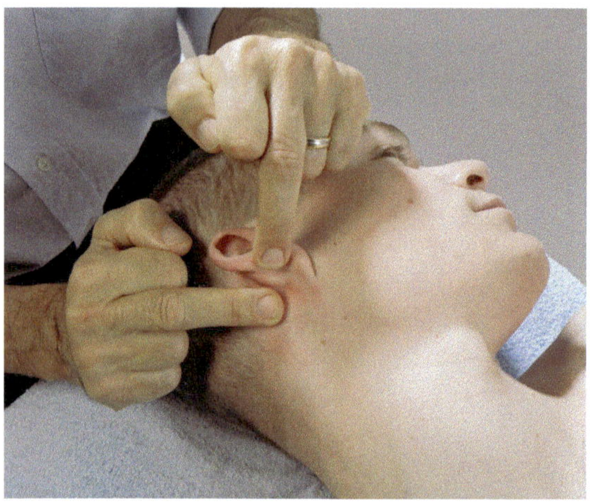

Abb. 19.10 Manipulation des N. auricularis posterior

N. auricularis posterior

Der N. auricularis posterior kann im Bereich des R. occipitalis und der hinter dem Ohr liegenden Muskeln kontaktiert werden. Der Patient liegt auf dem Rücken, sein Kopf ist leicht zur Gegenseite gedreht (> Abb. 19.10).

Ramus occipitalis

Gegen das Mastoid

Legen Sie den Zeigefinger unter den Meatus acusticus externus, direkt auf die Vorderseite des Mastoids.

Lassen Sie den Finger von kranial nach kaudal und von vorne nach hinten gleiten, bis Sie eine (oder auch zwei) Fasern des N. auricularis posterior spüren.

Zur Behandlung verwenden Sie die Gleit-Induktions-Technik. Sie bringt bessere Ergebnisse als die Technik am Ausgang des N. facialis hinter dem Kondylus.

Im M. occipitalis

Im Bereich der Linea nuchae superior gibt es interessante Nervenfasern zu manipulieren.

Machen Sie systematisch einen Seitenvergleich der Vorderseite des Mastoids und des kaudalen Anteils der beiden Mm. occipitales.

Hinter dem Ohr liegender Ast

Lassen Sie den Zeigefinger hinter das Ohr gleiten und suchen Sie nach kleinen sensiblen Nervenfasern. Die Ohrmuschel kann auch mit Zeige- und Mittelfinger ergriffen werden, um die einzelnen sensiblen und verhärteten Nervenfasern zu spüren.

Es ist schwierig, die Rr. auriculares des N. facialis von jenen des Plexus cervicalis superficialis zu unterscheiden. Die hinter dem Ohr liegende Region ist für die Manipulation sehr interessant. Auf wenigen Quadratzentimetern findet man Anastomosen zwischen verschiedenen Nerven, sodass man folgende Strukturen beeinflussen kann:

- N. trigeminus
- N. facialis
- N. occipitalis major
- N. occipitalis minor
- Plexus cervicalis superficialis (aurikulärer und mastoidaler Ast).

Temporofazialer Ast

Spielen Sie mit Daumen und Zeigefinger mit den Hautgeweben im Bereich des Temporale und suchen Sie nach schmerzhaften oder sensiblen Nervenfasern. Behandeln Sie diese mit einer oberflächlichen Rollmassage.

Diese Technik ist besonders gut für Migräne geeignet. Zögern Sie nicht, bis zum Haaransatz vorzudringen.

19.3.4 Entscheidende Punkte der kraniosakralen Mechanik

Im Sinne einer ganzheitlichen Behandlung sollte man auch die Mechanik des kraniosakralen Systems und die Elemente des primär respiratorischen Mechanismus überprüfen:

- Dura mater: hintere Schädelgrube, Tentorium cerebelli
- Os temporale: Pars petrosa, Porus acusticus internus
- Sutura temporooccipitale
- Temporomandibulargelenk.

19.3.5 Indikationen

Die Manipulation des N. facialis ist bei folgenden Indikationen angezeigt:

- Schädel-Gesichts-Trauma
- Folgen von Kiefer- und Gesichtschirurgie
- Fazialislähmung
- Hörstörungen
- Kopfschmerzen, Migräne
- Tinnitus
- Zahnprobleme (Mandibula).

KAPITEL

20 Nervus vestibulocochlearis

20

Der N. vestibulocochlearis (VIII) ist ein komplexer sensorischer Nerv, der sich aus insgesamt zwei anatomisch wie physiologisch unterschiedlichen Nerven zusammensetzt:

- dem *N. cochlearis*, dem eigentlichen Hörnerv, der aus dem Innenohr kommt und auditive Wahrnehmungen übermittelt
- dem *N. vestibularis*, dem Gleichgewichtsnerv, der Informationen, die bei der Erhaltung des Gleichgewichts eine Rolle spielen und mit den für die Tiefensensibilität verbundenen Bereich zusammenhängen, aufnimmt.

Diese beiden Nerven laufen an der Peripherie getrennt und haben ihren Ursprung in zwei unterschiedlichen Teilen des Innenohrs. Sie verbinden sich im inneren Gehörgang zu einem Nervenstamm und ziehen zum Zentralnervensystem, wo sie wiederum in unterschiedlichen Hirnnervenkernen enden.

20.1 Anatomischer Überblick

20.1.1 Ursprung

Der N. vestibulocochlearis nimmt seinen Ursprung an der Medulla oblongata, im Kleinhirnbrückenwinkel. Er besteht aus zwei Wurzeln, Radix cochlearis und Radix vestibularis, die im Bereich des Sulcus bulbopontinus hinter dem N. facialis (VII) aus dem Hirnstamm austreten.

20.1.2 Lagebeziehungen

Im posterioren Teil des Kraniums

Der N. vestibulocochlearis verlässt gemeinsam mit dem N. facialis und dem N. intermedius den Hirnstamm am Kleinhirnbrückenwinkel zwischen der Medulla oblongata und der Brücke, Diese drei Nerven werden auch als „Fazialisgruppe" bezeichnet (➤ Abb. 20.1).

Die verschiedenen Nerven der Fazialisgruppe werden von je einer Piahülle umgeben, um die Cisterna pontocerebellaris durchqueren zu können.

Die Fazialisgruppe liegt oberhalb der Sutura petrooccipitalis, des Sinus petrosus inferior und der Rückseite der Pars petrosa.

In seinem Verlauf vom Sulcus bulbopontinus zum Porus acusticus internus zieht der N. vestibulocochlearis nach lateral, etwas nach anterior und kranial.

Bedeutung für die Osteopathie Die beschriebene Richtung sollte bei der Manipulation des Nervs genau beachtet werden.

Im Meatus acusticus internus

Die Pia mater bildet eine eigene Hülle um jeden Nerv. Die Arachnoidea bildet eine gemeinsame Umhüllung und die Dura mater verschmilzt mit dem Periost.

Der N. vestibulocochlearis liegt anteromedial. Er bildet eine nach oben offene Rinne, in der der N. facialis (VII) und der N. intermedius (VIIb) verlaufen (➤ Abb. 20.2).

Die A. labyrinthi, die von der A. basilaris oder von der A. inferior anterior cerebelli abzweigt, schließt sich den Nerven an. Sie versorgt den N. facialis, den N. vestibulocochlearis, die Kochlea und das Vestibulum.

Meatus acusticus internus

Der *Porus acusticus internus* liegt an der Rückseite der Pars petrosa des Os temporale, am Schnittpunkt zwischen medialem und mittlerem Drittel. Die Öffnung hat eine ovale Form von ungefähr 5 mm Höhe und 8 mm Länge.

Der *Meatus acusticus internus* verbindet das Labyrinth mit der hinteren Schädelgrube (➤ Abb. 20.3). Er enthält die Hör- und Gesichtsnerven und die Gefäßstrukturen für das Innenohr. Dieser direkt in die Felsenbeinpyramide eingelassene Kanal hat eine zylindrische Form. Er zwängt sich wie ein Keil zwischen die Kochlea (medial) und das Vestibulum (lateral).

Die Achse des Meatus ist nach lateral und etwas nach vorne gerichtet (entspricht in etwa der Querachse zwischen beiden Ohren). Diese Richtung sollte bei der Manipulation des N. vestibulocochlearis berücksichtigt werden. Der Boden des Meatus acusticus internus wird durch eine quer verlaufende Kante in zwei Abschnitte unterteilt:

- einen kranialen Abschnitt, in dem sich vorne der N. facialis und der N. intermedius befinden und hinten der obere Teil des Vorhofs (Vestibulum)
- einen kaudalen Abschnitt, der vorne durch den Tractus spiralis foraminosus (Area cochleae) und rückwärts durch den unteren Teil des Vestibulums ausgefüllt wird

Bedeutung für die Osteopathie Alle Techniken für den Ductus thoracicus, die A. subclavia, den Truncus vertebrobasilaris und das Foramen magnum haben großen Einfluss auf die Gefäßversorgung des Innenohrs.

Im hintersten Teil des Meatus acusticus internus verzweigt sich der Nerv in seine Endäste.

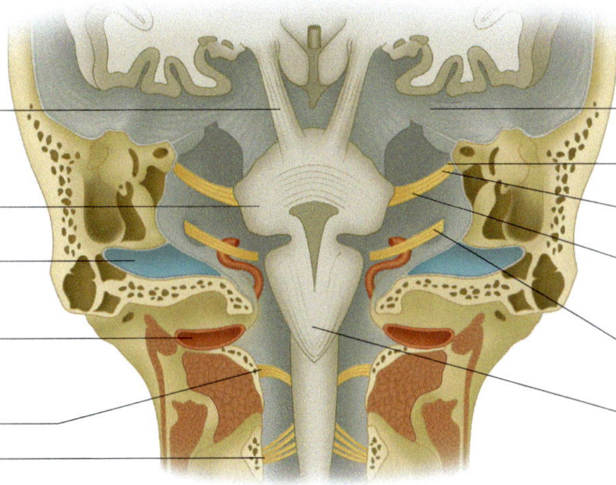

Abb. 20.1 Intrakranieller Verlauf des N. vestibulocochlearis

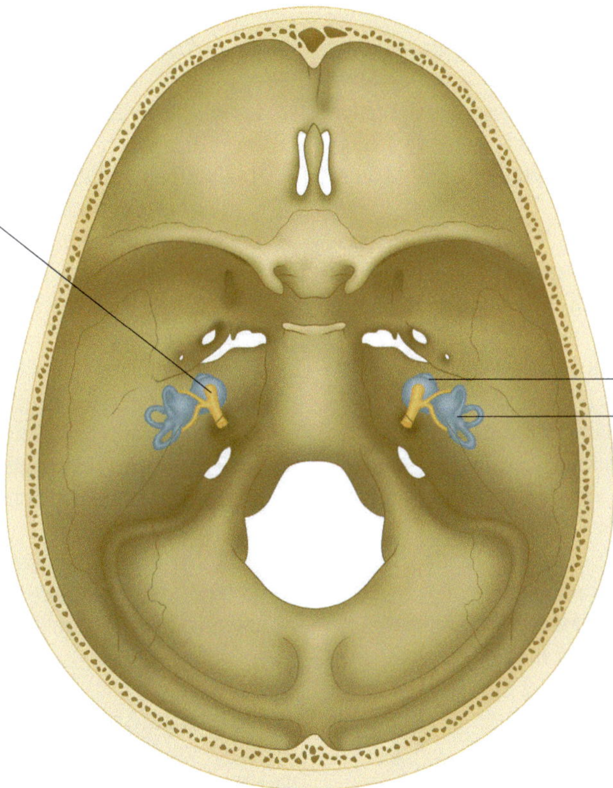

Abb. 20.2 Der N. vestibulocochlearis im Meatus acusticus internus

20.1.3 Endäste

Der *N. cochlearis* zieht zur Kochlea, er wird flacher und rollt sich so ein, dass er eine Schnecke bildet. Die Nervenfasern (ungefähr 40.000 Fasern) ziehen durch die Öffnungen des Tractus spiralis foraminosus und gelangen so zum Ganglion cochleare (Ganglion spirale cochleae).

Vom Ganglion cochleare gehen die Nervenfasern für die internen Zilienzellen ab und auch einige wenige Fasern für die externen Zilienzellen des Corti'schen Organs.

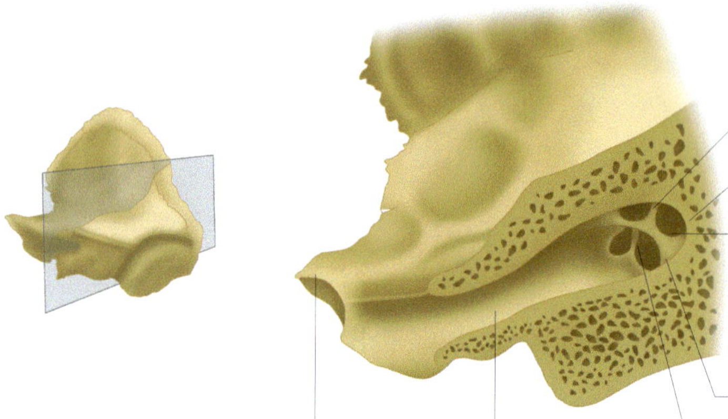

Abb. 20.3 Meatus acusticus internus

N.B.: Testut merkt an, dass dieser Nerv genauso endet wie der N. olfactorius, nämlich nach dem Durchtritt durch eine Lamina cribrosa. Die Fasern des Ganglion cochleare dringen über Foramina, ca. 2.500 Löcher, in den Kochleakanal ein und verlieren dabei ihre Myelinschicht.

Der *N. vestibularis* zieht zum Vorhof. Kurz nach seiner Abspaltung vom N. cochlearis liegt das Ganglion vestibulare, ummittelbar nach dem Ganglion teilt sich der Nerv in:

- eine Pars superior, die den oberen Teil des Vorhofs quert und sich aufteilt in:
  - den N. utriculoampullaris, von dem wiederum
    - der N. utricularis für die Macula utriculi und
    - die Nn. ampullares anterior und lateralis für die Cristae ampullae abzweigen.
  - den N. saccularis superior für die Macula sacculii
- eine Pars inferior, die sich aufteilt in:
  - den N. saccularis für die Macula sacculi und
  - den N. ampullaris posterior für die Crista ampullae posterior.

20.2 Pathophysiologie

20.2.1 Funktionelle Anatomie

Labyrinth

Das Labyrinth oder Innenohr trägt seinen Namen aufgrund seiner komplexen gewundenen Struktur. Es liegt in der Pars petrosa und besteht aus zwei Teilen (> Abb. 20.4):

- das *knöcherne Labyrinth:* dabei handelt es sich um ein System von miteinander kommunizierenden Hohlräumen und Kanälen, das von einer harten Knochenkapsel (Capsula otica) umgeben ist
- das *häutige Labyrinth:* um das sich das knöcherne Labyrinth formt, es wird durch eine einfache Epithelialmembran begrenzt. Es enthält eine visköse Flüssigkeit, die Endolymphe, deren Zusammensetzung der intrazellulären Flüssigkeit sehr ähnlich ist.

Das knöcherne und das häutige Labyrinth werden durch den perilymphatischen Raum voneinander getrennt; dieser enthält die Perilymphe, eine wasserklare, dem Liquor cerebrospinalis ähnliche Flüssigkeit (> Abb. 20.5).

Das Labyrinth wird in zwei Abschnitte unterteilt:

- posterior das vestibuläre Labyrinth
- anterior das kochleare Labyrinth.

Das vestibuläre Labyrinth

Der N. vestibularis und das Vestibulum spielen eine entscheidende Rolle für das Gleichgewicht und den aufrechten Stand, da sie die höheren Zentren über die räumliche Position unseres Kopfes informieren. Gemeinsam mit den Sehbahnen und den Propriozeptoren gehört es zu den wichtigen Verbindungen, die unsere Haltung regulieren.

Das vestibuläre Labyrinth wird von hinten nach vorne betrachtet in drei Strukturen unterteilt (> Abb. 20.6):

- die drei Bogengänge

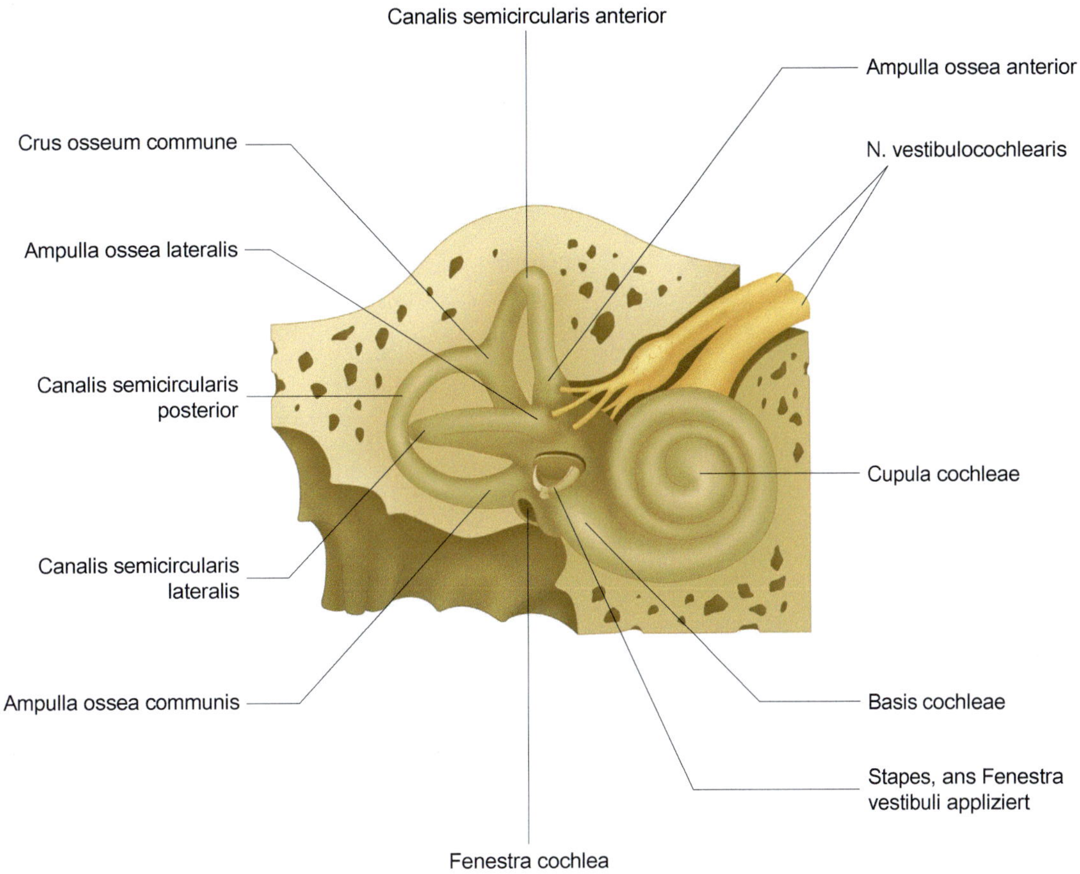

Abb. 20.4 Labyrinth

- das Vestibulum, das zwei häutige Bestandteile enthält: Sacculus und Utriculus
- der Meatus acusticus internus.

Das statische Labyrinth

Utriculus und Sacculus enthalten jeweils eine Macula von 3 mm² Größe. Diese beiden Maculae sind die Sinnesrezeptoren des statischen Labyrinths, die die höheren Zentren über die Position des Kopfes informieren.

Die Macula utriculi ist relativ horizontal, während die Macula sacculi eher vertikal ausgerichtet ist. Die Zilienzellen der Macula liegen in einer gallertartigen Matrix, die Kalziumkarbonatkristalle enthält, die mit als *Otolithen* („Ohrsand") bezeichneten Proteinen verbunden sind.

Die Otolithen üben auf die Zilienzellen eine durch die Schwerkraft beeinflusste Traktion aus. Die Maculae reagieren somit auf die lineare Beschleunigung des Kopfes in horizontaler (z. B. während des Gehens) oder vertikaler Ebene (Beschleunigung der Schwerkraft).

Die Hauptfunktion des statischen Labyrinths besteht darin, *die Kopfposition gegenüber dem Rumpf anzuzeigen*. Als Reaktion auf dieses Signal organisiert der Vestibularkern kompensatorische Bewegungen zur Aufrechterhaltung des Gleichgewichts. Diese Bewegungen dienen dazu, das Schwerkraftzentrum im Stehen zwischen den Beinen (statisches Gleichgewicht) oder bei der Fortbewegung unmittelbar davor (dynamisches Gleichgewicht) zu erhalten. Dadurch kann der Kopf seine Vertikale beibehalten.

Das statische Labyrinth kontrolliert das Gleichgewicht über die *Tractus vestibulospinalis lateralis und medialis.* Dieses System wirkt gemeinsam mit den Propriozeptoren auf der Fußsohle und der Retina an der Aufrechterhaltung der vertikalen Haltung mit.

N.B.: Das statische Labyrinth trägt zum segmentalen Sinn für Positionen bei, d. h. das Gefühl für die Position des Körpers im Raum. Dieser sechste Sinn wird normalerweise durch drei Systeme sichergestellt:

- Gesichtsinn
- Propriozeption

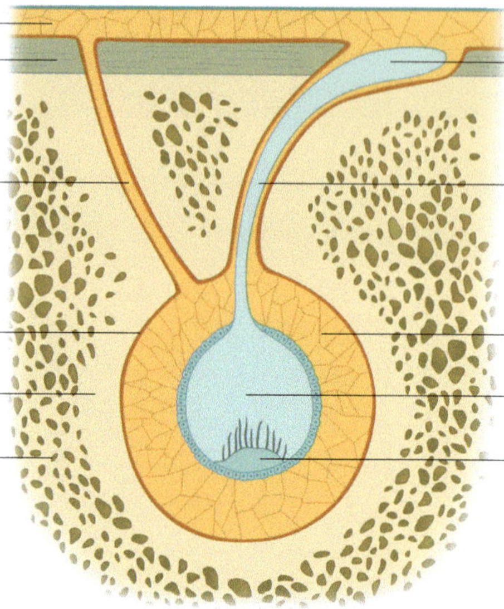

Abb. 20.5 Schematische Organisation der Flüssigkeiten im Labyrinthsystem

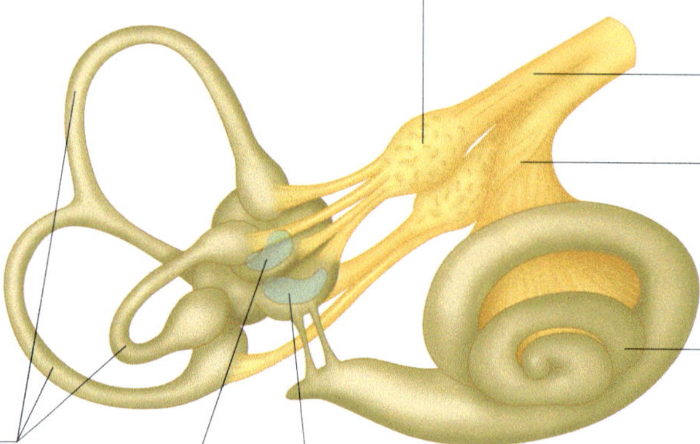

Abb. 20.6 Vestibuläres Labyrinth

- Gleichgewichtssystem.

Wenn eines dieser Systeme ausfällt, kann der Mensch weiterhin aufrecht stehen und gehen, da er ausreichend Informationen aus den beiden anderen Systemen erhält. So kann sich ein Blinder weiterhin aufrecht halten und gehen, auch wenn die Blindheit ihm einige Grenzen setzt.

Umgekehrt verwendet ein Mensch, dem die bewusste Propriozeption verloren gegangen ist, den Gesichtsinn als Ersatz für die Propriozeption. Schließt er die Augen, wird er „hilflos" (sensitive Ataxie).

Wenn das statische Labyrinth inaktiv ist, kann das einfache Schließen der Augen zu einem schweren Sturz führen.

Das kinetische Labyrinth

Jeder Bogengang bildet an seinem Ende eine Ampulla, die einen zur Achse des Kanals senkrecht stehenden Wulst, Crista ampullaris, aufweist, an deren Oberfläche sich Sinneszellen des kinetischen oder dynamischen Labyrinths befinden. Die Crista reagiert auf Drehbeschleunigungen des Labyrinths, wie sie bei jeder Kopfrotation entstehen.

Durch die Rotation des Kopfes wird die Endolymphe im Inneren der Bogengänge in Bewegung gesetzt, die Bogengänge signalisieren somit sämtliche Kopfbewegungen.

Die Hauptfunktion des dynamischen Labyrinths besteht darin, Informationen zu liefern, die als Reaktion auf Kopfbewegungen kompensatorische Augenbewegungen auslösen.

Der vestibulookuläre Reflex verwendet den Nervus vestibularis und seine Kerngebiete und ihre Verbindung zu den motorischen Nervenkernen der Augenmuskeln. Dadurch kann der Blick auf ein bestimmtes Zielobjekt fixiert werden, während der Kopf bewegt wird. So bewegen sich beide Augen gemeinsam, d. h. parallel.

Das kochleare Labyrinth

Der N. cochlearis ist für das Hören zuständig, er übermittelt die Hörimpulse aus der Kochlea (➤ Abb. 20.7).

Der N. cochlearis besteht in der Hauptsache aus einer zentralen myelinisierten Verlängerung der 30.000 bis 40.000 großen bipolaren Neuronen des Ganglion cochleare.

Die Kochlea ist Teil des anterioren Labyrinths, sie erinnert in ihrem Aussehen an eine Schnecke. Sie besteht aus einem hohlen Rohr mit zweieinhalb Umdrehungen. Die Lamina spiralis teilt die Kochlea in zwei voneinander unabhängige Abschnitte unterschiedlicher Zusammensetzung:

- den Ductus cochlearis, der mit Endolymphe, einer der intrazellulären Flüssigkeit ähnlichen Substanz, gefüllt ist und
- das mit Perilymphe, einer dem Liquor cerebrospinalis oder der extrazellulären Flüssigkeit ähnlichen Flüssigkeit, gefüllte Spatium perilymphaticum (Scala tympani und Scala vestibuli).

Die vom Trommelfell aufgenommenen Schallwellen werden durch die Gehörknöchelchen verstärkt und an das Vorhoffenster übertragen.

Die Bewegungen des Steigbügels werden über das Vorhoffenster auf die Scala vestibuli übertragen und erzeugen Vibrationen in der Perilymphe.

Da Flüssigkeiten nicht komprimierbar sind, kommt es durch diese Vibrationen zu Druckveränderungen, die sich von der Scala vestibuli über das Schneckenloch (Helicotrema) auf die Scala tympani übertragen, dabei wird die Endolymphe im Ductus cochlearis in Schwingung versetzt. Diese Flüssigkeitsbewegungen werden auf die Zilienzellen des Corti'schen Organs, das im Ductus cochlearis liegt, übertragen. Der so erzeugte Impuls wird anschließend an den N. cochlearis weitergeleitet.

Die Spitze der Kochlea kodiert die tiefen Frequenzen und der untere Teil der Kochlea die hohen Frequenzen.

20.2.2 Klinik

Obwohl der N. vestibularis und der N. cochlearis voneinander unabhängige Strukturen sind, haben ihre peripheren Läsionen oft gleichzeitig auftretende klinische Folgen, die ihre engen räumlichen Beziehungen widerspiegeln.

Die Läsionen des N. vestibulocochlearis können einen Tinnitus (Ohrensausen etc.), Schwindel (Benommenheit, Gleichgewichtsstörungen) und Störungen oder Einschränkungen der Hörfähigkeit zur Folge haben.

Die zentralen Läsionen können entweder den kochlearen oder den vestibulären Anteil des VIII. Hirnnervs betreffen.

N. vestibularis

Vestibularissyndrom

Die Schädigung der vestibulären Funktion beeinträchtigt gleichzeitig die Augenbewegungen und die Haltung. Sie ist verantwortlich für Schwindel, Gleichgewichtsstörungen oder Nystagmus (rhythmische unwillkürliche Augenbewegung).

Der Nerv und die vestibuläre Funktion können anhand des Haltungsgleichgewichts und der Augenbewegungen des Patienten beobachtet werden.

Schwindel

Definition

Mit Schwindel bezeichnet man eine eingebildete Bewegung, die den Patienten und sein Umfeld betrifft. Es handelt sich um ein fälschlicherweise angenommenes Gefühl von Bewegung des Patienten gegenüber den Objekten der Umgebung oder der Objekte gegenüber dem Patienten. Am häufigsten ist der Drehschwindel. Der Schwindel setzt sich aus drei Komponenten zusammen:

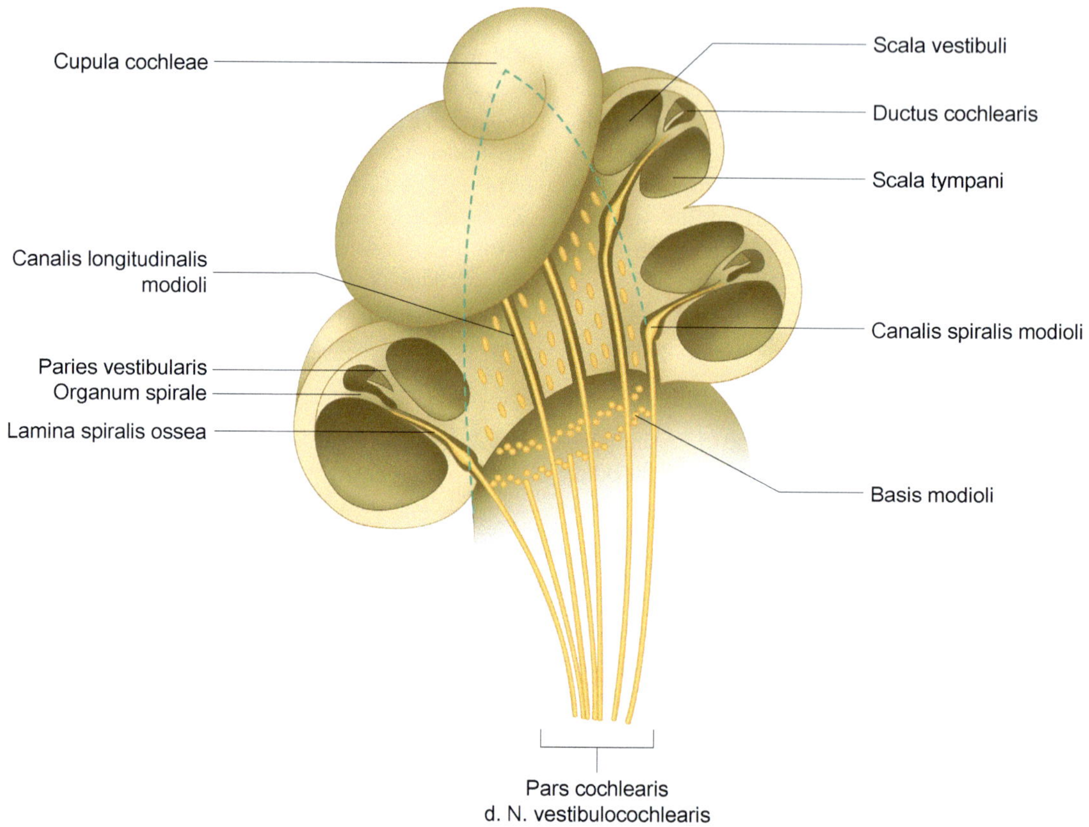

Abb. 20.7 Kochleares Labyrinth

- zerebrale Komponente: Gefühl, sich zu drehen (oder anteroposteriore Schaukelbewegung, eventuell mit Sturz) und Angstgefühl
- Ungleichgewicht als Folge des Schwindelgefühls
- neurovegetative und vasomotorische Komponente verursacht durch die Auswirkungen auf die Nervenkerne.

Der Schwindel wird häufig von einem vestibulären Nystagmus begleitet. Er ist Ausdruck einer Schädigung des Vestibularsystems: das posteriore Labyrinth, der N. vestibularis und die Integrations- und Verarbeitungszentren des Signals. Diese Schädigung führt dazu, dass fehlerhafte Informationen an das Gleichgewichtszentrum weitergeleitet werden, die im Widerspruch zu den Informationen aus anderen Quellen stehen, die eine echte Bewegung leugnen. Das Gefühl des Schwindels entsteht durch diesen Sinneskonflikt. Diese Symptome werden häufig von Übelkeit und Erbrechen begleitet.

Die wichtigsten Ursachen von vestibulärem Schwindel

Benigner peripherer paroxysmaler Lagerungsschwindel

Die häufigste Ursache von Schwindel. Der Schwindel wird durch eine Veränderung der Kopfposition verursacht.

Der Anfall ist relativ kurz – 30 bis 60 Sekunden lang –, aber die ihn begleitende Übelkeit kann länger anhalten.

Als Ursache wird häufig eine Blockade der Otolithen angeführt, die in den Bogengängen stecken geblieben sind.

Der Mechanismus entspricht der Cupulolithiase des hinteren Bogengangs: Ablagerung von Otolithenpartikeln (aus der Macula utriculi) auf der Cupula des hinteren Bogengangs oder der *Canalolithiase* (mobile Otolithen in der Endolymphe des hinteren Bogengangs).

Es wird angenommen, dass durch das Drehen oder Anheben des Kopfes die Otolithen bewegt werden und bestimmte Rezeptoren stimulieren, die somit falsche Botschaften ans Gehirn senden.

Die klassische medizinische Behandlung ist das so genannte *Epley-Manöver* (auch *Sermont-Manöver*), eine Technik, die die Otolithen wieder in Bewegung bringt. In der Osteopathie werden viele andere Ursachen für diesen benignen Lagerungsschwindel vermutet, darunter Probleme im Bereich des Thoracic outlet oder der A. vertebralis oder im interkanalären Bereich.

Neuronitis vestibularis oder vestibuläre Neuritis

Diese Schwindelform, die den Patienten ans Bett nagelt, ist glücklicherweise eher selten. Die Dauer der Anfälle kann zwischen 2 Tagen und 2 Wochen betragen.

Die Ätiologie dieses Schwindels ist unbekannt, angenommen wird eine virale Schädigung des N. vestibularis.

Die Behandlung ist symptomatisch. Allerdings kann eine Labyrinthitis nicht nur den N. vestibularis, sondern das gesamte System des Innenohrs schädigen. Man sollte nach einer Hypakusis suchen.

Auch wenn man normalerweise nur einmal in seinem Leben eine Neuronitisattacke erlebt, kommt es gelegentlich zu Rückfällen.

Eine vestibulokochleare Neuritis kann auf mechanische Probleme zurückzuführen sein oder auch auf eine Medikamenten- oder Alkoholvergiftung.

Eine Labyrinthitis führt zu einem ähnlichen Symptombild, häufig begleitet von Beeinträchtigungen der Hörfunktionen. Sie kann die Folge einer einfachen Otitis sein.

Morbus Menière

Bei der Menière-Krankheit handelt es sich um eine spezielle Spielart des Schwindels, die in paroxystischen Krisen auftritt und von Tinnitus, Hörstörungen und dem Gefühl ein „volles" Ohr zu haben, gekennzeichnet wird. Manchmal wird sie von Kopfschmerzen begleitet.

Der Schwindel ist sehr heftig und kann zu Stürzen führen. Er wird durch plötzliche Kopfbewegungen verstärkt.

Die Anfälle sind anfänglich häufig und treten anschließend in größeren Intervallen auf. Sie dauern zwischen einigen Minuten und mehreren Stunden. Zwischen den Anfällen sind die Patienten meist symptomfrei.

Nach einem Anfall kommt es zu einer Hypakusis oder zu Taubheit. In unserer Praxis treffen wir häufig auf Patienten, die angeblich an einem Morbus Menière leiden, allerdings keinerlei Beeinträchtigung der Hörfunktion aufweisen.

Die Ätiologie dieser Erkrankung ist unbekannt, häufig wird sie mit einem „akuten Vestibularglaukom" in Verbindung gebracht. Durch den Anstieg des endolymphatischen Drucks (endolymphatischer Hydrops) kommt es zu einer Erweiterung des Ductus cochlearis, des Utriculus und des Sacculus. Dieser Überdruck, hinter dem häufig ein Verschluss des Ductus perilymphaticus vermutet wird, führt zu iterativen mehr oder weniger häufigen Anfällen. Manche Autoren vermuten auch allergische Faktoren als Ursache.

Akustikusneurinom

Der durch das Akustikusneurinom entstehende Schwindel kann relativ heftig sein und von Gleichgewichtsstörungen begleitet werden, sein Leitsymptom ist jedoch die Taubheit auf einem Ohr.

Die Dauer des Schwindels, der meist durch eine Positionsveränderung oder eine Haltungskorrektur ausgelöst wird, ist variabel.

Ätiologisch handelt es sich um einen gutartigen Tumor am N. vestibulocochlearis.

Vorsicht: Schwindel kann auch Anzeichen anderer, manchmal schwerer Erkrankungen sein:

- vertebrobasiläre Insuffizienz
- Subclavian-Steal-Syndrom (Subklavia-Anzapfsyndrom)
- Herzrhythmusstörungen, Bluthoch- oder Niederdruck, Anämie, Herzinsuffizienz, Medikamenteneinnahme, Sehstörungen
- labyrinthische Ischämie, wie man sie bei einer Arthrose durch die Kompression der A. vertebralis finden kann, durch die die A. labyrinthi beeinträchtigt wird
- Anomalien am kranio-zervikalen Übergang (Verbindung zwischen einer Schädigung der letzten Hirnnervenpaare, einer Zervikalgie und Kopfschmerzen, die häufig durch Manöver ausgelöst werden, die zu einem Druckanstieg des Liquor cerebrospinalis führen)
- Folgen eines Schädeltraumas, Kontusionen oder Frakturen der Pars petrosa oder des knöchernen Labyrinths. Die meisten Untersuchungsverfahren am Kopf können die zahlreichen Fixierungen objektivieren, die wir mit unseren Händen erspüren können
- multiple Sklerose (anfängliches Schwindelsyndrom in 5 bis 7 % der Fälle)
- ischämische Attacke des Hirnstamms und der hinteren Schädelgrube (Kleinhirnsyndrom)
- raumfordernder intra- oder extrazerebraler Prozess, vor allem im Bereich des Kleinhirnbrückenwinkels
- Otosklerose, fibröse Dysplasie, Morbus Lobstein und Morbus Paget können ein Schwindelsyndrom mit Tinnitus und Taubheit erzeugen.

Nystagmus

Die Bogengänge werden durch Bewegungen der Endolymphe stimuliert, die auf Beschleunigung und Verlangsamung reagiert.

Im Falle einer Läsion können die Veränderungen der Augenmuskulatur, der so genannte Nystagmus, relativ leicht beobachtet werden.

Der Nystagmus ist eine unkontrollierte rhythmische Bewegung der Augen (Augenzittern).

Der vestibuläre Nystagmus ist ein sprunghafter Nystagmus, dabei folgt auf eine langsame Abweichung der Augen eine schnelle Bewegung in die Gegenrichtung. Der Nystagmus wird nach der Seite der schnellen Bewegung (die am besten sichtbar ist) und durch die Richtung (horizontal, vertikal, drehend, in mehrere Richtungen) benannt.

Gleichgewichtsstörungen

Gleichgewichtsstörungen sind auf eine vestibuläre Ataxie zurückzuführen. Dabei handelt es sich um motorische Störungen, bei der der Patient aufgrund von vestibulären Störungen seine Position im Raum nicht mehr genau bestimmen kann.

Bei einer einseitigen vestibulären Störung weicht der Patient während des Gehens von einer geraden Linie ab, da er zur Seite mit dem geschädigten Labyrinth gezogen wird.

Der Patient versucht diese Abweichung bewusst zu korrigieren, woraus der charakteristische Zickzackgang entsteht.

Lässt man diesen Patienten die Augen schließen und ihn dann entweder nach vorne oder rückwärts gehen, kann man den typischen Sterngang nach Babinski-Weil beobachten.

Bei einer beidseitigen Störung gibt es keine spontanen Gangstörungen. Bei der klinischen Untersuchung werden spezielle Tests eingesetzt, bei denen schnell die Richtung geändert werden muss, um das vestibuläre Defizit aufzuzeigen.

Klinische Tests zur Untersuchung der Vestibularisfunktion

Romberg-Zeichen

Das Romberg-Zeichen bezeichnet die Tatsache, dass ein Patient, der mit geschlossenen Beinen aufrecht am Boden steht, seine aufrechte Position nicht mehr beibehalten kann, sobald er die Augen schließt. Wichtig ist, dass der Patient im Stehen untersucht wird, die Fersen berühren sich, die Füße sind nackt und beschreiben ca. einen 30° Winkel. Stellen Sie sich hinter den Patienten, damit Sie ihn gegebenenfalls auffangen können, wenn er, sobald er die Augen schließt, stürzt.

Das Romberg-Zeichen zeigt eine Ataxie unterschiedlichen Ursprungs an.

Bei vestibulären Störungen lateralisiert sich das Romberg-Zeichen nach der akuten Phase, d. h., der Patient stürzt auf die geschädigte Seite.

Vorsicht: Das Romberg-Zeichen darf nicht mit dem Rhomberg-Test, der ein Haltungstest ist, mit dem die feinen Veränderungen in der Haltungsstrategie beurteilt werden, wenn der Patient die Augen schließt, verwechselt werden.

Test der geraden Linie

Man ersucht den Patienten, eine gerade Linie entlangzugehen. Wenn er abweicht oder „wie betrunken" geht, sollte man an eine Störung des Labyrinthsystems denken.

Zeigeversuch

Der Patient sitzt auf der Behandlungsliege. Ersuchen Sie ihn, mit seinem Zeigefinger einen Gegenstand zu berühren, den er vorher gesehen hat. Bei einer Störung des Labyrinthsystems weicht der Finger ab.

Spontaner Nystagmus

Der Patient sitzt auf der Behandlungsliege. Halten Sie Ihren Finger in einem Abstand von ca. 30 cm von seinem Gesicht weg und ersuchen Sie ihn, Ihren Finger zu fixieren. Bewegen Sie diesen langsam nach oben, unten und zur Seite.

Bei Labyrinthstörungen führen die Augen unwillkürlich oszillierende Bewegungen aus.

Normalerweise sieht man zwei ruckartige Bewegungen: eine langsame, die der Bewegung des Fingers folgt, und eine sehr schnelle, die in die andere Richtung bewegt.

Test mit ausgestreckten Armen

Unter den gleichen Bedingungen wie für das Romberg-Zeichen kann man den Patienten ersuchen, seine Arme horizontal nach vorne zu strecken und die Hände so nebeneinander zu legen, dass sie sich berühren. Achten Sie auf die Position der Zeigefinger des Patienten, indem Sie z. B. Ihre eigenen Zeigefinger denen des Patienten gegenüber legen.

Bei einer Vestibularisstörung weichen die Zeigefinger (durch eine Rotation des Rumpfes oder des Schultergürtels) zur Läsionsseite ab.

Fukuda-Test

Beim Fukuda-Test (Unterberger-Tretversuch) soll der Patient mit geschlossenen Augen und ausgestreckten Armen auf der Stelle in 30 Sekunden 30 Schritte machen und dabei die Knie 45° anheben.

Medizinisch ist der Test positiv und Hinweis auf eine vestibuläre Störung, wenn der Patient seine Position um 30° verändert.

Dieser Test wird auch in der Posturologie verwendet, da kleinere Abweichungen funktionelle Störungen in der Haltungsregulation erkennen lassen.

N. cochlearis

Bei einer Störung des N. cochlearis verringert sich entweder die Hörfähigkeit (Schwerhörigkeit, Hypakusis) oder der Patient beschreibt subjektive Symptome (Ohrensausen, Tinnitus).

Subjektive Störungen: Tinnitus

Ohrensausen, Ohrenklingeln, Glockengeräusche, Geräusch von zerknülltem Papier, all diese Geräusche werden unter dem Begriff Tinnitus zusammengefasst. Sie sind Zeichen für eine Irritation im Hörorgan, vor allem im Innenohr und des N. cochlearis.

Pulsierendes Ohrengeräusch

Der Patient hört ein rhythmisches vaskuläres Geräusch. Er glaubt, seinen eigenen Puls im Ohr zu hören. Diese Geräusche sind Hinweis auf eine Otitis, eine einfache Stauung im Ohr, ein Aneurysma, die Folgen eines Schädeltraumas oder eines Bluthochdrucks.

Es kann sich auch ganz einfach um eine Blockade in der unteren Halswirbelsäule oder der ersten Rippe, die nahe am Ganglion stellatum liegt, handeln.

Erinnern wir hier kurz daran, dass die erste Rippe häufig auf ein verstecktes viszerales Problem in folgenden Regionen hinweist: Pleurakuppel, Lungen und unterhalb des Diaphragmas liegende Organe auf der gleichen Seite.

Andere Formen von Tinnitus

Andere Formen von Tinnitus entstehen durch Irritation des N. vestibulocochlearis und seiner Äste. Zu ihren zahlreichen Merkmalen zählen: Geräusche wie das Zerknüllen von Papier, kontinuierliches Schnurren, Pfeifen, Geräusch wie eine ans Ohr gehaltene Muschel, Nebelhorn etc.

Sie sind Ausdruck von:

- Problemen im Außenohr: Wachspfropfen, Wasser im Ohr etc.
- Läsionen der Paukenhöhle: Otitis, Otosklerose, Tubenkatarrh, der Patient hört dabei v. a. tiefe Töne
- Läsionen des Innenohrs: Bluthochdruck, endolymphatischer Überdruck, Ischämie, der Patient hört v. a. hohe Töne

Diese Symptome sind zu unterscheiden von:

- intrakraniellen Pfeifgeräuschen, die manchmal bei der Auskultation hörbar sind und auf ein intrakranielles Aneurysma zurückzuführen sind
- auditiven Halluzinationen durch die Irritation der Hörrinde.

Objektivierbare Störungen: Schwerhörigkeit

Diese Störungen bestehen in einer Verringerung oder einem Verlust der Hörfähigkeit (Hypakusis oder Kophosis).

Die verschiedenen Formen der Schwerhörigkeit können in zwei Kategorien unterteilt werden:

- Schallleitungsschwerhörigkeit: Unterbrechung in der Schallübertragung zwischen dem Luftmilieu und der Kochlea
- Schallempfindungsschwerhörigkeit: Verschlechterung der Hörbahnen zwischen der Kochlea und der Hörrinde.

Die Schallleitungsschwerhörigkeit kann folgende Ursachen haben:

- Anhäufung von Zerumen im Meatus acusticus externus
- Wasser im Ohr (nach dem Haarewaschen zum Beispiel)
- Otitis media, Entzündung des Mittelohrs
- geplatztes Trommelfell (heftige Explosion, Tauchen)
- Otosklerose, Beeinträchtigung des ovalen Fensters, in dem die synoviale Gelenkskapsel zwischen dem Steigbügel und dem Labyrinth langsam durch Knochengewebe ersetzt wird. Der Steigbügel wird immer unbeweglicher und es kommt zu einer schweren Schädigung des Gehörsinns in allen Tonlagen.

Die Schallempfindungsschwerhörigkeit geht meist von der Kochlea aus. Wir unterscheiden im Wesentlichen folgende Arten von Schwerhörigkeit:

- Schwerhörigkeit bei älteren Menschen. Bei dieser häufigsten Form der Schwerhörigkeit werden v. a. hohe Töne nicht mehr wahrgenommen (Presbyakusis). Sie ist auf die Degenerierung der Basalwindungen des Corti'schen Organs zurückzuführen. Die betroffenen Personen können Konsonanten mit hohen Frequenzen (d, s, t) nicht mehr unterscheiden. Die Vokale, die eine niedrige Frequenz haben, sind durchaus hörbar. Deshalb sollte man mit älteren Personen deutlicher und nicht notwendigerweise lauter sprechen.
- berufsbedingte Schwerhörigkeit: Sie wird durch einen sehr lauten Arbeitsplatz verursacht. Ständig vorhandener Lärm kann zu einer Degeneration des Corti'schen Organs in dem Frequenzbereich führen, der besonders beansprucht wird.
- akustisches Trauma/Hörsturz: Wird man kurzzeitig einem zu intensiven Lärm ausgesetzt, kann dies zu vorübergehender Schwerhörigkeit führen.
- Schädeltrauma: Frakturen der Pars petrosa oder schwere Läsionen, bei denen der Kopf aufschlägt und zurückwippt, etwa bei einem Schleudertrauma, kön-

nen den N. cochlearis und die Kochlea definitiv schädigen.
- Insult, eine transitorische ischämische Attacke oder eine Thrombose der A. labyrinthi können zu Schwerhörigkeit mit oder ohne Schwindel führen.
- Ototoxische Schwerhörigkeit: Sie kann nach Gabe bestimmter Medikamente, z. B. Streptomycin, Neomycin, Chinin oder auch Acetylsalicylsäure, entstehen.
- Infektiöse Schwerhörigkeit: Sie kann durch eine mehr oder weniger vollständige Zerstörung der Kochlea durch das Mumpsvirus oder durch Röteln in utero (Embryopathia rubeolosa) verursacht werden.

Kombinierte Schädigungen sind in ihrem Verlauf progredient. Sie betreffen beide Ohren und treten oft gehäuft in einer Familie auf. Sie betreffen mehr Frauen als Männer und werden von den großen hormonellen Schwankungen (Pubertät, Menopause, Schwangerschaft etc.) beeinflusst.

Das Akustikusneurinom ist ein gutartiger Tumor im Bereich des VIII. Hirnnervs. Es ist eine häufige Ursache für Schallempfindungsschwerhörigkeit im Erwachsenenalter. Das Neurinom kann den N. cochlearis und den N. vestibularis betreffen, aber auch den N. facialis und den N. trigeminus.

20.3 Behandlungstechniken

20.3.1 Technik mit Traktion und Ecoute

Legen Sie auf der der Behandlungsseite gegenüberliegenden Seite den Daumen auf die Ala major des Sphenoids und die anderen Finger unter das Okziput (➤ Abb. 20.8).

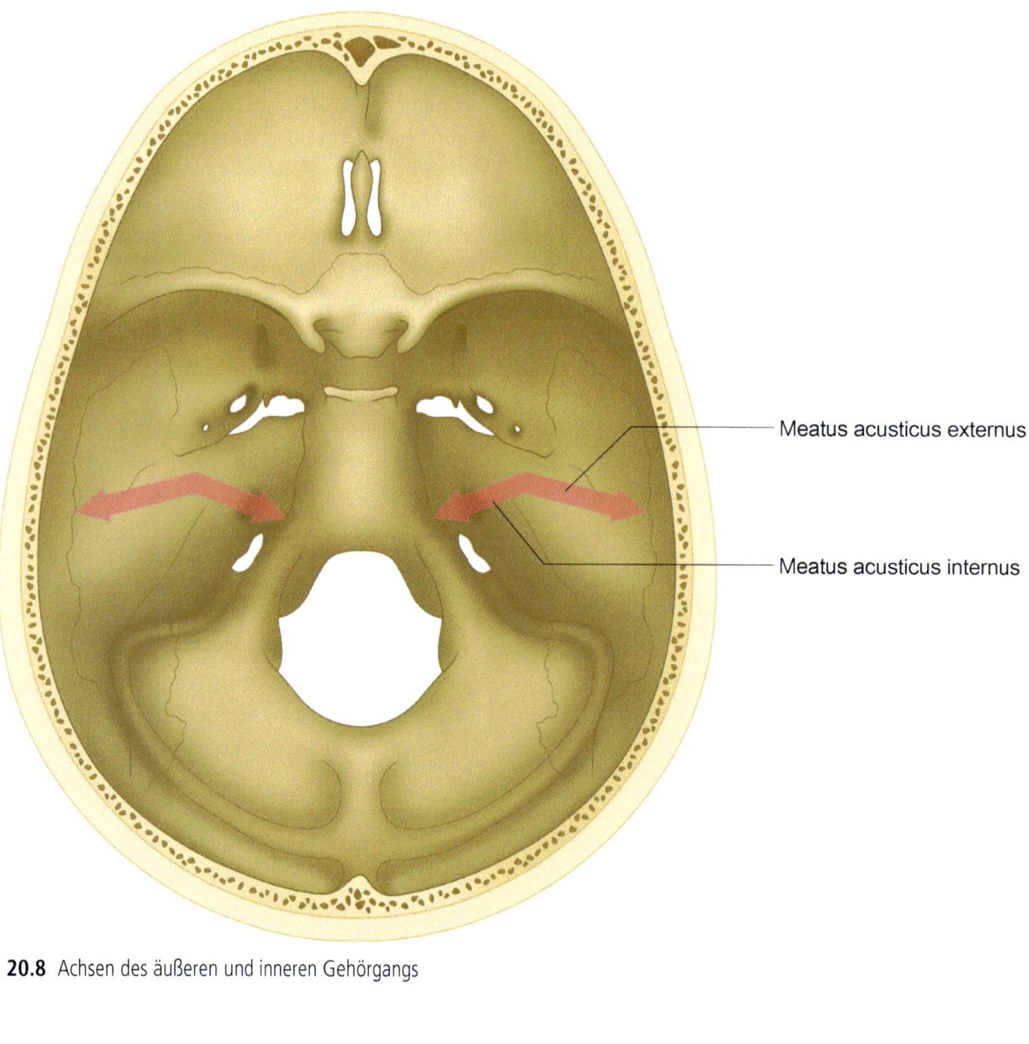

Abb. 20.8 Achsen des äußeren und inneren Gehörgangs

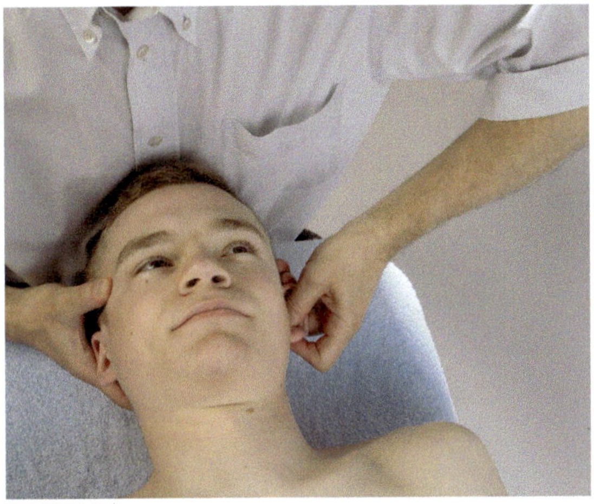

Abb. 20.9 Technik für den N. vestibulocochlearis mittels Traktion und Ecoute

Auf der Behandlungsseite nehmen Sie das Ohr zwischen Daumen auf der einen und Zeige- und Mittelfinger auf der anderen Seite (➢ Abb. 20.9).

Phase 1

Um den Bereich Sphenoid-Okziput auf der Behandlungsseite zu öffnen, bringen Sie den Daumen näher an die Finger, die das Ohr halten, heran. Seien Sie dabei vorsichtig, um die Schläfe, die besonders sensibel ist, nicht zu beeinträchtigen.

Phase 2

Führen Sie eine sanfte und progressiv intensivere Traktion am Ohr und der unmittelbar angrenzenden Schädelregion oder über den Tragus aus. Ziehen Sie nach lateral, leicht nach kranial und anterior. Grob gesprochen wird das Ohr oder der Tragus vom kontralateralen Processus mastoideus weg gezogen.

Phase 3

Sobald Sie spüren, dass die intrakraniellen Gewebe in Spannung versetzt wurden, verstärken Sie den Zug nicht mehr. Nun beginnt das Os temporale normalerweise um eine Achse, die dem N. vestibulocochlearis und dem Labyrinth entspricht, zu schwanken.

Machen Sie eine Induktion mit den verschiedenen Bewegungen, die Sie wahrnehmen, bis Sie einen Gleichgewichtspunkt erreichen. Ziehen Sie nun noch zwei- oder dreimal am Ohr und folgen Sie genau der Achse des Nervs, die nun besser wahrgenommen werden kann.

Lassen Sie anschließend das Ohr aus und bringen Sie die von Ihren Fingern gebildete Zange in die Neutralposition zurück.

N.B.: Diese Technik ist interessant, weil sie nicht nur auf den N. vestibulocochlearis, sondern auch auf die ihn begleitende A. labyrinthi einwirkt.

Die Gefäßversorgung des Labyrinths ist eine terminale Versorgung und daher ist das Innenohr besonders anfällig für Ischämien oder Verringerungen des Blutflusses. Diese Technik verbessert auch die Perfusion des Vorhofs und der Kochlea.

20.3.2 Globalisierung

Die Manipulation des N. vestibulocochlearis wird im Allgemeinen mit der Manipulation des N. facialis verbunden:

- Verlauf innerhalb der Pars petrosa
- N. auricularis posterior
- Meatus acusticus externus.

20.3.3 Entscheidende Punkte der kraniosakralen Mechanik

Im Sinne einer ganzheitlichen Behandlung sollte man auch die Mechanik des kraniosakralen Systems und die Elemente des primär respiratorischen Mechanismus überprüfen:

- Dura mater: hintere Schädelgrube, Tentorium cerebelli
- Os temporale: Pars petrosa, Porus acusticus internus
- Sutura temporooccipitalis
- Tuba auditiva.

20.3.4 Indikationen

Folgende Indikationen können für die Manipulation des N. vestibulocochlearis genannt werden:

- Schwindel, Morbus Menière, Gleichgewichtsstörungen. Nennen wir nochmals die für ein gutes Gleichgewicht erforderlichen Voraussetzungen:
- ein guter Druckgradient in den Flüssigkeiten des Innenohrs
- Integrität des lokalen/regionalen und des zentralen Nervensystems, v. a. die Verbindungen des N. vestibularis zum Kleinhirn

- ein Kranium ohne knöcherne, suturale oder membranöse Fixierungen oder Blockaden
- keine Belastungen im Bereich des N. facialis, des N. intermedius, des N. vestibulocochlearis
- guter Perfusionsdruck in der A. labyrinthi
- Reisekrankheit (Kinetose)
- Hypakusis
- propriozeptive Störungen
- wiederkehrende Haltungsstörungen
- rezidivierende Zervikalgien.

KAPITEL

21 Nervus glossopharyngeus

Der N. glossopharyngeus (IX) führt motorische Fasern für den Pharynx und das Gaumensegel und sensible Fasern für die zahlreichen Schleimhäute, auf die wir später noch eingehen werden, insbesondere für das Ohr und die Zunge.

21.1 Anatomischer Überblick

21.1.1 Ursprung

Der N. glossopharyngeus tritt aus dem Sulcus lateralis posterior unterhalb des N. vestibulocochlearis und oberhalb des N. vagus aus dem Hirnstamm aus.

21.1.2 Verlauf

Vom Hirnstamm ausgehend zieht der N. glossopharyngeus nach lateral und etwas nach anterior zum Foramen jugulare und durch dieses zur Zungenwurzel.

Er beschreibt einen rechten Winkel, um vertikal nach unten zur Schädelbasis und weiter zur Halswirbelsäule zu ziehen (➤ Abb. 21.1).

21.1.3 Lagebeziehungen

Im kranialen Anteil

Der N. glossopharyngeus befindet sich gemeinsam mit dem N. vagus und dem N. accessorius in einer Arachnoideahülle.

Im knöchernen Anteil

Der N. glossopharyngeus zieht im anteromedialen Teil durch das Foramen jugulare. Eine fibrös-knorpelige Lamina trennt ihn vom N. vagus, vom N. accessorius und von der V. jugularis (➤ Abb. 21.2).

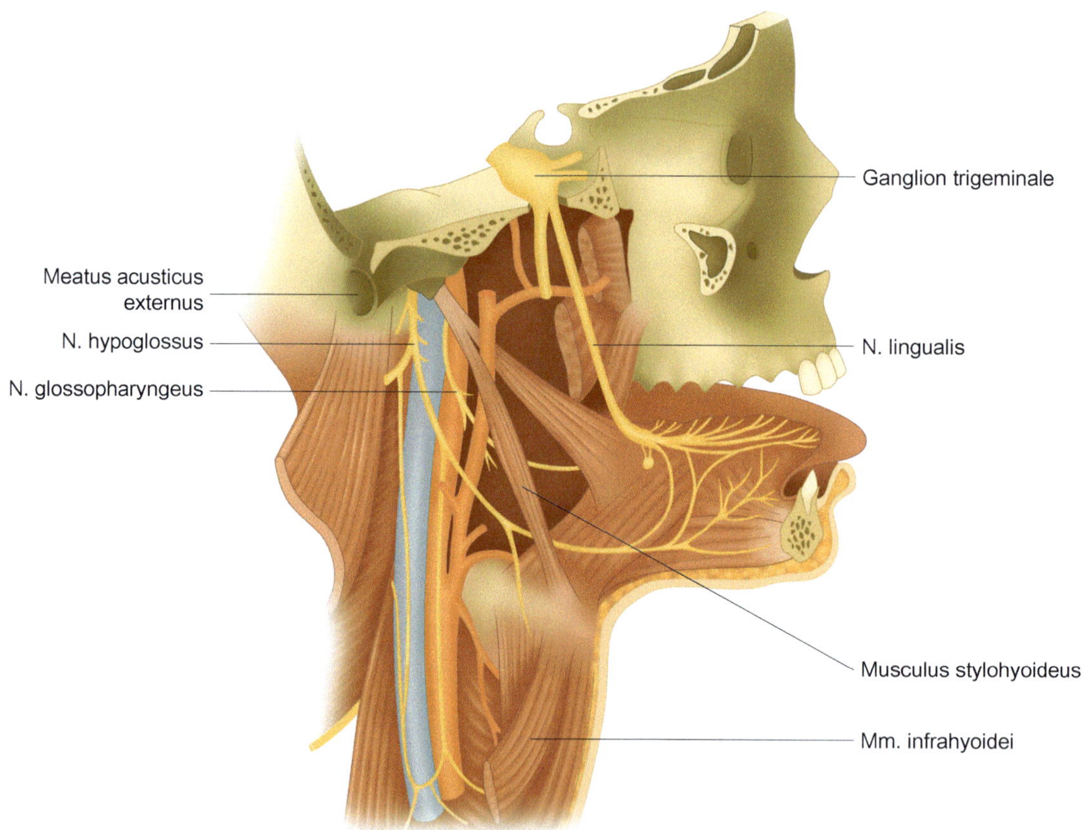

Abb. 21.1 Verlauf des N. glossopharyngeus

21

Im zervikalen Anteil

Vom Foramen jugulare bis zur Zunge beschreibt der N. glossopharyngeus eine nach oben und vorne offene Krümmung.

Bei seinem Austritt aus dem Schädel wird er medial von der A. carotis und lateral von der V. jugularis umgeben. Weiter kaudal verläuft er vor der A. carotis und zieht dabei durch den zwischen M. stylopharyngeus und M. styloglossus gebildeten Raum zur Zungenschleimhaut.

21.1.4 Ganglien

Die Ganglien enthalten Perikaryen der afferenten Fasern des N. glossopharyngeus.

Ganglion superius

Das kleinere, rein sensible Ganglion superius (Ehrenritter) liegt innerhalb des Foramen jugulare.

Ganglion inferius

Das größere sensible und parasympathische Ganglion inferius (Andersch) liegt direkt unterhalb des Foramen jugulare, in der Fossa petrosa in der Mitte des hinteren Felsenbeinrands.

21.1.5 Anastomosen

Der N. glossopharyngeus bildet mit folgenden Nerven Anastomosen:

- N. vagus: eine dünne Faser verbindet den Nerv unmittelbar unterhalb des Foramen jugulare auf Höhe des Ganglion inferius mit dem N. vagus.
- N. facialis: eine Nervenfaser schließt sich den beiden Nerven unmittelbar unterhalb des Ganglion inferius an. Diese Nervenfaser zweigt vom N. facialis unterhalb des Foramen stylomastoideum ab. Wir befassen uns weiter unten mit den N. tympanicus, der aus einem Nebenast des N. glossopharyngeus stammt.
- Sympathikus: diese Anastomose entsteht durch eine Nervenfaser, die meist aus dem Ganglion inferius austritt und eine Verbindung zum Ganglion cervicale superius herstellt.
- N. trigeminus: im Bereich der Zunge durch die Rami linguali.

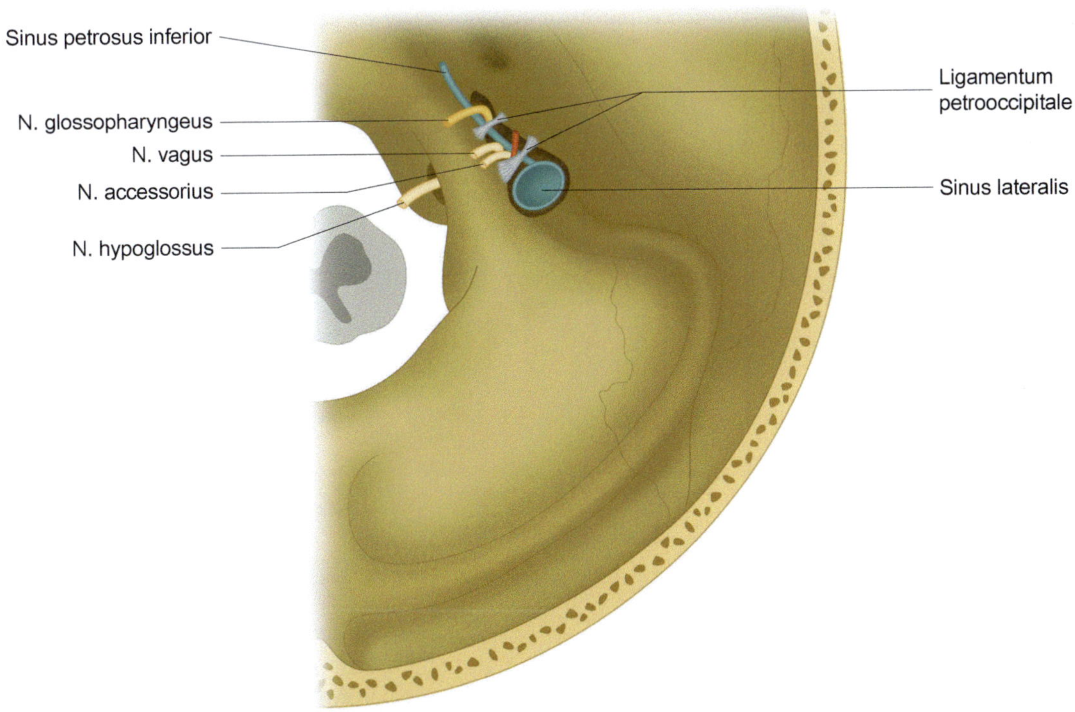

Abb. 21.2 Der N. glossopharyngeus im Foramen jugulare (Ansicht von oben)

21.1.6 Kollateralen

N. tympanicus

Der N. tympanicus (Paukenhöhlennerv) wird nach dem dänischen Arzt, der ihn als Erster beschrieben hat, auch Jacobson'scher Nerv genannt (> Abb. 21.3).

Er zweigt im anterolateralen Teil des Ganglion inferius vom N. glossopharyngeus ab und gelangt durch den Canaliculus tympanicus in die Paukenhöhle. Von dort zieht er in einer vertikal verlaufenden Rinne nach unten und teilt sich in seine Endäste, die den Plexus tympanicus bilden und folgende Strukturen innervieren:

- die Schleimhaut der Paukenhöhle
- die Schleimhaut der Tuba auditiva, über einen eigenen Ast.

Vom Plexus tympanicus zweigen folgenden Strukturen ab:

- die Nn. caroticotympanici, die sympathische Fasern aus dem Plexus caroticus internus führen (Anastomose)
- der N. petrosus minor, der präganglionäre parasympathische Fasern zum Ganglion oticum entsendet.

Weitere Äste

Der N. glossopharyngeus gibt ab:

- einen R. communicans mit dem R. auricularis des N. vagus, der am Ganglion inferius des N. glossopharyngeus beginnt
- den R. sinus carotici, der im Bereich der A. carotis interna beginnt und diese bis zum Sinus caroticus und zum Glomus caroticum begleitet. Er verbindet sich mit Fasern des N. vagus und des Ganglion cervicale superius und bildet mit diesen den Plexus intercaroticus.
- die Rr. pharyngei, die sich mit den Fasern des N. vagus und des Ganglion cervicale superius verbinden, um die motorischen Fasern für den oberen Schlundschnürer (M. constrictor pharyngis superior), die sensiblen Fasern für die Pharynxschleimhaut und die vaskulären Fasern für den Pharynx zu bilden
- den R. m. stylopharyngeus
- die Rr. tonsillares für die Tonsilla palatina und das Gaumensegel (weicher Gaumen)
- den R. mm. styloglossus und palatoglossus.

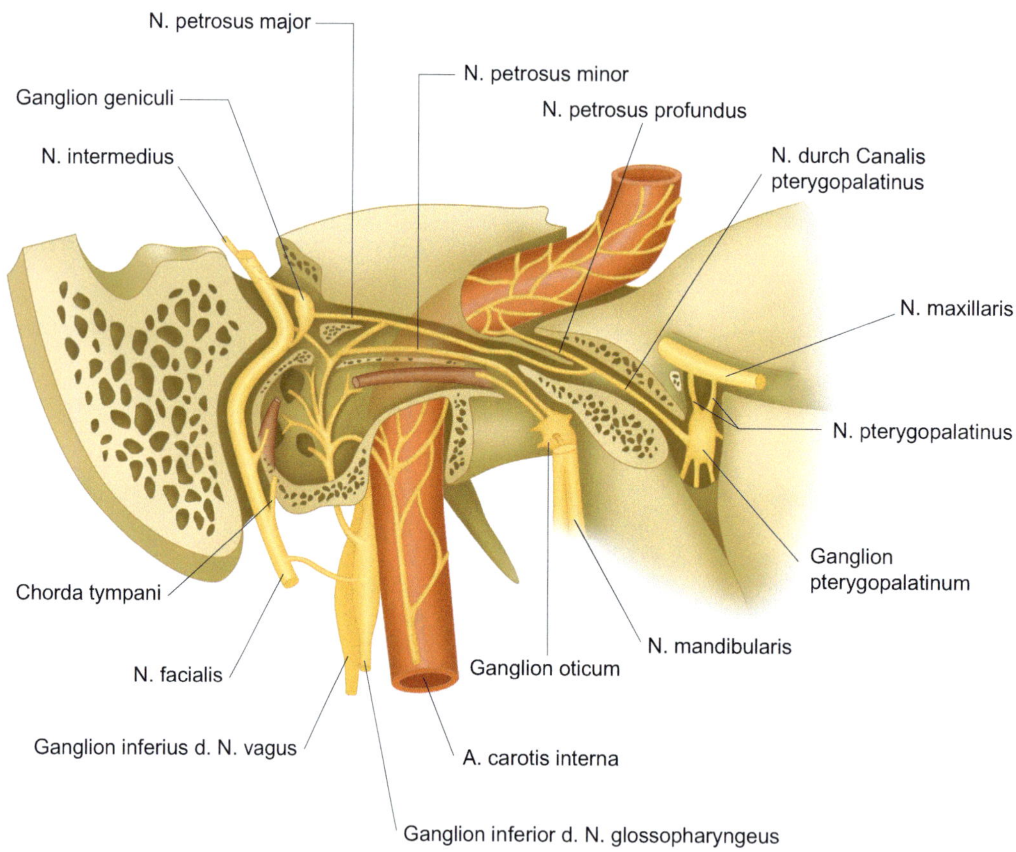

Abb. 21.3 Kollateralen des N. glossopharyngeus (sagittaler Schnitt)

21.1.7 Endäste

Der N. glossopharyngeus endet mit den Rr. linguales, die die Schleimhaut am Zungenrücken hinter dem V-förmigen Sulcus transversalis, die Geschmackspapillen, die Epiglottis und die Plicae glossoepiglotticae laterales versorgen (> Abb. 21.4).

21.2 Pathophysiologie

21.2.1 Funktionen

Motorische Funktion

Die motorische Funktion betrifft das Schlucken und den Verschluss des Nasenrachenraums. Der N. glossopharyngeus innerviert folgende Muskeln:

- M. stylopharyngeus
- M. palatopharyngeus
- M. constrictor pharyngis superior.

Sensible Funktion

Der N. glossopharyngeus innerviert die Schleimhaut folgender Strukturen (> Abb. 21.5):

- Nasenrachenraum
- Tuba auditiva
- Paukenhöhle
- Oropharynx
- Tonsillae
- posteriores Zungendrittel
- Valleculae epiglotticae.

Der *Würgereflex* wird durch die Reizung der Pharynxschleimhaut ausgelöst, diese erzeugt eine reflektorische Übelkeit, die den Bahnen des N. glossopharnygeus folgt.

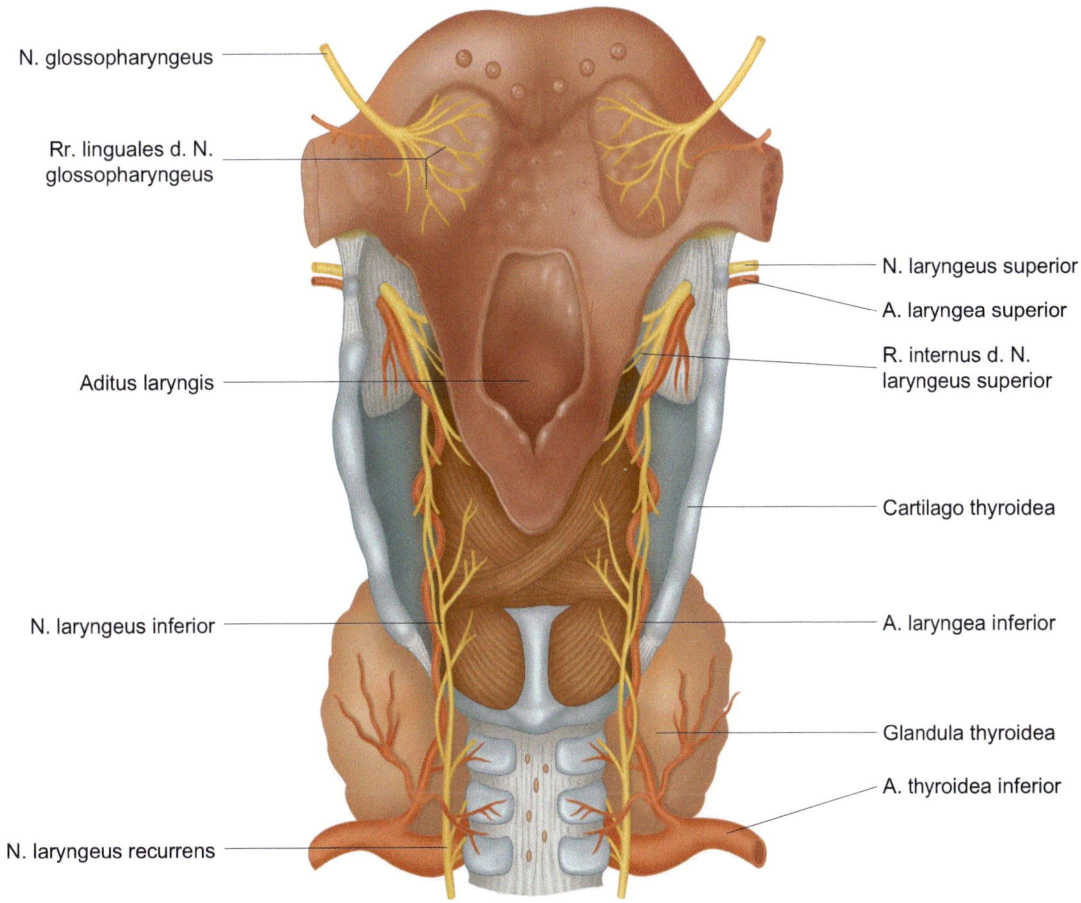

Abb. 21.4 Endäste des N. glossopharyngeus (posteriore Ansicht von Larynx und Zunge)

21

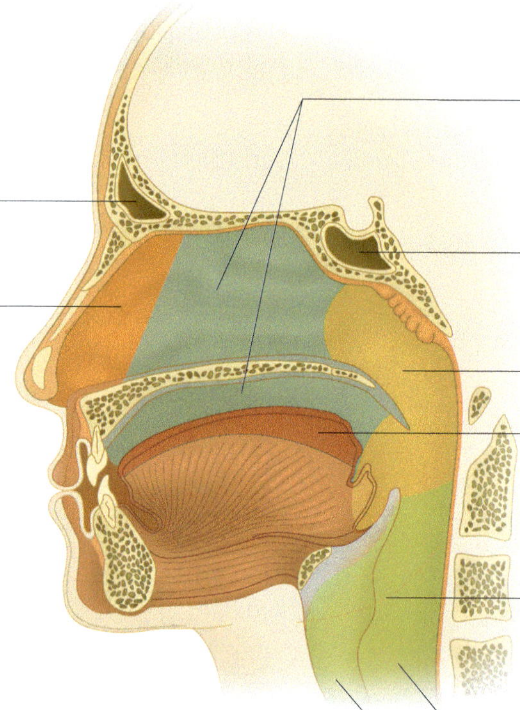

Abb. 21.5 Sensible Versorgung durch den N. glossopharyngeus

Sensorische Funktion

Der N. glossopharyngeus sichert die Geschmackssensibilität des hinteren Zungendrittels, der Valleculae epiglotticae und des Isthmus faucium (Schlundenge).

Die Hypogeusie bezeichnet die Verminderung der Geschmacksempfindung, die Ageusie den vollständigen Verlust des Geschmacksvermögens.

Neurovegetative Funktion

Sekretorische Rolle

Der N. glossopharyngeus innerviert die Speicheldrüse und ist am Speichelreflex während des Kauvorgangs beteiligt.

Wenn der Meatus acusticus externus stimuliert wird, entsteht über den N. tympanicus ein Speichelreflex.

Blutdruckregulierende Rolle

Der R. sinus carotici (Hering-Nerv) ist ein Druckregulator.

Der *Carotisreflex* zeichnet sich durch niedrigen Blutdruck und eine Verlangsamung des Herzrhythmus aus, die durch den Druck im Sinus caroticus ausgelöst werden.

Analog dazu kann ein Schlag auf die Karotisgabel eine Synkope auslösen.

21.2.2 Klinik

Lähmung

Isolierte Läsionen des N. glossopharyngeus oder seiner Nervenkerne sind selten und führen zu keiner Behinderung. Die isolierte Lähmung des Nervs führt zu vorübergehenden Schluckstörungen. Nur die gleichzeitige Beeinträchtigung des IX. und X. Hirnnervs führt zu dauerhaften Störungen.

Die Geschmacksempfindungen im hinteren Drittel der Zunge sind nicht mehr vorhanden, der Würgreflex funktioniert auf der Läsionsseite nicht mehr. Eine isolierte Hypogeusie oder Ageusie des IX. Hirnnervs wird vom Patient nicht wahrgenommen.

Läsionen des N. glossopharyngeus werden meist von Symptomen begleitet, die die Beteiligung der umliegenden Nerven (N. vagus und N. accessorius) andeuten: sie werden als das *Foramen-jugulare-Syndrom* (Siebenmann-Syndrom) bezeichnet.

Glossopharyngeus-Neuralgie

Die Neuralgie oder *tic douloureux* des N. glossopharyngeus ist selten und ihre Ursachen sind unbekannt. Sie führt zu Schmerzen im Bereich der Tonsillen, der Tuba auditiva und des Ohrs (Meatus acusticus externus).

Die plötzlich auftretenden Schmerzen sind heftig und stechend. Diese Schmerzparoxysmen werden häufig durch Schlucken, Husten, das Herausstrecken der Zunge oder die Berührung der Gaumenmandeln durch den Speisebrei verursacht.

Anmerkungen zur Zunge

Geschmack

In vielen Büchern kann man nachlesen, dass der Geschmackssinn der einfachste unserer fünf Sinne ist (➤ Abb. 21.6). Etwas schmeckt süß oder bitter, aber man merkt auch, dass die Zunge zahllose Geschmacksqualitäten erkennen kann, die mit dem angeborenen oder erworbenen Geschmacksvermögen einer Personen in Bezug stehen. Wie alle Sinne hängt auch der Geschmackssinn von anderen Sinnen und vor allem vom Geruchssinn ab. Daher ist die isolierte Betrachtung dieses Sinns oft eine Vereinfachung.

Muskeln

Wir wissen, dass unsere Zunge extrem mobil und beweglich ist, dafür sind siebzehn Muskeln verantwortlich. Eine gewaltige Leistung! Kein anderes Organ unseres Körpers ist in der Lage, sich so sehr in alle Richtungen zu bewegen.

Nerven

Die Nerven der Zunge kommen vom N. trigeminus (N. lingualis), vom N. glossopharyngeus, vom N. vagus und vom N. hypoglossus. Sie liefern die Fasern für die Motorik, aber auch für die Vasomotorik. Zu diesen Nerven kommen noch Äste der Pars cervicalis des Symphatikus hinzu.
Dank all dieser Nerven kann die Zunge die Geschmacksqualitäten und die Texturen der Nahrungsmittel erkennen. Neben den sensiblen Rezeptoren findet man zudem Langerhans-Körperchen, Pacini-Körperchen und Krause-Körperchen. Die Zunge kann Konsistenz, Temperatur und Relief all dessen erkennen, was sich im Mund befindet.

Erogene Zone

Beim Tier wie beim Menschen ist die Zunge eine erogene Zone, die sexuelle Informationen aussendet und empfängt. Die sensiblen Rezeptoren der Zunge sind sicherlich direkt mit dem limbischen Zentrum und mit der Achse Hypothalamus – Hypophyse verbunden.

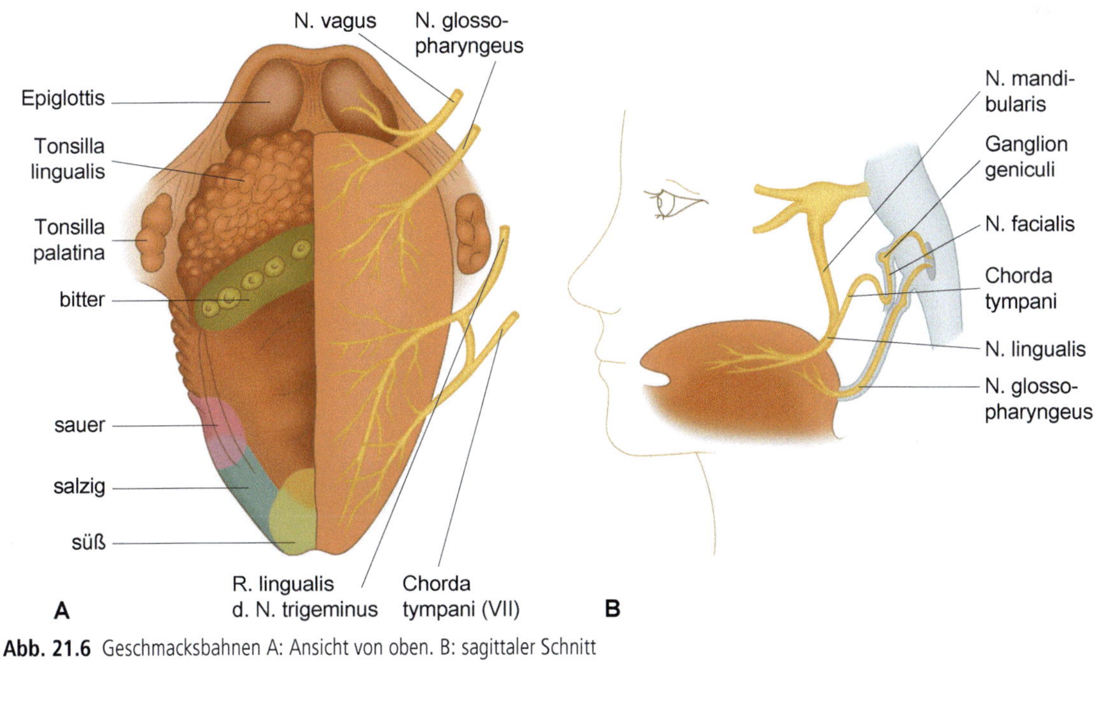

Abb. 21.6 Geschmacksbahnen A: Ansicht von oben. B: sagittaler Schnitt

21.3 Behandlungstechniken

21.3.1 Foramen jugulare

Der N. glossopharyngeus liegt im Foramen jugulare am weitesten anterior und medial. Um auf diesen Nerv einwirken zu können, verwenden wir die Technik des Foramen jugulare. Dank dieser Manipulationstechnik kann man auch auf das Ganglion inferius einwirken, das direkt am Ausgang des Foramen jugulare liegt.

21.3.2 Zungenmanipulation

Diese Manipulation ist bei Glossopharyngeusneuralgien sehr interessant. Ersuchen Sie den Patienten, seine Zunge herauszustrecken, und ergreifen Sie diese mit Hilfe einer Kompresse, um einen besseren Halt zu haben (> Abb. 21.7).

Ziehen Sie sanft und kontinuierlich entlang der Zungenachse und achten Sie dabei auf den Ecoute. Im Falle einer Restriktion auf einer Seite zieht die Zungenspitze zur gleichen Seite. Erhöhen Sie den Zug und folgen Sie der Zungenspitze auf die Restriktionsseite, bis der Ecoute endet.

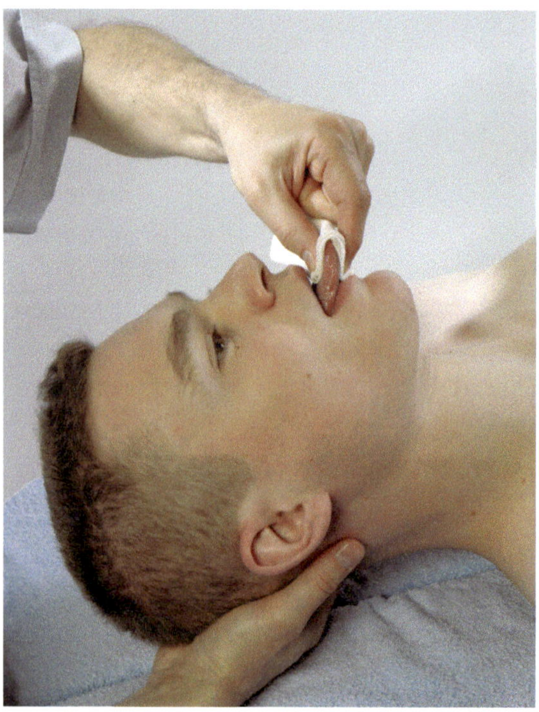

Abb. 21.7 Technik zur Manipulation der Zunge

21.3.3 Im Bereich des Halses

Man kann den N. glossopharyngeus in der Mitte des anterioren und kranialen Bogens kontaktieren, den er nach dem Austritt aus dem Foramen jugulare beschreibt (> Abb. 21.8). Man sucht ihn am besten in dem Bereich, in dem er vor der A. carotis interna und hinter dem M. stylopharyngeus vorbeizieht. Wichtigste Anhaltspunkte sind hier die A. carotis interna und die V. jugularis.

Alle Techniken für die Hirnnerven im Bereich des Halses müssen mit größter Vorsicht ausgeführt werden. Der Patient liegt auf dem Rücken, sein Kopf ist leicht auf die Gegenseite des zu behandelnden N. glossopharyngeus gedreht. Palpieren Sie die Region zwischen der Vena jugularis und der Karotis, bis Sie eine kleine sensible Nervenfaser spüren. Scannen Sie die Region ab, bis Sie diese sensible und verhärtete Nervenfaser finden, und behandeln Sie sie mittels Induktion. Man kann sie auch dehnen, indem man sie zwischen einen kranialen und einen kaudalen Finger legt.

Ehrlich gesagt, ist es schwierig. den N. glossopharyngeus von all den anderen Nerven zu unterscheiden, die in dieser Region verlaufen – Sympathikus, Anastomosen des N. vagus, des N. facialis, R. lingualis des N. facialis. In jedem Fall ist es so, wenn eine Nervenfaser sensibel und verhärtet ist, muss sie behandelt werden.

21.3.4 Entscheidende Punkte der kraniosakralen Mechanik

Im Sinne einer ganzheitlichen Behandlung sollte man auch die Mechanik des kraniosakralen Systems und die

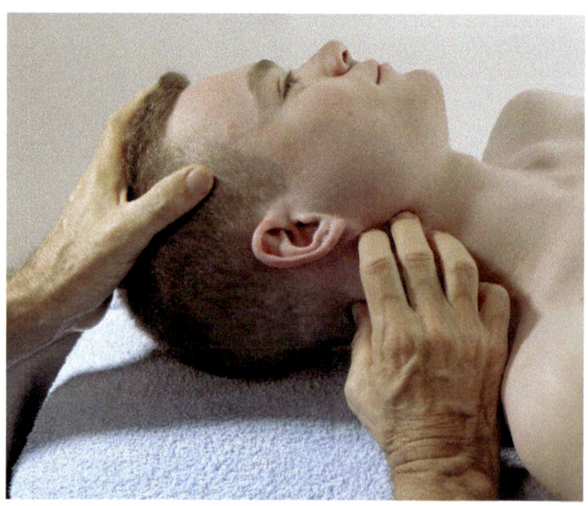

Abb. 21.8 Technik zur Manipulation des N. glossopharyngeus im Bereich des Halses

Elemente des primär respiratorischen Mechanismus überprüfen:

- Dura mater: hintere Schädelgrube, Tentorium cerebelli
- Sutura temporooccipitalis
- Foramen jugulare.

21.3.5 Indikationen

Folgende Indikationen können für die Behandlung des N. glossopharyngeus genannt werden:

- Verlust der Geschmacksempfindungen nach einem Trauma
- Tracheitis, Rhinitis
- Mandelentzündung, Amygdalitis
- Fazialislähmung
- lymphatische Probleme im Halsbereich
- Bluthochdruck (Anastomose mit dem Plexus caroticus)
- Diktionsprobleme (die Zunge spielt eine wichtige Rolle bei der Diktion)
- Libidostörungen, in Verbindung mit dem N. olfactorius.

KAPITEL

22 Nervus vagus

Der N. vagus (X) ist mit Abstand der längste und flächenmäßig größte Hirnnerv. Er nimmt seinen Anfang in der Medulla oblongata und entsendet Nervenfasern zu allen Eingeweiden des Halses, des Thorax und des Abdomens.

Der N. vagus ist ein gemischter somatoviszeraler Nerv mit zahlreichen parasympathischen Nervenfasern.

Sein Name wird vom lateinischen Wort *vagus* abgeleitet, was so viel bedeutet wie „umherschweifend" und tatsächlich ist es fast unmöglich, all seinen Nervenfasern zu folgen, ja selbst seine Funktion ist in gewissen Bereichen ungenau und theoretisch.

22.1 Anatomischer Überblick

22.1.1 Ursprung

Der N. vagus entspringt mit 8 bis 10 Wurzelfasern im Sulcus posterolateralis der Medulla oblongata, zwischen dem N. glossopharyngeus oben und dem N. accessorius unten.

22.1.2 Verlauf und Lagebeziehungen

In der hinteren Schädelgrube

Der N. vagus zieht nach lateral und horizontal zum Foramen jugulare. Er wird gemeinsam mit dem N. glossopharyngeus und dem N. accessorius von einer Arachnoideahülle umgeben.

Im Foramen jugulare

Der N. vagus bildet wie der N. glossopharyngeus ein kleineres somatosensibles Ganglion superius und, jenseits des Foramen jugulare, ein größeres viszerosensibles Ganglion inferius.

Er zieht durch den mittleren Abschnitt des Foramen jugulare und wird bei seinem Durchtritt aus der Schädelhöhle vom N. accessorius und von der A. meningea posterior begleitet (➤ Abb. 22.1).

Im Bereich des Foramen jugulare liegt er:

- hinter dem N. glossopharyngeus
- vor dem N. accessorius und der V. jugularis interna.

Er wird vom N. glossopharyngeus durch ein bindegewebiges Septum getrennt.

N.B.: Das Foramen jugulare ist eine Erweiterung der Sutura petrooccipitale. Es kann in drei Abschnitte unter-

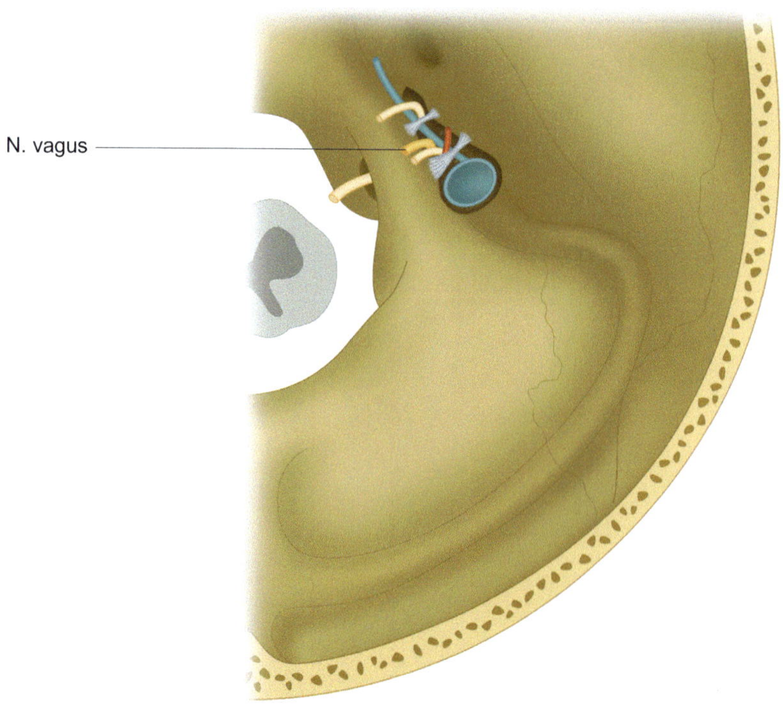

Abb. 22.1 Der N. vagus im Foramen jugulare

teilt werden. Der N. vagus und der N. accessorius durchziehen es im mittleren Abschnitt, der N. glossopharyngeus im anterioren und die Vena jugularis im posterioren Abschnitt.

Im lateralen Rachenraum

Am Ausgang des Foramen jugulare bildet der N. vagus das Ganglion inferius, er kreuzt in weiterer Folge medial den Processus styloideus und seine Muskeln (> Abb. 22.2).

Er zieht im Gefäßstrang der A. carotis entlang dem posterioren Anheftungswinkel der A. carotis interna und der V. jugularis interna abwärts.

In der hinter dem Processus styloideus liegenden Region hat er Beziehungen zu folgenden Strukturen:
- anterior zum N. glossopharyngeus
- posterior zum N. hypoglossus, zum N. accessorius und zum Ganglion cervicale superius.

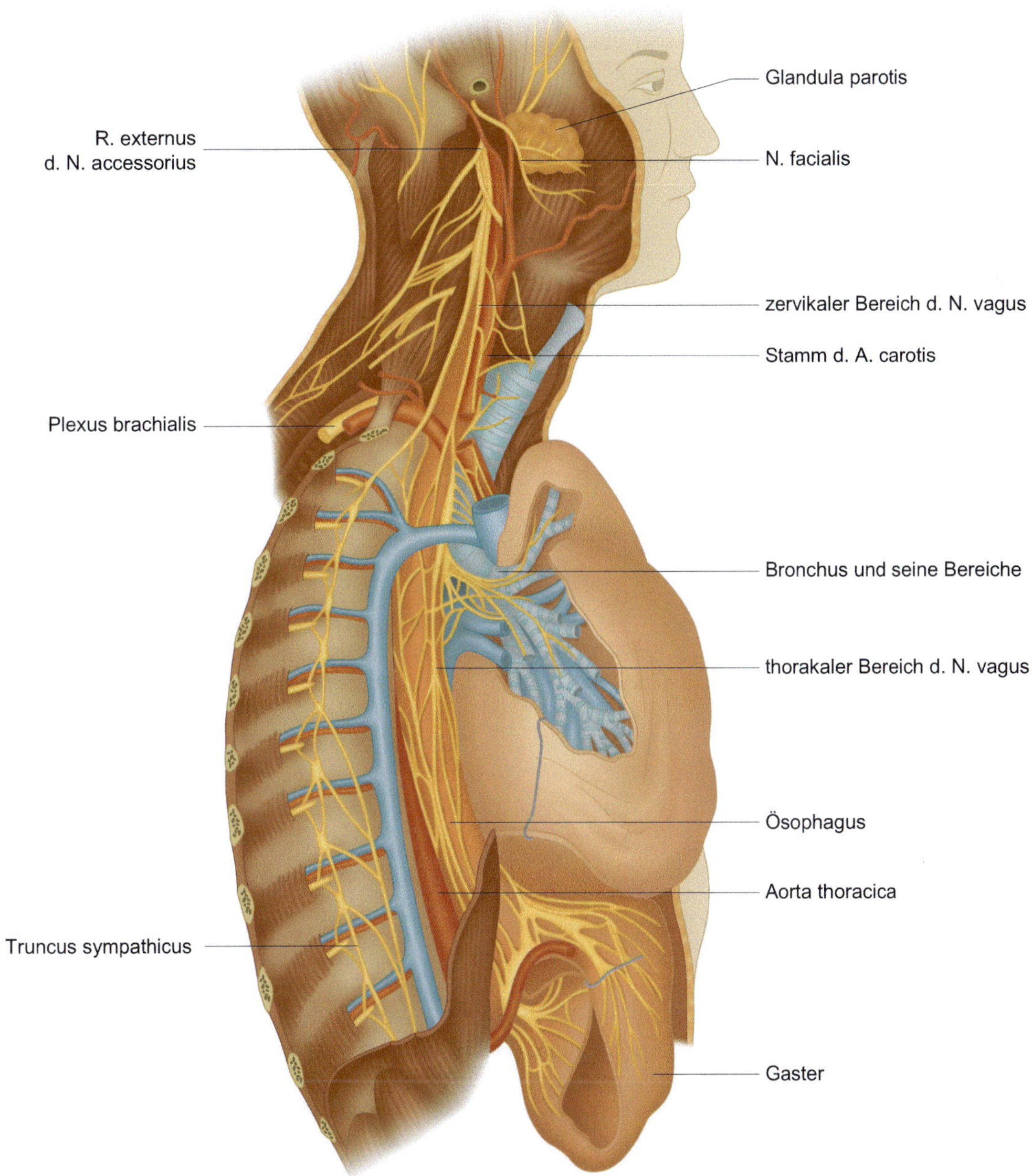

Abb. 22.2 Verlauf der Nn. vagi

Im Trigonum caroticum (Karotisdreieck) hat er zu folgenden Strukturen Beziehungen:

- vorne und seitlich mit den von der Lamina superficialis fasciae cervicalis umgebenen oberflächlichen Halsmuskeln
- hinten mit den Nn. cardiaci und der Pars cervicalis des Truncus sympathicus, der auf der Lamina praevertebralis aufliegt
- medial mit der viszeralen Achse des Halses, insbesondere mit dem Seitenlappen der Schilddrüse.

Bedeutung für die Osteopathie Der nur schwer einzeln zu palpierende N. vagus ist sehr komplex und erfordert viel Fingerspitzengefühl und eine sehr geschulte Palpationsfähigkeit. Glücklicherweise ist der N. laryngeus superior ein relativ leicht zugänglicher Ast des N. vagus, der gut auf unsere Techniken anspricht.

In der oberen Thoraxapertur

Der N. vagus hat Beziehungen zu folgenden Strukturen:

- vorne mit der V. brachiocephalica dextra
- seitlich mit der Pleurakuppel und dem rechten N. phrenicus
- hinten mit der A. subclavia und der Nervenfaserschlinge der Ansa subclavia
- medial mit der A. carotis communis.

Auf der linken Seite verfügt er rückwärts zusätzlich über eine Beziehung mit dem Ductus thoracicus.

Im Thorax

Die beiden Nn. vagi verlaufen durch das posteriore Mediastinum, wobei der linke Vagus an der Vorderseite des Ösophagus nach unten zieht.

Am Durchtritt durch den Hiatus oesophageus wird der rechte N. vagus gegen die Rückseite des Ösophagus gedrückt.

Bedeutung für die Osteopathie Am Durchtritt durch das Diaphragma werden die Nn. vagi mit dem Diaphragma und dem Ösophagus über Bindegewebefasern verbunden, die manchmal kleine Muskelfasern beinhalten (benannt nach Juvara und Rouget). Diese Fasern können fibrosieren und somit eine Vagusirritation mechanischen Ursprungs erzeugen. Unserer Auffassung nach erklärt diese Besonderheit die guten Ergebnisse, die wir durch Manipulationen in der Hiatusregion erzielen können.

Im Abdomen

Der Truncus vagalis posterior (rechter N. vagus) verläuft an der Rückseite des Ösophagus und des Magens und entsendet vier oder fünf Rr. gastrici posteriores. Er liefert zudem zahlreiche Äste für den Plexus coeliacus und endet im rechten Ganglion coeliacum.

Der Truncus vagalis anterior (linker N. vagus) verläuft vor dem Ösophagus, seine Rr. gastrici anteriores ziehen zum rechten Rand der Kardia und zur Vorderfläche und kleinen Kurvatur des Magens.

Bedeutung für die Osteopathie Links: Über den Hiatusbereich und die kleine Magenkurvatur erzielen wir die besten Ergebnisse auf Ösophagus, Magen und Gallenblase. Neben der Wirkung unserer Techniken auf die kontraktilen Fasern des Hiatus oesophageus beeinflussen wir vor allem die Nn. vagi und insbesondere den linken N. vagus. Diese kombinierte Wirkung ermöglicht es uns, Gewebespannungen in der Region zu lösen und eine direkte Irritation des N. vagus zu vermeiden.

Rechts: Der rechte N. vagus versorgt die anderen Bauchorgane und insbesondere alle parenchymatösen Strukturen wie Leber, Milz, Bauchspeicheldrüse oder Nieren und Darm. Zudem hat dieser Vagusast einen besonderen Bezug zum Plexus coeliacus.

22.1.3 Kollateralen

Ramus meningeus

Der R. meningeus entspringt in der Fossa jugulare oberhalb des Ganglion superius. Er versorgt die Dura mater in der hinteren Schädelgrube. Zudem enthält er spinale Nervenfasern von C1 und C2.

Die Stimulation der Dura mater in der hinteren Schädelgrube erzeugt Übertragungsschmerzen in der Region von C1 und C2.

Ramus auricularis

Der R. auricularis zweigt im Ganglion superius vom N. vagus ab. Er nimmt den R. communicans (cum nervo glossopharyngeo) auf und zieht durch den Canaliculus mastoideus der Fossa jugularis (➤ Abb. 22.3).

Er quert die Fissura tympanomastoidea und innerviert den kranialen Anteil des Ohrs, die kaudale Wand des Meatus acusticus externus und den anschließenden Bereich des Trommelfells.

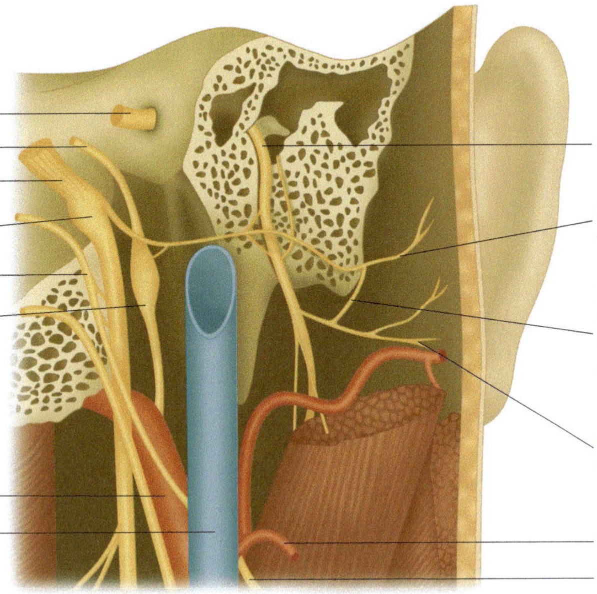

Abb. 22.3 Ramus auricularis des N. vagus (Frontalschnitt, posteriore Ansicht)

Rami pharyngeales

Die Rr. pharyngeales entstehen im oberen Teil des Ganglion superius. Sie repräsentieren die Nervenfasern der kranialen Wurzel des N. accessorius.

Sie verlaufen zwischen der A. carotis interna und externa, verzweigen sich und verbinden sich mit den Ästen der Pars cervicalis des Truncus sympathicus und des N. glossopharyngeus und bilden mit diesen den Plexus pharyngeus.

Der dem M. constrictor pharyngis medius aufliegende Plexus pharyngeus innerviert die Pharynxmuskulatur, mit Ausnahme des M. stylopharyngeus, sowie die Muskeln des Gaumensegels, mit Ausnahme des M. tensor veli palatini.

Ramus sinus carotici

Dieser Ast entsteht im Ganglion inferius und bildet mit den Ästen des N. glossopharyngeus und der Pars cervicalis des Truncus sympathicus den Plexus für den Glomus caroticum.

Nervus laryngeus superior

Der N. laryngeus superior (offiziell: N. laryngealis superior) tritt am Ganglion inferius aus und zieht an der Seitenwand des Pharynx zuerst entlang der Rückseite und dann entlang der Medialseite der A. carotis interna abwärts. Er spaltet sich in zwei Äste, R. internus und R. externus, auf (> Abb. 22.4).

Der sensible R. internus ist voluminös. Er perforiert die Membrana thyrohyoidea oberhalb der A. laryngea superior und innerviert die Schleimhaut des Kehlkopfs und des Zungenrückens, den Kehldeckel und die Stimmbänder. Er bildet einen R. communicans mit dem N. laryngeus inferior.

Der gemischte R. externus zieht gemeinsam mit der A. thyroidea superior abwärts und innerviert den M. cricothyroideus, den M. constrictor pharyngis inferior und die benachbarte Kehlkopfschleimhaut.

Rami cardiaci cervicales

Die Rr. cardiaci cervicales ziehen zum Plexus cardiacus.

Die Rr. cardiaci cervicales superiores (1 bis 3) beginnen unterhalb des Ganglion inferius und begleiten die Aa. carotis interna und communis.

Die Rr. cardiaci cervicales inferiores (1 oder 2) zweigen rechts des N. laryngeus recurrens und links vom Truncus vagalis ab. Sie verlaufen rechts vor dem Truncus brachiocephalicus und links vor dem Aortenbogen.

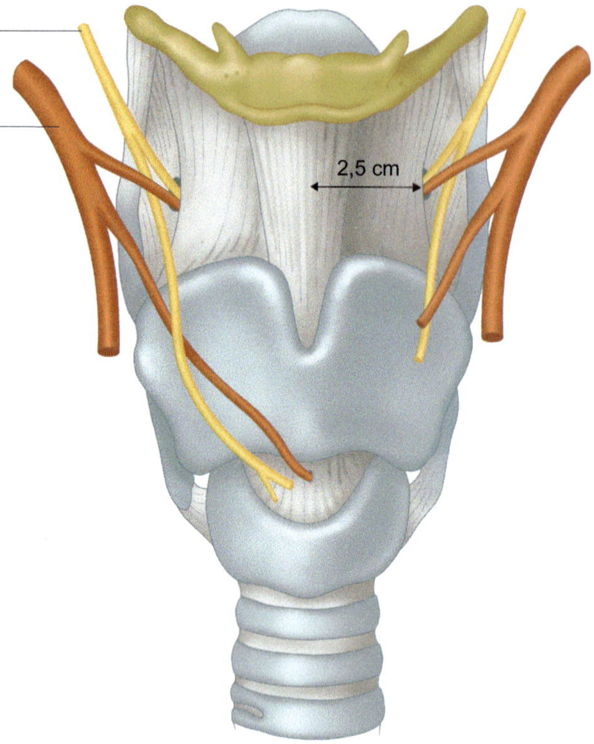

Abb. 22.4 N. laryngeus superior

N. laryngeus recurrens

Ursprünge

Der rechte N. laryngeus recurrens zweigt vor der A. subclavia vom N. vagus ab. Er umrundet diese Arterie von unten und zieht entlang dem rechten Rand der A. carotis communis nach oben (> Abb. 22.5).

Der linke N. laryngeus recurrens beginnt links des Aortenbogens. Er umrundet diesen und zieht im Winkel zwischen Trachea und Ösophagus nach oben. Er hat eine Beziehung zur Innenseite des Schilddrüsenlappens.

Bei Schilddrüsenoperationen besteht ein hohes Läsionsrisiko für die Nn. laryngei recurrentes. Läsionen des Nervs führen zu Aphonie und Atemnot.

Endäste

Die beiden Nn. laryngei recurrentes enden jeweils in einem N. laryngeus inferior, der hinter der Articulatio cricothyroidea in den Larynx eindringt.

Er anastomosiert mit dem R. internus des N. laryngeus superius und innerviert die unter den Stimmbändern liegende Kehlkopfschleimhaut.

Kollateralen

Die Kollateralen des N. laryngeus recurrens sind:

- Rr. tracheales
- Rr. oesophageales
- Rr. musculares für den M. constrictor pharyngis inferior und alle Muskeln des Larynx mit Ausnahme des M. cricothyroideus.
- Rr. cardiaci thoracici.

Kollateralen im Brustbereich

Vom N. vagus zweigen Rr. cardiaci, tracheales, bronchiales und oesophageales ab.

N.B.: Die beiden Nn. vagi entsenden viele Nervenfasern, die untereinander und mit den sympathischen Fasern Anastomosen bilden, gemeinsam bilden sie den Plexus pulmonalis.

Von diesem Plexus ziehen Nervenfasern zu Trachea, Ösophagus, Perikard und Lungen.

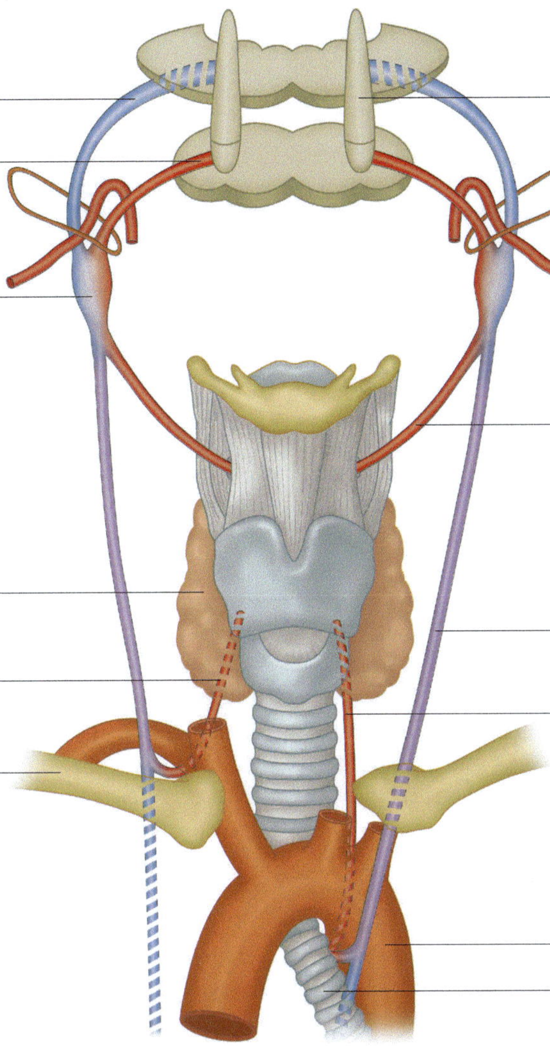

Abb. 22.5 Nervus laryngeus recurrens

Kollateralen im Bauchbereich

Linker N. vagus

Vor der Kardia bildet der linke N. vagus Fasern für:
- die Vorderseite des Magens
- das Omentum minus
- die Leber, das Leberhilum
- den Pylorus.

Rechter N. vagus

Hinter dem Ösophagus und der Kardia entsendet der rechte N. vagus Fasern an:
- die Rückseite des Magens
- den Plexus coeliacus
- die Leber
- den N. splanchnicus major
- die Bauchspeicheldrüse
- den Zwölffingerdarm
- den Dünndarm
- das Colon ascendens und die Flexura coli dextra
- das Colon descendens.

22.1.4 Beziehungen

Der N. vagus tauscht mit folgenden Strukturen Fasern aus:
- N. accessorius im Foramen jugulare über Vermittlung des Ganglion superius
- N. glossopharyngeus über das Ganglion inferius

- N. facialis über den R. auricularis cum nervo vago, den man über die posteroinferiore Wand des äußeren Gehörgangs und den Processus mastoideus erreichen kann
- N. hypoglossus über das Ganglion inferius des N. vagus
- Truncus sympathicus über die zahlreichen Nervenfasern, vor allem für den rechten N. vagus
- die beiden ersten Spinalnerven, diese Anastomosen erfolgen über das Ganglion inferius des N. vagus
- N. phrenicus, Testut und Lazrothes erwähnen in diesem Bereich Anastomosen.

22.2 Pathophysiologie

22.2.1 Funktionen

Motorische Funktion

- Pharynx: der N. vagus innerviert die Mm. constrictores pharyngei medius und inferior und ermöglicht damit den Transport des Speisebreis. Er beeinflusst wie der N. glossopharyngeus die den Pharynx betreffende Phase des Schluckvorgangs.
- Gaumensegel: der N. vagus verleiht dem Velum seine Spannung, trägt zu seiner Sogwirkung bei und verhindert damit, dass Flüssigkeiten in die Nase fließen.
- Larynx: der N. vagus hat eine paradoxe Rolle, manche Fasern erweitern die Glottis, andere schließen sie. Er innerviert die motorischen Muskeln der Stimmbänder, deren subtiles Spiel für die Lautbildung unerlässlich ist.

Sensible Funktion

- Ohrmuschel (posteriorer Teil)
- äußerer Gehörgang (posterokaudaler Teil)
- Trommelfell: durch die Berührung des Trommelfells wird über den R. auricularis reflektorisch Husten ausgelöst. So kann etwa ein Wachspfropfen im Ohr zu Erbrechen und Lipothymie führen, ein gutes Beispiel für die Sensibilität der Region.
- Schleimhaut von Rachen und Kehlkopf. Ausgangspunkt für den die Atemwege schützenden Hustenreflex.

Neurovegetative Funktion

Motorische Rolle

- glatte Muskulatur des Verdauungsapparats mit Ausnahme des Colon descendens und des Rektums, die parasympathisch vom Plexus sacralis innerviert werden
- glatte Atemmuskulatur
- glatte Muskulatur der Drüsengewebe
- Herzrhythmus und Durchstrommenge.

Interzeptive Rolle

Das autonome Nervensystem ist ein gemischtes System, wie das somatische Nervensystem enthält es motorische und sensible Nervenfasern.

Im Gegensatz zu einer weit verbreiteten Ansicht besitzt der N. vagus viel mehr sensible als motorische Fasern. Im zervikalen Abschnitt sind ca. 70 bis 80 % der Fasern sensibel.

Diese Fasern stellen die Interozeption sicher. Dabei handelt es sich um wichtige, häufig unbewusste Informationen aus dem Körperinnern. Der Begriff „Zönästhesie“ bezeichnet das Gefühl, das man von seinen eigenen Organen hat. Die einfache Tatsache, dass man ein Organ spürt, ist bereits ein Hinweis darauf, dass ein Problem vorliegt.

Die Zellkörper der Neuronen, die den Organen ihre Sensibilität verleihen, liegen im Ganglion inferius des N. vagus. In diesem Ganglion vermischen sich die motorischen mit den sensiblen Fasern.

Bedeutung für die Osteopathie Die Manipulation des Foramen jugulare und seine Verbindung zum Ganglion inferius ist eine wichtige Technik.

Die Nn. vagi versorgen den Großteil des Verdauungstraktes – vom oberen Abschnitt des Ösophagus bis zum Kolon. Es gibt gemeinsame sensible Versorgungsgebiete mit den Nn. splanchnici. Jüngste Studien haben gezeigt, dass die sensiblen Vagusfasern in den Muskelschichten und in der Schleimhaut enden, während die sensiblen Fasern des N. splanchnicus vornehmlich die Serosa innervieren.

Interozeptoren

Die Eingeweide sind sensibel sehr reich innerviert. Man unterscheidet wie folgt verschiedenste Nervenendigungen:

- Vater-Pacini-Körperchen im Mesenterium
- Chemorezeptoren u. a. im Glomus caroticum oder in der Aorta

- freie Nervenendigungen
- Barorezeptoren.

Physiologische Signale

Die sensiblen viszeralen Neuronen übertragen Myriaden physiologischer Signale, die aufgrund der unterschiedlichen Funktionen und Reize der Organe eine große Vielfalt aufweisen.

Es gibt verschiedene Arten von Informationen – mechanisch, thermisch, chemisch – aus den Eingeweiden, die mit den verschiedenen funktionellen Rezeptortypen der Organe zusammenhängen: Mechanorezeptoren, Thermorezeptoren, Chemorezeptoren etc.

Allgemeine Informationsvermittlung

Die Nn. vagi kontrollieren die Mehrheit der viszeralen Aktivitäten und leiten Informationen an die höheren Zentren weiter.

Verdauungsaktivität

Es gibt viele verschiedene Aktivitäten, die sensible Botschaften hervorrufen:

- Peristaltik
- Öffnen/Schließen der Sphinkter
- Füllung, Dehnung eines Segments
- Zytoprotektion der Schleimhaut
- Vasodilatation
- Entleerung
- Absorption
- Sekretion
- Immunabwehr.

Atmungsaktivität

Die Nerven unterstützen über folgende Rezeptoren das Druckgleichgewicht in den Lungen:

- Dehnungsrezeptoren
- Reizrezeptoren
- Rezeptoren, die sensibel auf den Druck des Wassers im interstitiellen Lungengewebe und auf Hyperkapnie (Kohlendioxidvergiftung) reagieren.

Kardiovaskuläre Aktivität

- Arterielle Barorezeptoren: sie liegen im Sinus caroticus, im Aortenbogen, der A. carotis communis und der Bifurkation der A. subclavia. Sie reagieren auf Blutdruck-Schwankungen. Manche haben sehr niedrige Sensibilitätsschwellen von 1 mHg! Der N. vagus ist gemeinsam mit dem N. glossopharyngeus einer der Nerven, die für die Barorezeption im Herz und in den großen Gefäßen zuständig sind (R. sinus carotici). Es handelt sich um eine wichtige Rolle zur Kontrolle des Blutdrucks.
- Arterielle Chemorezeptoren: sie liegen im Glomus caroticum, im Aortenbogen, in der rechten A. subclavia, der A. descendens und der A. pulmonalis. Sie reagieren auf die Verringerung des Sauerstoffpartialdrucks und auf den Anstieg des Kohlendioxidpartialdrucks.
- Herzrezeptoren: dabei handelt es sich um innerhalb der Herzkammern liegende Pressorezeptoren und Dehnungsrezeptoren.

Nierenaktivität

- Die arteriellen Mechanorezeptoren reagieren auf den arteriellen Nierendruck
- Die venösen Mechanorezeptoren reagieren auf den venösen Nierendruck
- Die Mechanorezeptoren des Nierenbeckens reagieren auf Druck und auf das Abfließen des Urins in das Nierenbecken.
- Die Chemorezeptoren reagieren sensibel auf: die chemische Zusammensetzung des Urins im Nierenbecken, vor allem auf die Ionenkonzentration, z. B. von Natrium oder Chlor, oder auf Moleküle wie Harnstoff.

Leber- und Gallenblasenaktivität

- Die Mechanorezeptoren liegen im Pfortaderkreislauf, sie reagieren auf den intraportalen venösen Druck.
- Die Glukorezeptoren reagieren auf die Glukosekonzentration im Pfortadersystem.
- Die Osmorezeptoren sind sensibel gegenüber dem osmotischen Druck im Leberkreislauf.
- Die Rezeptoren der Gallenblase sind niedrigschwellige Mechanorezeptoren, die besonders auf leichte Dehnungen der Gallenblasenwände reagieren.

Physiologie der vagalen Interozeptoren

Physiologische Mechanismen

Die Interozeptoren sind an allen physiologischen Prozessen beteiligt, die das gute Funktionieren der Eingeweide sicherstellen:

- Kontrolle der motorischen Aktivität der inneren Organe (Aufrechterhaltung des Muskeltonus, des Beginns der peristaltischen Welle, Regulierung der exokrinen Sekretionen des Verdauungsapparats)
- Kontrolle der endokrinen Sekretion der Eingeweide und des Zentralnervensystems und der neuro-hormonellen Koordination
- Koordination der viszeralen und somatischen Aktivitäten über sympathische, parasympathische oder sympathiko-parasympathische Reflexe. Hierzu einige Beispiele:

- Eine leichte Dehnung des Darms führt zu kardiovaskulären Veränderungen, die eine Erhöhung der Herzfrequenz, des arteriellen Drucks und des Atemvolumens bedingen.
- Die Stimulation der viszeralen Afferenzen kann die Aktivität der somatischen Muskulatur verändern.
- Die Dehnung des Rektums oder der Vagina löst eine Kontraktion des Diaphragmas und der Abdominalmuskulatur aus.
- Die Stimulation des N. vagus beeinflusst die Amplitude der somatischen Reflexe von M. masseter und M. digastricus.
- Harmonisierung der verschiedenen viszeralen Funktionen mit den anderen Körperfunktionen
- viel größerer Einfluss auf die Haltung als bisher angenommen. Manche vagalen Afferenzen gelangen bis ins Kleinhirn.
- Einfluss auf die höheren Funktionen: Verhalten, Wachsamkeit, Schlaf, Emotionen etc.

Nozizeption

Der viszerale Schmerz ist ein besonderer, anders gearteter Schmerz, der sich klar vom somatischen Schmerz unterscheidet. Er ist vage, diffus und kann im somatischen Versorgungsgebiet gespürt werden.

Die viszeralen Nozizeptoren verfügen über Chemosensibilität gegenüber verschiedenen algogenen Substanzen; das ist einer der Ausgangspunkte für die Schmerzbotschaft.

Abwehrphänomene

Die viszeralen Afferenzen sind an den zahlreichen bewussten und unbewussten Mechanismen beteiligt, die den Schutz und die Integrität des Organismus sicherstellen.

Manche wohl bekannte Mechanismen wie Husten oder Erbrechen dienen zum Schutz der Vitalfunktionen des Menschen.

Der Brechreflex kann durch eine Stimulation des Pharynx, des Ösophagus, des Magens und, weniger oft, des Darms hervorgerufen werden.

Andere Mechanismen wurden in jüngster Zeit entdeckt:

- Schutz der Schleimhäute und Gewebe. Die vagalen Afferenzen spielen eine wichtige Rolle für den Zellschutz (Zytoprotektion) der Magen-Darm-Schleimhaut gegenüber Salzsäure oder Alkohol, da sie über den Reflexweg zur Sekretion von Bikarbonat und Wasser führen.
- Immunabwehr. Im Verdauungssystem bilden die Nn. vagi ein unerlässliches Element zwischen der lokalen Immunreaktion und ihren zentralen Auswirkungen. Es bestehen enge Beziehungen zwischen den vagalen Nervenformationen und den am Immunsystem beteiligten Formationen (lymphoides Gewebe und Mastzellen) im Inneren der Schleimhaut des Verdauungsapparats. Die vagalen Afferenzen sind zudem an den neuro-immunitären Mechanismen beteiligt.
- Trophizität. Die viszeralen Vagusafferenzen tragen zur Aufrechterhaltung der Integrität der von ihnen innervierten Gewebe bei. Diese trophische Funktion ist dann wichtig, wenn die afferenten Fasern zu stark stimuliert wurden oder wenn sie weniger gut oder gar nicht mehr funktionieren (Durchtrennung oder Läsion).

22.2.2 Klinik

Periphere Läsionen des N. vagus

Isolierte Läsionen des N. vagus sind selten. Allerdings ist die Untersuchung dieser Läsionen von besonderem Interesse, da sie die funktionelle Komplexität des N. vagus demonstrieren. Zu diesen Läsionen kommt es bei Frakturen, raumfordernden Prozessen, Aneurysmen, Halschirurgie und Durchtrennung der A. carotis.

Eine Läsion der Rr. pharyngeales führt zu Dysphagie (Schluckbeschwerden).

Eine Läsion des N. laryngeus superior erzeugt eine Anästhesie im oberen Teil des Kehlkopfs und eine Lähmung des M. cricothyroideus. Die Stimme des Patienten ist schwach und ermüdet leicht.

Die Läsion des N. laryngeus recurrens bewirkt die Lähmung eines Stimmbands. Damit kommt es zu Heiserkeit und Dysphonie (Sprechschwierigkeiten).

Die einseitige Lähmung des N. laryngeus recurrens zeichnet sich im Wesentlichen durch eine bitonale hohe Stimme und durch Stimmbänder aus, die sich in einer Zwischenposition befinden.

Die doppelseitige Lähmung des N. laryngeus recurrens führt zu einer gedämpften, verschleierten oder rauen Stimme, die Stimmbänder sind einander angenähert. Diese Aphonie wird von einem inspiratorischen Stridor begleitet (krankhaftes schrilles und hohes Atemgeräusch beim Einatmen).

Aufgrund seiner zusätzlichen Länge ist der linke N. laryngeus recurrens häufiger von Läsionen betroffen als der rechte.

Die Symptome des N. vagus treten oft gemeinsamen mit Läsionen des N. glossopharyngeus und des N. accessorius auf. Periphere Läsionen/Lähmungen dieser drei Hirnnerven im Foramen jugulare werden als Vernet-

Syndrom bezeichnet. Dabei kommt es zu folgenden Symptomen:

- Hemiplegie von Pharynx, Velum palatinum und Larynx
- Hemianästhesie von Pharynx und Larynx
- Hemianästhesie der Zunge
- Paresen von Mm. sternocleidomastoideus und trapezius.

Die doppelseitige Durchtrennung des N. vagus im HWS-Bereich führt aufgrund von Dyspnoe und Herzarrhythmie schnell zum Tod. Im Thorakal- oder Abdominalbereich hat sie hingegen keine schwerwiegenden Folgen.

Die Anästhesie der Nervenkerne des N. vagus führt zu Schluckbeschwerden, die zum Reflux von saurem Mageninhalt in die Atemwege führen können (Mendelson-Syndrom, Aspirationspneumonie), deshalb ist die tracheale Intubation bei chirurgischen Eingriffen so wichtig.

Vagales Ungleichgewicht

Häufig werden Menschen in vagoton oder sympathikoton eingeteilt. Auch wenn man Ungleichgewichte im Bereich des N. vagus bzw. des Sympathikus nicht leugnen kann, ist eine genaue Unterscheidung nicht immer leicht. Die wichtigsten vagalen Krankheitszeichen, die wir in unserer Praxis häufig vorfinden, werden nachfolgend aufgeführt. Manche gelten paradoxerweise auch für das sympathische System. Wer hat nicht schon einmal Patienten oder Freunde gesehen, die eine Vaguskrise durchlebten und dabei plötzlich ganz weiß wurden und umfielen? Häufig ist es im Übrigen der Sturz und nicht die Vaguskrise, der das eigentliche Problem darstellt.

Nachstehend werden die wichtigsten Krankheitszeichen einer Vagotonie angeführt:

- vasomotorische Störungen:
  - Blässe im Gesicht
  - starker, kalter Schweiß
  - Kältegefühl
  - Extremitäten werden blau (Zyanose)
- psychoemotionale Störungen:
  - Niedergeschlagenheit, Erschöpfung, Mattigkeit
  - Traurigkeit oder auch Melancholie
  - Rückzug auf sich selbst
  - Entmutigung
  - Tendenz zur Depression
  - Abulie (Willenlosigkeit, Willensschwäche)
  - Hypochondrie
- Verdauungsstörungen:
  - Hyperazidität des Magensaftes
  - gastro-ösophagealer Reflux
  - Übelkeit
  - Kolonspasmus
  - Sialorrhoe (abnormaler Speichelfluss)
- zirkulatorische Störungen:
  - niedriger Blutdruck (oft unter 100)
  - Herzrhythmusstörungen
  - Lipothymie
  - Augenprobleme: Myosis
- respiratorische Störungen:
  - Pseudo-Herzsymptome, Gefühl, einen Dolch in den Thorax gestochen zu bekommen, Präkordialgie, Druckgefühl im Thorax
  - Bronchospasmus.

22.3 Behandlungstechniken

22.3.1 Im Bereich der Ohren

In ➤ Kapitel 25 werden die Techniken für die Ohrmuschel und den äußeren Gehörgang im Detail erläutert. Das Ohr ist eine der entscheidenden Regionen für die Manipulation des N. vagus, vor allem über die Wirkung auf das Ganglion superius und auf die Dura mater Spannungen in der hinteren Schädelgrube.

22.3.2 Im Bereich des Halses

Im Trigonum caroticum

Angesichts der Fülle an Gefäß- und Nervenstrukturen im Halsbereich werden wir im Nachfolgenden versuchen, den Zugang zum N. vagus bestmöglich zu vereinfachen. Der Nerv kann vor allem im Trigonum caroticum (Karotisdreieck) gut erreicht und manipuliert werden (➤ Abb. 22.6 und ➤ Abb. 22.7).

Man findet den N. vagus gemeinsam mit dem N. laryngeus superior zwischen der A. carotis interna und der V. jugularis interna. Im lateralen Teil der Basis des Dreiecks hat man zudem Zugang zum N. accessorius.

Es handelt sich um eine sehr leichte Behandlung in der Form von Gleitbewegungen und Induktion. Es ist mehr ein Streicheln als eine Kompression. Diese Region ist sehr reaktiv und erfordert daher großes Fingerspitzengefühl (➤ Abb. 22.8).

Machen Sie immer einen Seitenvergleich und führen Sie die Technik auf der sensibelsten Zone aus, versuchen Sie dabei die Viskoelastizität des Nervs zu spüren und

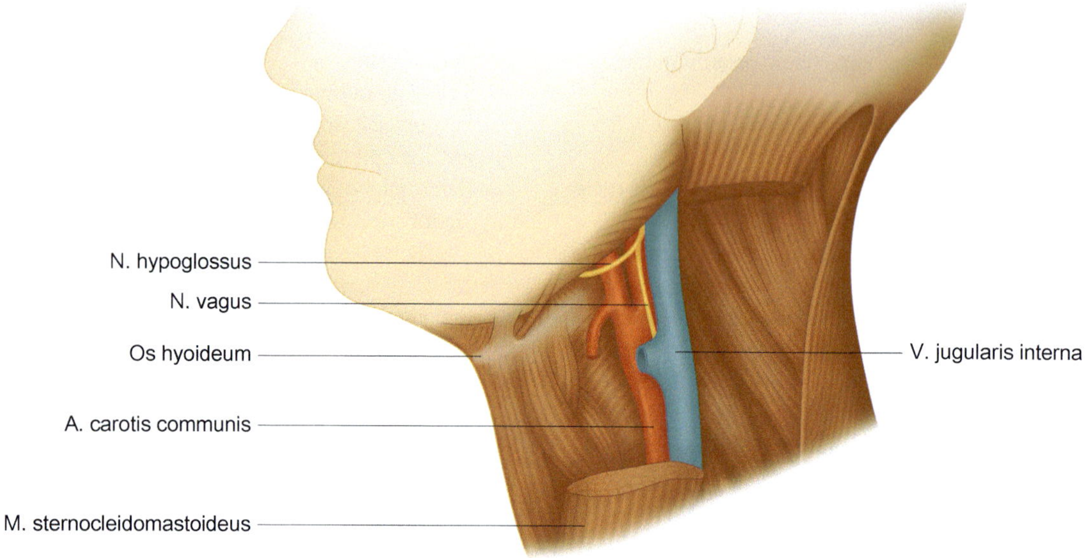

Abb. 22.6 Der N. vagus im Trigonum caroticum

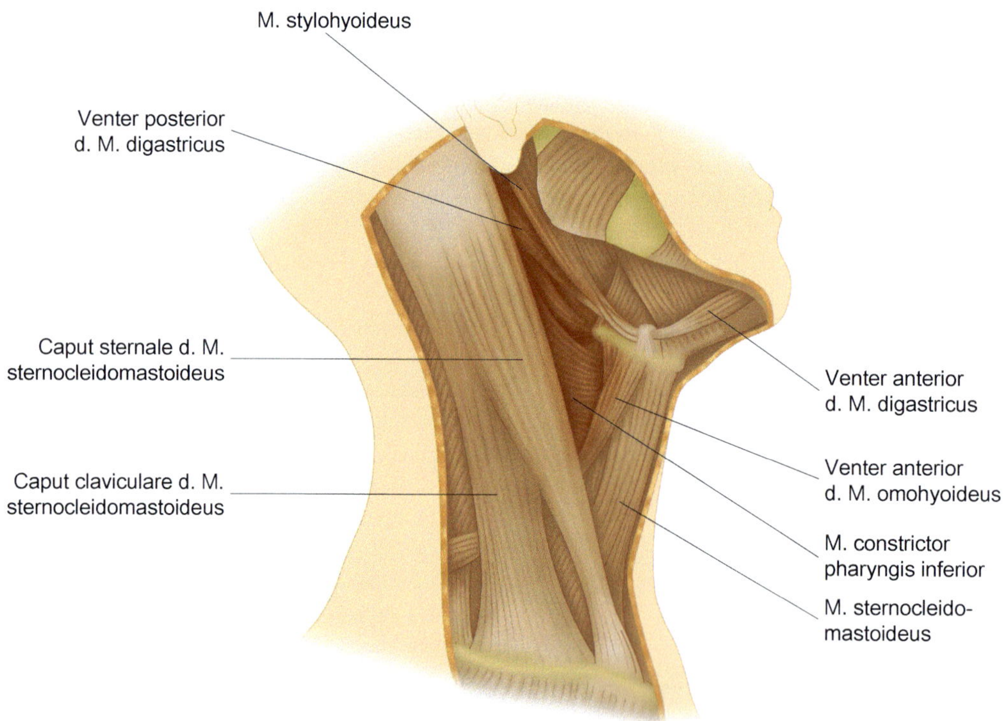

Abb. 22.7 Trigonum caroticum

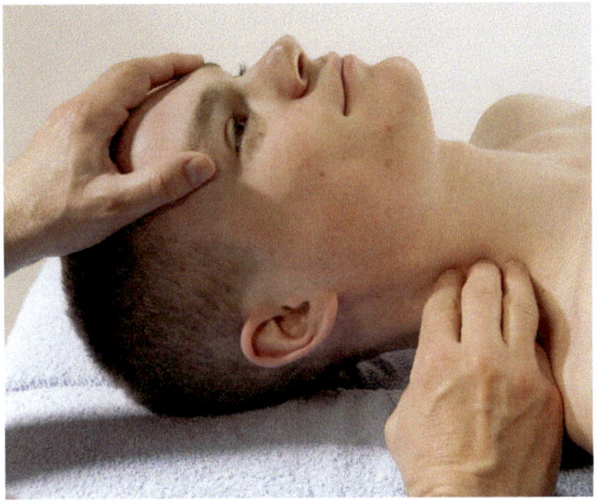

Abb. 22.8 Manipulation des N. vagus im Trigonum caroticum

die „Rückbewegung" des Nervs während der Manipulation gut zu kontrollieren.

Trigonum caroticum

Das Trigonum caroticum (➤ Abb. 22.7) ist ein Dreieck, das wie folgt begrenzt wird:

- lateral durch den M. sternocleidomastoideus
- medial durch den M. omohyoideus
- kranial durch den M. digastricus

Die Spitze des Trigonum liegt kaudal, die Basis kranial.
Innerhalb des Trigonum caroticum liegen folgende Strukturen:

- lateral die Vena jugularis interna
- zentral die A. carotis communis und ihre beiden Äste A. carotis interna und externa
- medial der Corpus ossis hyoidei.

N. laryngeus superior

Der N. laryngeus superior ist ein sehr wichtiger Ast des N. vagus (➤ Abb. 22.9). Mechanisch ist er direkt mit dem Ganglion inferius des N. vagus verbunden.

Man sucht den Nerv seitlich in der Region der Membrana thyrohyoidea, dort ist sein Verlauf horizontal und leicht absteigend.

Der Nerv durchbricht die Membrana thyrohyoidea ungefähr 1 cm vor dem Tuberkulum des großen Horns des Zungenbeins, also ca. 2,5 cm von der Mittellinie entfernt, und zieht ins Innere des Kehlkopfes.

Setzen Sie sich leicht seitlich ans Kopfende der Behandlungsliege, der Behandlungsseite gegenüber. Drücken Sie mit dem Daumen Ihrer kaudalen Hand das Os hyoideum in die entgegengesetzte Richtung (➤ Abb. 22.10).

Bewegen Sie mit dem Zeigefinger Ihrer kranialen Hand die entlang dem großen Horn verlaufenden Gewebe und suchen Sie die Membrana thyrohyoidea und den Nerv.

Der N. laryngeus superior fühlt sich wie eine dünne, parallel zum großen Horn verlaufende Schnur an, manchmal ist diese gegenüber dem Horn etwas nach kaudal verschoben. Er ist immer etwas sensibel und löst gelegentlich einen kleinen Hustenreflex aus.

Man manipuliert den Nerv am Durchtrittspunkt der Membrana thyrohyoidea, etwas kaudal und vor dem Tuberkulum des Cornu majus des Zungenbeins.

Arbeiten Sie mit Induktion, ohne den Nerv zu sehr zu komprimieren. Schließen Sie die Technik mit einer leichten kaudalen Dehnung ab.

Indikationen

Neben den allgemeinen Indikationen ist die Manipulation des N. vagus im Halsbereich vor allem bei Problemen in folgenden Regionen angezeigt:

- Pharynx
- Trachea
- Ösophagus
- Herz.

Wir verwenden diese Techniken häufig zur Behandlung von Problemen am Übergang zwischen Ösophagus und Kardia (Mageneingang). Dabei verbinden wir sie mit einer Technik zur subkostalen Mobilisierung der Hiatusregion.

22.3.3 Im Bereich des Hiatus oesophageus

Wie bereits erwähnt, ziehen die beiden Nn. vagi links und rechts neben der Speiseröhre durch das Diaphragma.

Vergessen wir in diesem Zusammenhang nicht, dass das Ende des linken Leberlappens vor dem Mageneingang liegt. Wir können auf den N. vagus einwirken, indem wir entweder die Leber oder den Übergangsbereich zwischen Ösophagus, Kardia und Fundus mobilisieren.

Mobilisation der Leber

Die Mobilisation der Leber sollte unbedingt ausgeführt werden. Dazu stellen Sie sich hinter den sitzenden Patienten, der sich leicht nach vorne beugt (Kyphose). Nehmen Sie mit Ihren Handflächen Kontakt mit den letzten

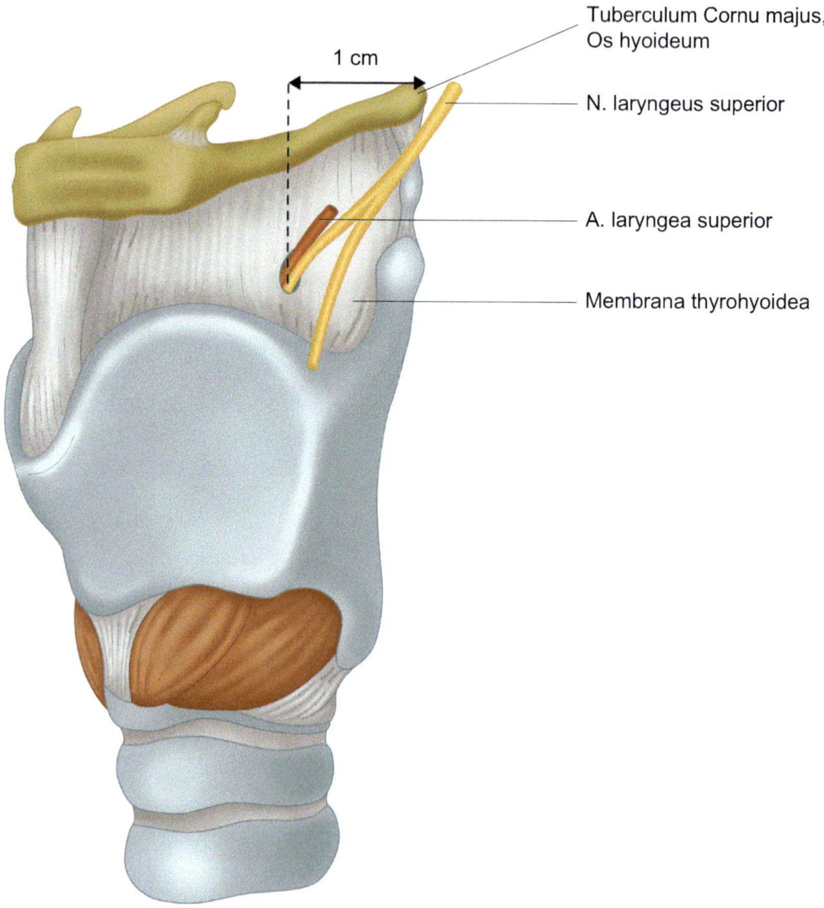

Abb. 22.9 Lokalisierung des N. laryngeus superior

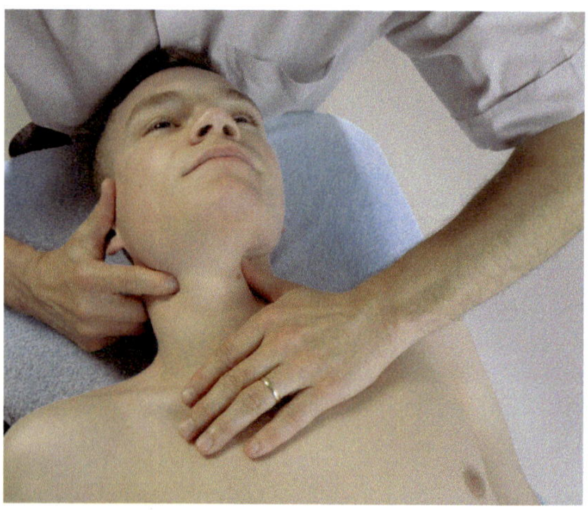

Abb. 22.10 Manipulation des N. laryngeus superior

Rippen auf und bewegen Sie sie nach anterior und medial, um die Muskelspannungen im Abdomen zu lösen (> Abb. 22.11).

Die Finger der linken Hand palpieren das Ende des linken Lebenlappens, in einer Region die in der Mitte zwischen dem Processus xiphoideus und einer vertikalen, durch die Brustwarze verlaufenden Linie liegt.

Die Finger der rechten Hand liegen innerhalb der Befestigungsstrukturen des rechten Lig. phrenicocolicum.

Heben Sie die Leber mehrmals an, um die Mechanorezeptoren der Ligg. coronarium und triangulare zu stimulieren.

Führen Sie anschließend eine Induktion aus, bei der fast immer eine horizontale Rotation der Leber von rechts nach links auszuführen ist. Zögern Sie nicht, die Induktionsbewegungen zu verstärken.

Mobilisation des Hiatus oesophageus

Legen Sie Ihren Mittelfinger und Ihren Zeigefinger ungefähr 5 bis 6 cm unterhalb des Processus xiphoideus (> Abb. 22.12).

Phase 1

Richten Sie Ihre Finger zunächst nach posterior, versuchen Sie dabei nicht, die Hiatusregion zu erreichen.

Phase 2

Wenn Sie so weit wie möglich in den Bauchraum eingedrungen sind, natürlich immer ohne Schmerzen zu verursachen, lassen Sie Ihre Finger in Richtung Hiatus gleiten (etwas nach kranial und leicht nach links). Ersuchen Sie den Patienten, sich etwas nach vorne zu beugen, um die Region noch besser zu erreichen, und dehnen Sie die kleine Kurvatur des Magens in kaudaler Richtung.

N.B.: Wie bei allen viszeralen Behandlungstechniken bewegen sich die Finger nie ganz geradlinig, sondern folgen, umgehen und passen sich den verschiedenen Geweben an. Wie bei einem chirurgischen Eingriff gibt es einen Zugangsweg für das Organ, den man nur findet, wenn man Feingefühl an den Tag legt und die Gewebe respektiert.

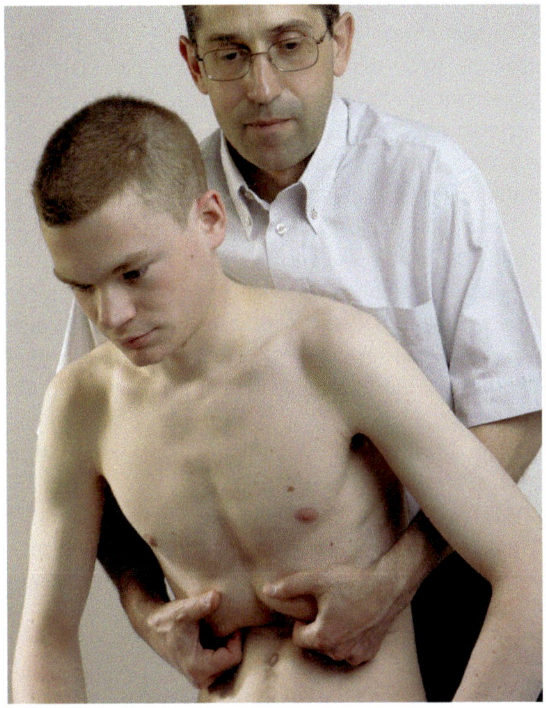

Abb. 22.11 Mobilisation des N. vagus über Kontakt unterhalb der Leber

Indikationen

Magenschmerzen und Geschwüre

Gemeinsam mit den viszeralen Manipulationen können die Techniken am N. vagus jenen Patienten Erleichterung bringen, die an Magenproblemen leiden. Bleiben wir dabei aber realistisch und vermeiden wir Vereinfachungen, denn zahllose Erfahrungen haben uns immer wieder bewiesen, wie komplex die Organisation des N. vagus ist. In diesen Bereich fallen auch die Enttäuschungen nach einer Vagotomie.

Operationen bei Geschwüren

Die operative Behandlung von Geschwüren war eine Zeitlang sehr modern, ihre Zahl hat jedoch aufgrund der Fortschritte der Pharmaindustrie und des mangelnden dauerhaften Erfolgs in den letzten Jahren abgenommen.

Die Nn. vagi wurden dabei im Bereich der Kardia operativ durchtrennt, um eine Reduzierung der Salzsäureproduktion zu erreichen. Der Eingriff konnte zwar sehr schnell die Schmerzen positiv beeinflussen, führte aber zu beachtlichen Verdauungsproblemen, zudem kehrte die Hyperazidität des Magens, vermutlich über die Anastomosen, schrittweise zurück.

Zudem löste die Vagotomie die psychoemotionalen Konflikte des Patienten nicht und konnte auch die kortikale Repräsentation des Organs nicht auslöschen – wenn es so einfach wäre …

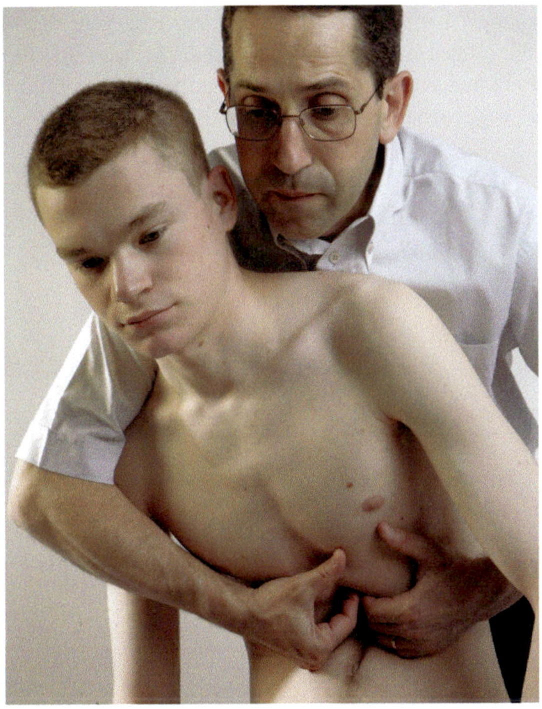

Abb. 22.12 Mobilisation des N. vagus über den Hiatus oesophageus

Helicobacter pylori

Zwei australische Forscher erhielten für ihre Arbeiten über die Rolle des *Helicobacter pylori* bei Magenbeschwerden den Nobelpreis für Medizin. Seit langem hatten praktische Ärzte festgestellt, dass sich Magenschmerzen nach einer aus anderen Gründen verschriebenen Antibiotika-Behandlung verbesserten.

Ohne die Rolle des *Helicobacter* gering schätzen zu wollen, sollte man sich doch fragen, warum diese Bakterien bei bestimmten Personen auftreten und sich bei diesen besonders stark vermehren. Vereinfacht gesagt, wir wissen, dass manche Pilze im Wald und andere auf Wiesen wachsen. Gleiches gilt sicherlich auch für Krankheitskeime, die auch ein spezielles – genetisches, metabolisches, hormonelles und emotionales – Substrat brauchen.

Auch wenn wir die Sinnhaftigkeit der genannten Behandlung nicht in Frage stellen, gibt es sicherlich auch andere Möglichkeiten, um diese Krankheit zu behandeln.

Neurovegetatives Gleichgewicht

Lange Zeit stellte man das sympathische und das parasympathische Nervensystem als gegensätzliche Systeme dar, die man analytisch stimulieren oder beruhigen kann. Wir wissen, dass sie oft einander entgegengesetzte Wirkungen erzeugen. So stimuliert der Sympathikus das Herz und verlangsamt die Magenaktivität, während der N. vagus genau das Gegenteil erzielt.

Es ist das Gleichgewicht ihrer Aktivität, die ein harmonisches Funktionieren unseres Körpers ermöglicht. Wenn ein Teil dominiert oder vom anderen dominiert wird, treten Dysfunktionen und manchmal Pathologie auf.

Schließlich besteht unsere Rolle nicht darin, eine sehr präzise Wirkung auf das eine oder andere Element zu erzeugen, sondern darin, dem Nervensystem Informationen zu liefern, die es aktivieren und zu seiner Selbstregulierung beitragen. Damit beziehen wir uns auf das von Andrew Taylor Still postulierte Prinzip, dem zufolge der Organismus sich selbst heilen kann. Unsere Aufgabe besteht zunächst darin, den Organismus von allen mechanischen Einschränkungen und Zwängen zu befreien – sei es im Schädel, im Hals, im Thorax oder im Abdomen. Unsere Behandlung wirkt über die Verbindungen zu den höheren Zentren und über den Reflexweg.

22.3.4 Entscheidende Punkte der kraniosakralen Mechanik

Im Sinne einer ganzheitlichen Behandlung sollte man auch die Mechanik des kraniosakralen Systems und die Elemente des primär respiratorischen Mechanismus überprüfen:

- Dura mater: hintere Schädelgrube, Tentorium cerebelli
- Sutura temporooccipitalis
- Foramen jugulare.

KAPITEL

23 Nervus accessorius

Der N. accessorius (XI) ist ein motorischer Nerv, der von der Medulla oblongata und der Halswirbelsäule zum Foramen jugulare zieht. Er endet im N. vagus, den Mm. sternocleidomastoideus und trapezius.

23.1 Anatomischer Überblick

23.1.1 Ursprung

Der N. accessorius verfügt über zwei unterschiedliche Ursprünge:

- Ein Anteil beginnt im Sulcus posterolateralis der Medulla oblongata,
- der andere im Rückenmark, Ncl. nervi accessorii. Die Fasern treten zwischen Vorder- und Hinterhorn aus dem Rückenmark aus.

23.1.2 Verlauf

Radix spinalis n. accessorii

Die kaudalen Nervenfasern der Medullarwurzel liegen über der 4. zervikalen Hinterwurzel, während sich die kranialen Nervenfasern oberhalb der 1. zervikalen Hinterwurzel befinden (> Abb. 23.1).

Diese Wurzeln bündeln sich zu einem Strang und treten neben dem Rückenmark durch das Foramen magnum in den rückwärtigen Teil der Schädelhöhle ein.

Radix cranialis n. accessorii

Vier bis fünf kleine Wurzeln treten aus dem Sulcus posterolateralis der Medulla oblongata aus und ziehen nach lateral und anterior.

Truncus nervi accessorii

Der gemeinsame Nervenstrang des N. accessorius tritt aus dem Foramen jugulare aus und zieht zu einer hinter dem Processus styloideuds liegenden Zone.

Er teilt sich in zwei Endäste:

- Ramus internus, der zum N. vagus übertritt
- Ramus externus, der sich nach kaudal und posterior richtet, durch den M. sternocleidomastoideus und die Fossa supraclavicularis zieht und im M. trapezius endet.

23.1.3 Lagebeziehungen

Im Foramen magnum

Der N. accessorius liegt im lateralen Teil des Foramen magnum, hinter dem N. hypoglossus und der A. vertebralis, unterhalb und vor dem Spinocerebellum, d. h. der Verbindung zwischen Kleinhirn und Medulla oblongata (> Abb. 23.2).

Bedeutung für die Osteopathie Mit der Technik für die A. vertebralis in sitzender Position kann man auf den N. accessorius einwirken. Der spinale Teil des N. accessorius kreuzt die A. vertebralis und zieht nach kranial, anterior und medial, auch die Dehnungstechnik hat eine positive Wirkung auf diesen Nerv.

Im Foramen jugulare

Der N. accessorius befindet sich im Foramen jugulare hinter dem Ganglion superius des N. vagus und ist mit diesem eng verbunden (> Abb. 23.3).

Er liegt vor dem Sinus sigmoideus, der sich im hinteren Fach des Foramen jugulare als V. jugularis interna fortsetzt.

23.1.4 Anastomosen

Mit den beiden ersten Zervikalnerven

Der N. accessorius tauscht mit den beiden ersten Zervikalnerven, vor allem aber mit dem ersten Zervikalnerv, Nervenfasern aus. Die meisten Autoren unterstreichen, dass diese Nerven in einem gewissen Bereich den gleichen Verlauf nehmen und es sich deshalb mehr um eine enge Nachbarschaft als um Anastomosen handelt (> Abb. 23.4).

Bedeutung für die Osteopathie Bei den Dehnungstechniken für die subokzipitale Muskulatur, wirken wir auch auf den N. accessorius ein.

Mit dem N. vagus

Innerhalb des Foramen jugulare tauscht der N. accessorius Nervenfasern mit dem Ganglion superius des N. vagus aus.

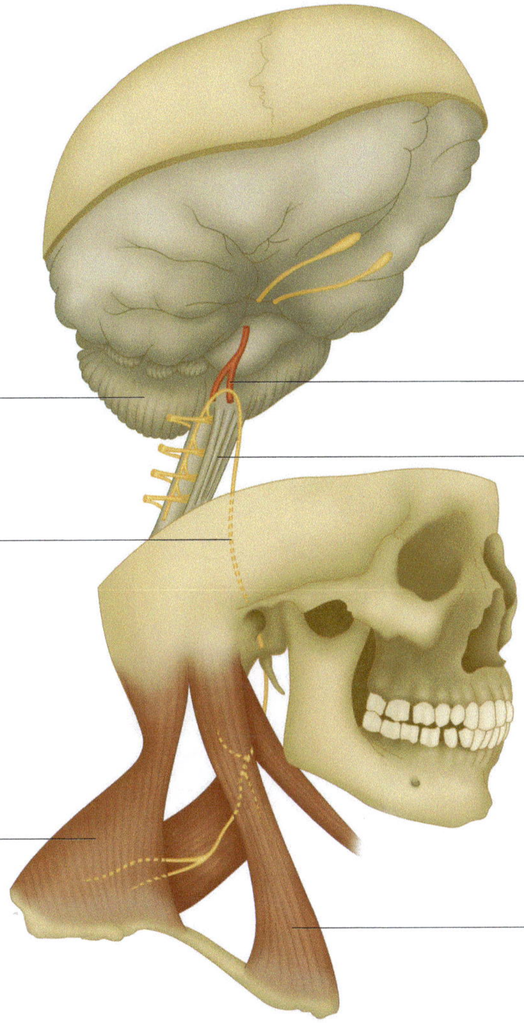

Abb. 23.1 Verlauf des N. accessorius

23.1.5 Endäste

Am Ausgang des Foramen jugulare teilt sich der N. accessorius in zwei Äste: Ramus internus und Ramus externus.

Ramus internus

Der kurze Ramus internus wird durch die Nervenfasern der Radix cranialis gebildet. Er zieht nach anterior und medial zum lateralen und kranialen Teil des Ganglion inferius des N. vagus.

Er endet in folgenden Strukturen:

- im M. constrictor pharyngis superior über die Rr. pharyngeales des N. vagus
- in den Muskeln des Larynx über den N. recurrens
- im Plexus cardiacus und im Herz über die Rr. cardiaci des N. vagus.

Ramus externus

Der wichtigere Ramus externus wird durch die Nervenfasern der Radix spinalis gebildet. Er zieht nach kaudal, posterior und lateral.

Er zieht durch den M. sternocleidomastoideus, quert die Fossa supraclavicularis major und endet im M. trapezius.

Besonderheiten

Vor ihrem Eintritt in den M. sternocleidomastoideus anastomosieren einige Fasern des N. accessorius mit

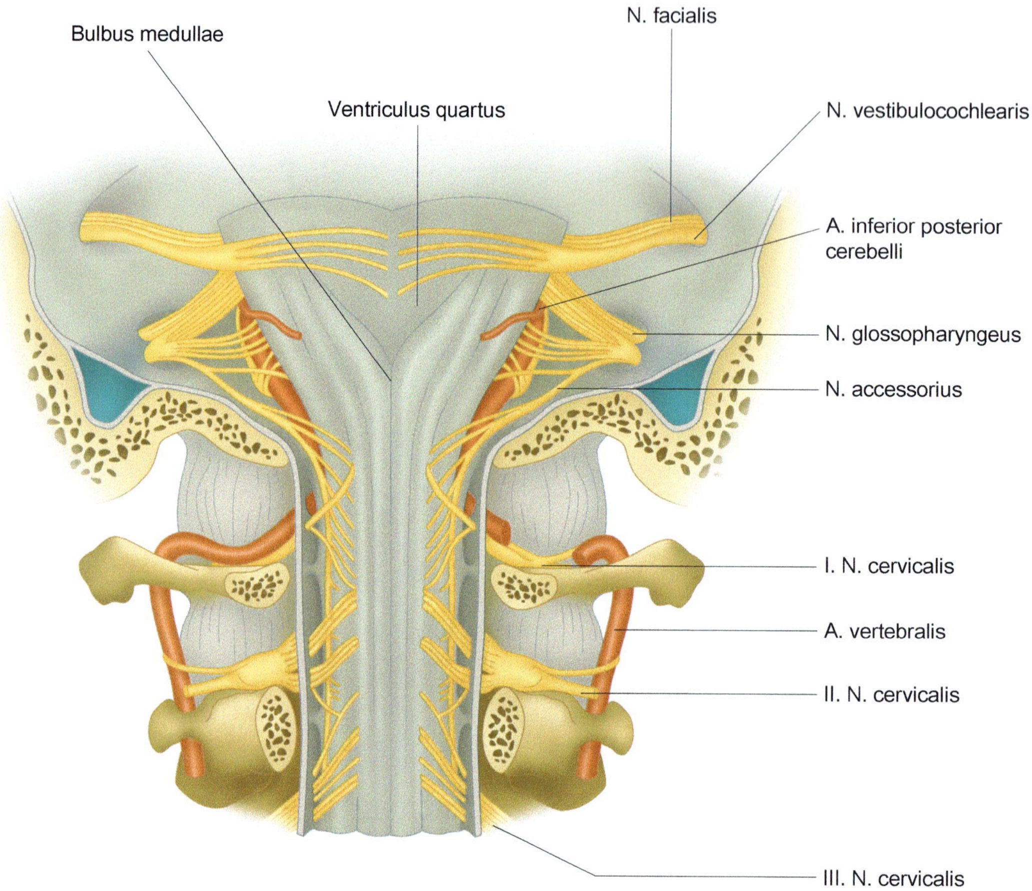

Abb. 23.2 Nn. accessorii im Foramen magnum

den 2. und 3. Zervikalnerven und bilden innerhalb des Muskels einen kleinen Plexus. Sie anastomosieren mit den Nerven des M. rhomboideus und des M. levator scapulae.

23.1.6 Versorgungsgebiet

Nerven des M. sternocleidomastoideus

Der M. sternocleidomastoideus wird von Fasern des N. accessorius, des 3. Zervikalnervs und manchmal des 2. Zervikalnervs versorgt.

Bedeutung für die Osteopathie Bei einem angeborenen Schiefhals muss man die Eintritts- und die Austrittsstelle des N. accessorius im M. sternocleidomastoideus suchen. Sie bilden zwei exzellente Triggerpunkte.

Nerven des M. trapezius

Der N. accessorius gibt zwei oder drei Äste an den M. trapezius ab. Er erhält auch Fasern des 4. Zervikalnervs und der Arkade, die den 3. mit dem 4. Zervikalnerv verbindet.

23.1.7 Topographische Schlüsselpunkte

M. trapezius

Der N. accessorius nähert sich dem M. trapezius:

- entweder über seinen anterioren Rand
- oder ungefähr drei Fingerbreit hinter der Klavikula, in der Tiefe zwischen dem Akromioklavikulargelenk und der Lateralseite des Halses (➤ Abb. 23.5).

M. sternocleidomastoideus

Der N. accessorius nähert sich dem M. sternocleidomastoideus an der Schnittstelle zwischen seinem oberen

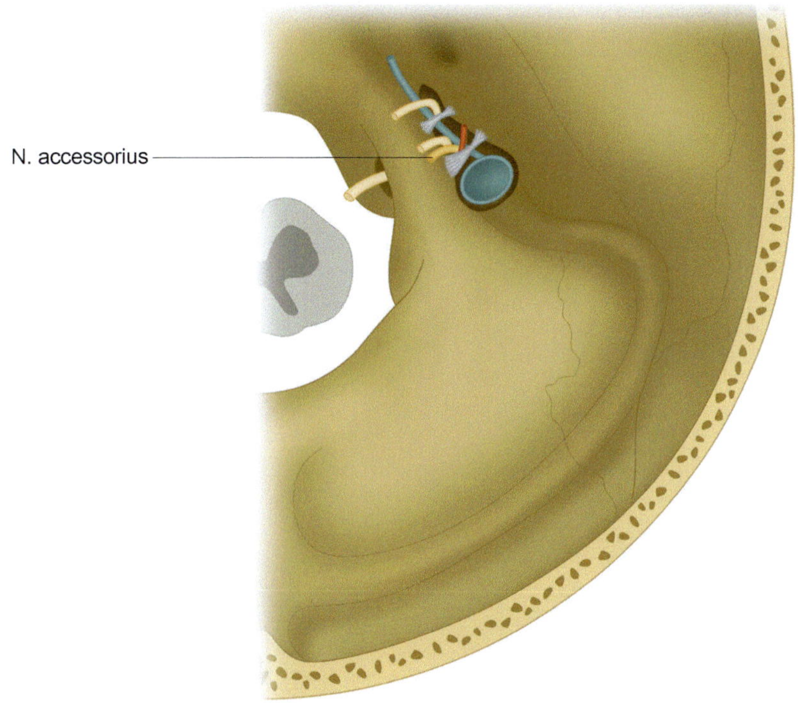

Abb. 23.3 Der N. accessorius im Foramen jugulare

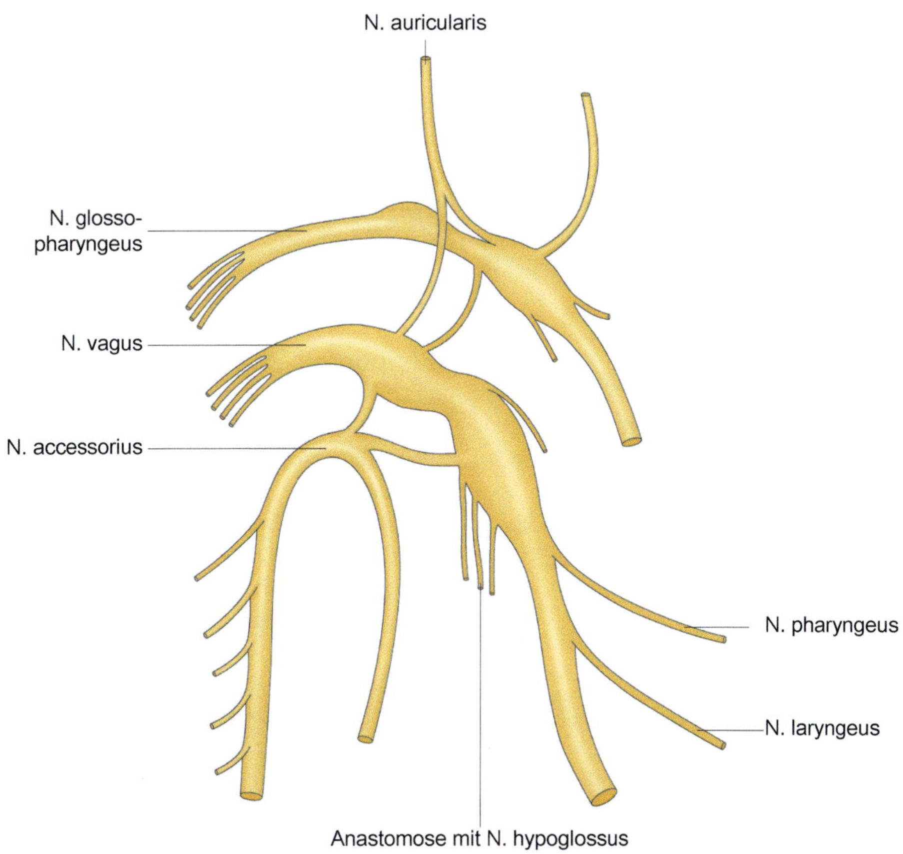

Abb. 23.4 Anastomosen des N. accessorius

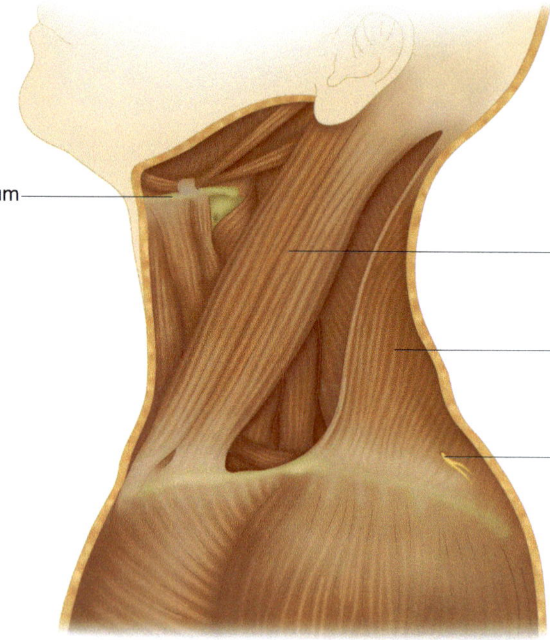

Abb. 23.5 M. trapezius: Schlüsselpunkte des N. accessorius

und seinem mittleren Drittel, ungefähr 3 cm vom Mastoid entfernt, d. h. am Angulus mandibulae auf Höhe des 3. Zervikalwirbels, wo er in den Muskel eindringt (> Abb. 23.6).

Er verlässt den Muskel am hinteren Ende, ungefähr 5 cm unterhalb des Mastoids, auf einer horizontalen Linie, die auf Höhe des vierten Halswirbels durch das Zungenbein verläuft.

Spatium parapharyngeum

Der N. accessorius dringt zwischen dem Querfortsatz des Atlas (einen Fingerbreit unterhalb der Spitze des Mastoids) und dem Venter posterior des M. digastricus in den M. sternocleidomastoideus ein.

23.2 Pathophysiologie

23.2.1 Funktionen

Radix cranialis

Die motorischen Funktionen der Radix cranialis überschneiden sich hinsichtlich der Motorik des Pharynx, des Velum palatinum und des Larynx mit jenen des N. vagus.

Radix spinalis

Die Radix spinalis ist der wichtigste Nerv für die Kopfrotation. Allerdings werden die Mm. sternocleidomastoideus und trapezius auch durch den 2., 3. und 4. Zervikalnerv innerviert. Eine Schädigung der Radix spinalis des N. accessorius kann somit durch diese Zervikalnerven kompensiert werden.

23.2.2 Klinik

Periphere Läsionen

Eine Läsion der Radix cranialis führt zu Schluck- und Phonationsstörungen.

Eine Läsion der Radix spinalis verursacht eine Lähmung der Mm. sternocleidomastoideus und trapezius:

- Die Lähmung des M. sternocleidomastoideus zeigt sich dadurch, dass der Muskel auf der betroffenen Seite kein Relief mehr bildet und der Patient den Kopf nicht zur gesunden Seite drehen kann.
- Die Lähmung des M. trapezius verursacht ein Absenken der Schulter, eine Abspreizung des medialen Skapularandes und eine Anteriorisierung der Klavikula.

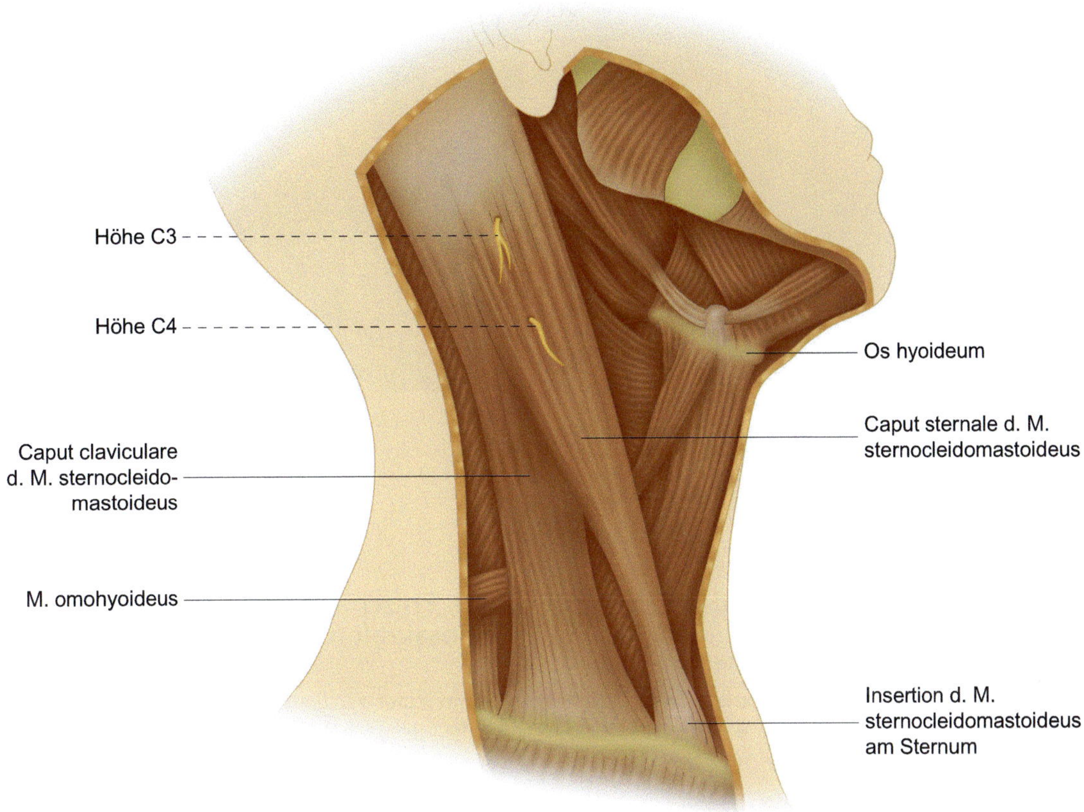

Abb. 23.6 M. sternocleidomastoideus: Schlüsselpunkte des N. accessorius

Avellis-Syndrom

Das Avellis-Syndrom (Longhi-Avellis-Syndrom) beschreibt die Schädigung des Ramus internus des N. accessorius und des Nucleus ambiguus des N. vagus, bei der folgende Symptome auftreten:

- Hemiplegie und Anästhesie von Velum palatinum, Larynx und Pharynx auf der Läsionsseite
- Dysarthrie
- Dysphagie.

23.3 Behandlungstechniken

23.3.1 Perforierender Nerv des M. trapezius

Man sucht den perforierenden Ast des N. accessorius im M. trapezius, ungefähr 2 cm vom anterioren Rand des Muskels entfernt, auf halber Strecke zwischen dem Akromioklavikulargelenk und der Pars descendens (vertikaler Teil) des M. trapezius.

Dieser Punkt mit einem Durchmesser von 2 bis 3 mm ist hart, sensibel oder hypersensibel, seine Palpation kann einen besonders heftigen Schmerz auslösen.

Technik

Der Patient befindet sich in Rückenlage. Legen Sie eine Hand unter das Okziput, um den Hals zu stabilisieren, und den Daumen der anderen Hand in die Zone des perforierenden Nervs. Die restliche Hand umgreift das Schultergelenk (➤ Abb. 23.7).

Phase 1

Komprimieren Sie vorsichtig den schmerzhaften Punkt, lassen Sie etwas nach und führen Sie eine Induktion unter Beibehaltung des Schmerzpunktes aus.

Phase 2

Drücken Sie gleichzeitig die Schulter schrittweise nach lateral und kaudal. Dadurch wird der perforierende Ast des N. accessorius immer in Spannung gehalten. Im

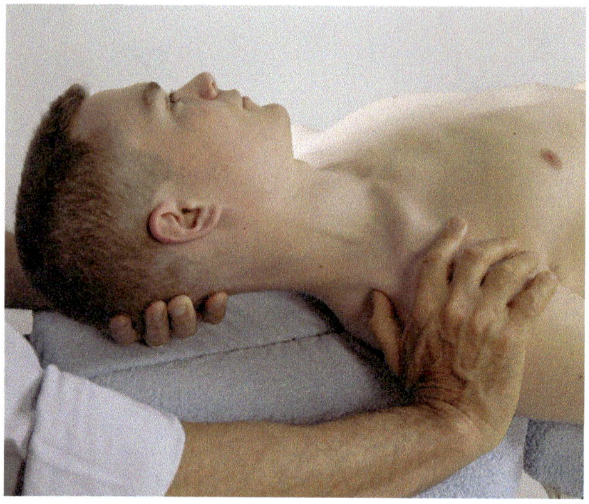

Abb. 23.7 Manipulation des perforierenden Nervs des M. trapezius

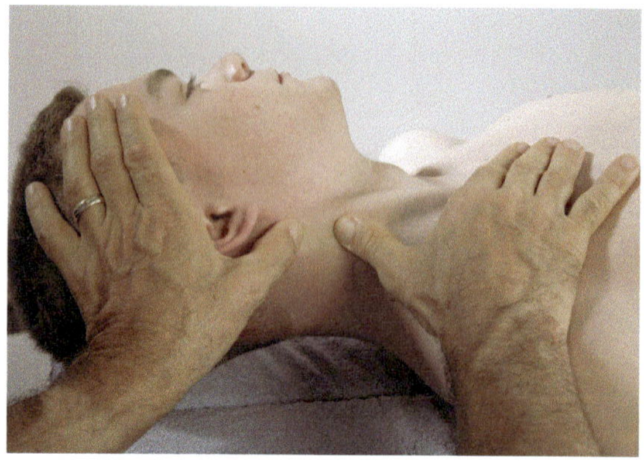

Abb. 23.8 Manipulation der Nerven des M. sternocleidomastoideus

Idealfall wird diese Technik während der kranialen Expansionsphase ausgeführt.

N.B.: Führen Sie diese Technik Schritt für Schritt aus, „flirten" Sie mit dem Schmerz, zu starker Druck erhöht den Schmerz und hemmt damit die Wirkung der Technik.

23.3.2 Perforierende Nerven des M. sternocleidomastoideus

Auf dem M. sternocleidomastoideus gibt es zwei wichtige Punkte für die Manipulation:

- auf Höhe des Mandibulawinkels (vor C3)
- auf Höhe einer durch das Os hyoideum verlaufenden Horizontale (vor C4).

Es handelt sich um zwei sensible Punkte – allerdings etwas weniger sensibel als jene am M. trapezius.

Technik

Phase 1

Legen Sie Ihre beiden Daumen ober- und unterhalb des sensiblen Punktes auf den Muskel und führen Sie eine leichte Traktion, kombiniert mit Induktion, aus (> Abb. 23.8).

Phase 2

Nach Abschluss der ersten Phase führen Sie eine direkte Induktion an den Austrittsstellen des N. accessorius aus.

23.3.3 Entscheidende Punkte der kraniosakralen Mechanik

Im Sinne einer ganzheitlichen Behandlung sollte man auch die Mechanik des kraniosakralen Systems und die Elemente des primär respiratorischen Mechanismus überprüfen:

- Dura mater: hintere Schädelgrube, Tentorium cerebelli
- Sutura temporooccipitalis
- Foramen jugulare.

23.3.4 Bedeutung der Manipulationen des N. accessorius

Der M. trapezius ist praktisch bei allen Menschen verspannt. Neben den globalen Techniken für diesen Muskel, die den Patienten ein Gefühl von Wohlbefinden und Komfort verleihen, können wir genau an den Austrittsstellen des Nervs arbeiten und den Muskel auch auf diese Weise entspannen.

Nachstehend werden wir einige Indikationen für die Manipulation des N. accessorius anführen, die bei Weitem die einfache Muskelkontraktion der Mm. sternocleidomastoideus und trapezius überschreiten. Da es sich hierbei um die Austrittsstellen eines Hirnnervs handelt, wirken sich die Manipulationen auf die intrakraniellen Strukturen und auf den primären Atemmechanismus aus.

Der M. trapezius hat subtilere Implikationen als seine gut bekannten motorischen Funktionen, auf diese werden wir im Weiteren eingehen.

Aufrechte Haltung

Aufgrund des aufrechten Standes muss der Mensch seinen Kopf gerade halten, um die Augen horizontal ausrichten zu können und den Dingen, die vor ihm liegen, die „Stirn bieten" zu können. Der N. accessorius hat indirekt eine zentrale propriozeptive Rolle. Ihm verdankt der Mensch, dass er gleichzeitig den Kopf gerade halten und die Bewegungen seiner Augen und seines Kopfes koordinieren kann.

Territorialität

Eine Person, die sich wohl fühlt, hält sich gerade und nimmt es mit der Außenwelt auf. Ihre Position erlaubt es ihr, ihren Raum gegenüber sich selbst, den anderen und der Umwelt auszufüllen. Die sensiblen Rezeptoren sind perfekt ausgerichtet und können die Umwelt besser analysieren.

Diese Funktionen waren für unsere Vorfahren von lebenswichtiger Bedeutung, sie entschieden über Leben und Tod angesichts lebensbedrohender Gefahren. Heute sind wir nicht mehr den gleichen Gefahren ausgesetzt, aber die von uns geschaffene Gesellschaft macht es uns auch nicht leicht. Der Mensch muss seinen Platz um jeden Preis behaupten. Der N. accessorius ist eines der unerlässlichen Elemente, damit wir unser Territorium bestens ausnützen, da er unsere Kopfposition und die Folgen auf das propriozeptive System beeinflusst.

Spiegelbild der Seele

Das Lösen von Spannungen im N. accessorius und somit im M. trapezius und im M. sternocleidomastoideus erzeugt sofort Wohlgefühl. Außerdem können wir die schwere Last, die wir ständig auf unseren Schultern tragen, endlich abstellen. Der Riese Atlas trug die Welt auf seinem Kopf, wir spüren oftmals die Last unserer kleinen Welt schwer auf unseren Schultern ...

Vegetatives System

Der N. accessorius anastomosiert mit dem N. vagus, genauer mit dem Ganglion superius und über dieses mit dem gesamten vegetativen System. Die Manipulation des N. accessorius wirkt sich also auch auf die Organe aus.

Diese Wirkung geht in beide Richtungen: ein schlecht funktionierendes Organ beeinflusst den N. accessorius und dieser beeinflusst seinerseits das Organ.

Rachen, Kehlkopf und Herz erhalten Fasern des Ganglion inferius des N. vagus, der seinerseits Anastomosen mit dem Ramus internus des N. accessorius bildet. Die Manipulation des N. accessorius ist daher bei funktionellen Störungen von Hals- oder Brustorganen angezeigt.

KAPITEL

24 Nervus hypoglossus

Der N. hypoglossus (XII) ist ein rein motorischer Nerv, der von der Medulla oblongata zu den Muskeln unterhalb des Zungenbeins und den Zungenmuskeln reicht. Er übernimmt eine wichtige Rolle beim Kauen, Saugen, Schlucken und Sprechen.

24.1 Anatomischer Überblick

24.1.1 Ursprung

Der N. hypoglossus entspringt mit 10 bis 15 Wurzeln im Sulcus lateralis anterior an der Medulla oblongata.

24.1.2 Verlauf

Kranialer Verlauf

Die aus der Medulla oblongata kommenden Wurzeln ziehen zum Canalis hypoglossi und treten dort aus dem Schädel aus. Sie teilen sich in zwei Gruppen: eine Radix superior und eine Radix inferior.

Diese durchziehen die Dura mater entweder in zwei getrennten oder einer gemeinsamen Öffnung.

Extrakranialer Verlauf

Der N. hypoglossus zieht bis zum Vorderrand des M. sternocleidomastoideus, den er kreuzt, schräg nach kaudal und anterior (> Abb. 24.1).

Er setzt seinen Verlauf zum Hinterrand des M. mylohyoideus fort und endet anschließend in der Zunge (> Abb. 24.2).

24.1.3 Lagebeziehungen

Im intrakraniellen Abschnitt

Die Nervenfasern des N. hypoglossus verlaufen zwischen der A. vertebralis und der A. inferior posterior cerebelli. Sie grenzen an die Duraöffnung für die A. vertebralis an.

Bedeutung für die Osteopathie Wenn wir eine Technik an der A. vertebralis ausführen, können wir damit

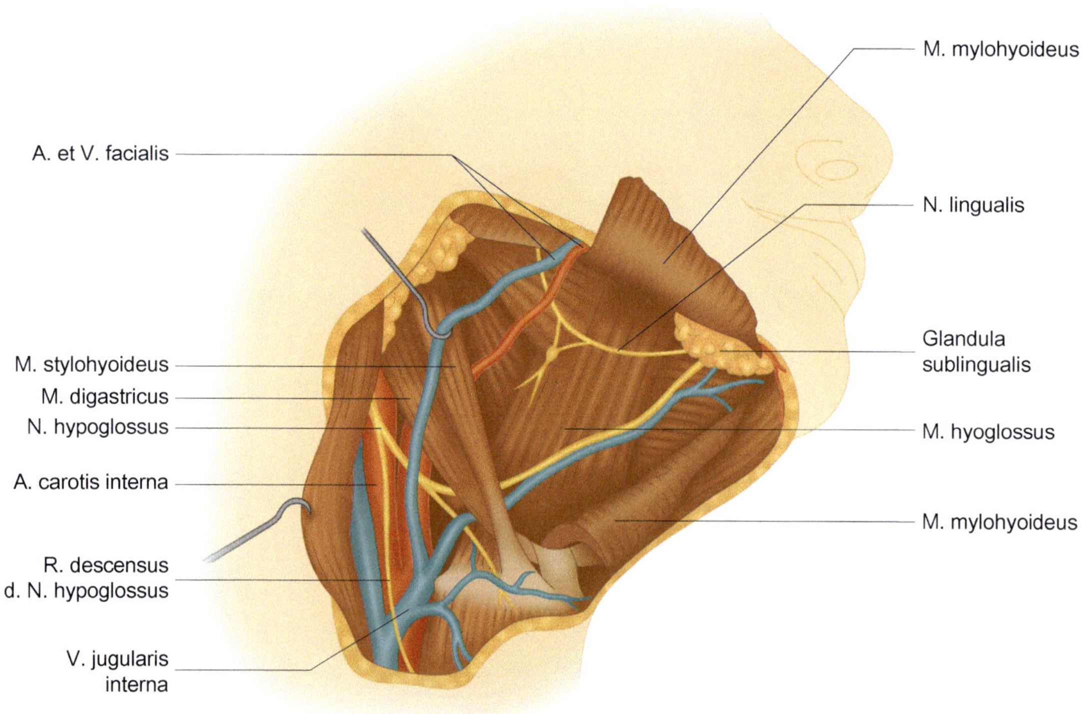

Abb. 24.1 N. hypoglossus auf Höhe des Zungenbeins

auch den N. hypoglossus beeinflussen, entweder direkt über die Nervenfasern oder indirekt über die Dura mater.

Auf Ebene des Zungenbeins

Der N. hypoglossus liegt zwischen dem großen Horn des Os hyoideum kaudal und der Zwischensehne des M. digastricus, kranial. Von dort zieht er zwischen dem M. mylohyoideus (lateral) und den Mm. hyoglossus und genioglossus (medial) zur Unterseite der Zunge.

24.1.4 Anastomosen

Der N. hypoglossus hat zahlreiche Verbindungen (> Abb. 24.3):

- mit dem N. vagus: über Fasern, die der N. hypoglossus zum Ganglion inferius des N. vagus entsendet
- mit dem Sympathikus: über eine Nervenfaser am Ausgang des Canalis hypoglossi, die entweder für das Ganglion superius oder für den R. sinus carotici desselben Ganglions bestimmt ist
- mit dem ersten und zweiten Zervikalnerv: über die durch die ersten beiden Zervikalnerven vor dem Atlas gebildete Nervenarkade
- mit dem N. trigeminus (N. lingualis): über eine durch den N. lingualis und den N. hypoglossus gebildete Nervenarkade.

24.1.5 Kollateralen

Ramus meningeus

Dieser Ast setzt sich vom N. hypoglossus im Canalis hypoglossi ab. Er bildet Fasern für die Dura-mater-Region des Okziputs und für den Sinus occipitalis posterior. Die Fasern anastomosieren meist mit dem N. vagus, dem N. trigeminus (N. lingualis) und dem ersten Zervikalnerv.

Absteigender Ast

Der absteigende Ast zweigt vom Nervenstamm am Kreuzungspunkt mit der A. carotis communis ab. Auf dieser Höhe entsendet er eine Anastomose zum Plexus cervicalis und bildet die Ansa n. hypoglossi.

Von dieser Ansa ziehen Fasern zu den Mm. omohyoideus, sternohyoideus und sternothyroideus.

Vom M. sternohyoideus können einige Fasern auch zum N. phrenicus und zum Plexus cardiacus ziehen.

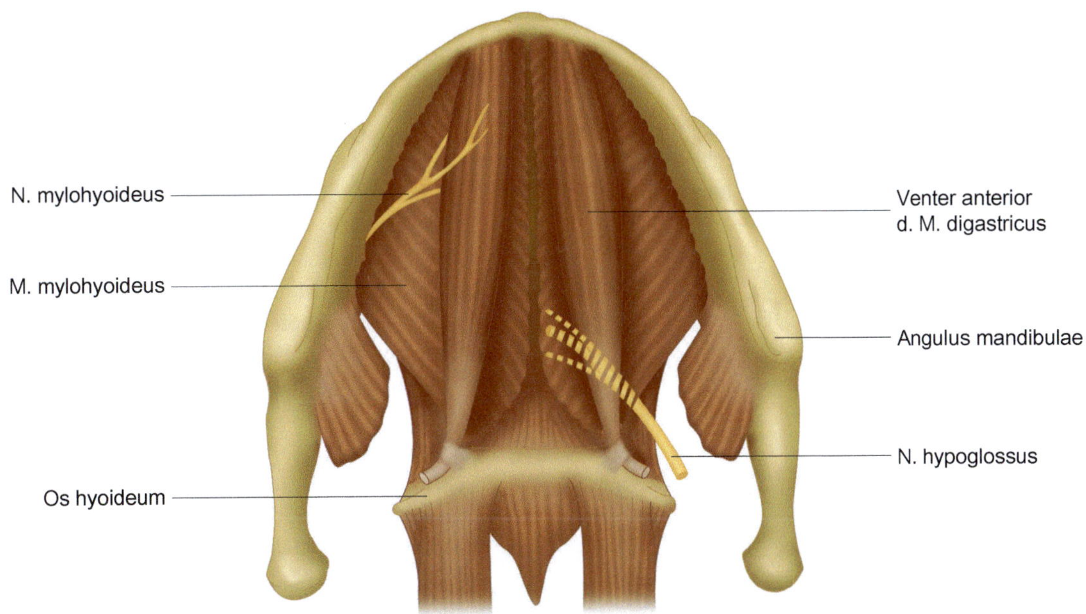

Abb. 24.2 N. hypoglossus im Mundboden

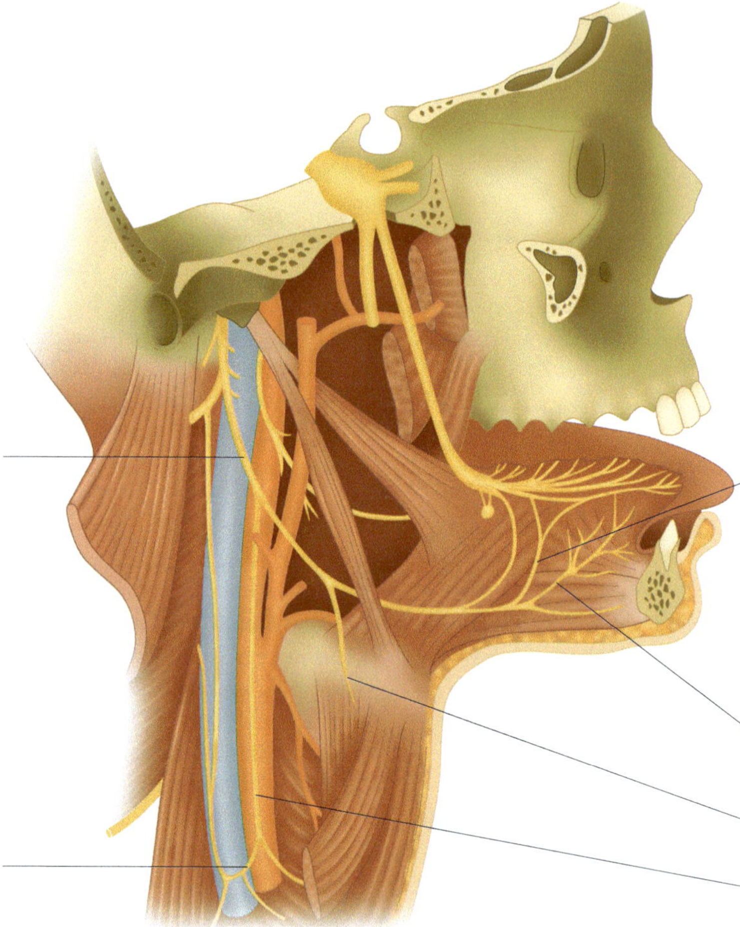

Abb. 24.3 Anastomosen des N. hypoglossus

Endäste

Die Endäste zweigen vom Vorderrand des M. hyoglossus ab und verteilen sich auf dem M. genioglossus.

Sie liefern die Innervation für alle Zungenmuskeln.

24.2 Pathophysiologie

24.2.1 Funktionen

Der N. hypoglossus gewährt der Zunge ihre Beweglichkeit. Er innerviert alle intrinsischen Muskeln der Zunge und drei der vier extrinsischen Zungenmuskel (Mm. genioglossus, styloglossus und hypoglossus).

24.2.2 Klinik

Eine Störung des N. hypoglossus verursacht eine Lähmung der homolateralen Zungenhälfte. Eine Amyotrophie, die v. a. bei peripheren Läsionen des Nervs erkennbar wird, tritt nach einer gewissen Zeit auf und verleiht der Zunge ein runzeliges, faltiges Aussehen. Der Patient spürt die Störung beim Kauen, Schlucken und Sprechen.

- Man ersucht den Patienten, die Zunge herauszustrecken (Protrusion), und achtet dabei auf eine eventuell vorhandene seitliche Abweichung der Zungenspitze:
  - Bei Schädigungen oberhalb der Nervenkerne weicht die Zunge zur Nicht-Läsionsseite aus.
  - Bei peripheren oder Nervenkernschädigungen weicht sie zur Läsionsseite aus.
- Man ersucht den Patienten, die Zunge im Mund gegen die Wange zu drücken, und gibt von außen mit den Fingern Widerstand.

24.3 Behandlungstechniken

24.3.1 Inframandibuläre Techniken

Lokalisation

Folgen Sie dem Vorderrand des M. sternocleidomastoideus bis zum Mandibulawinkel. Schieben Sie den Muskel zur Seite und suchen Sie medial der A. carotis externa den N. hypoglossus.

Man kann dem Nerv bis zum Cornu majus des Zungenbeins folgen. Vorsicht, dieser kann dabei leicht mit dem N. linguale des N. trigeminus (V/3) verwechselt werden.

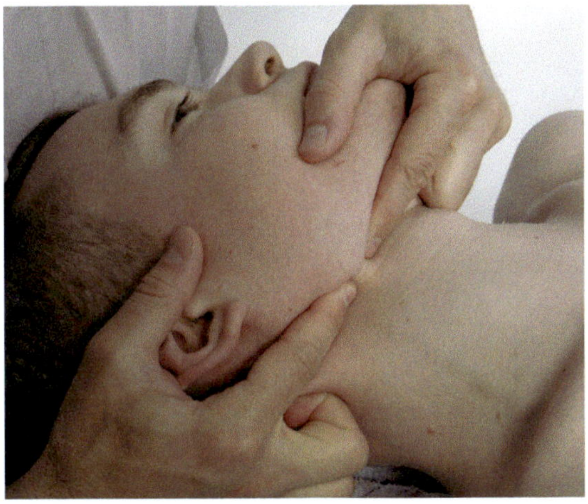

Abb. 24.4 Direkte Manipulation des N. hypoglossus

Direkte Technik

Der Patient befindet sich in Rückenlage. Ersuchen Sie den Patienten den Kopf von der Behandlungsseite weg zu drehen. Suchen Sie mit dem Zeigefinger den Nerv, er liegt im Kinnbereich im rückwärtigen Teil des Mundbodens, unmittelbar vor dem Mandibulawinkel und hinter dem M. mylohyoideus (➤ Abb. 24.4).

Mit dem Zeigefinger der okzipitalen Hand kontaktieren Sie den Nerv hinter dem Mandibulawinkel.

Üben Sie mit Ihren beiden Kontaktfingern eine leichte Spannung auf den Nerv aus und folgen Sie so lange dem Ecoute der Gewebe, bis sich der Nerv entspannt.

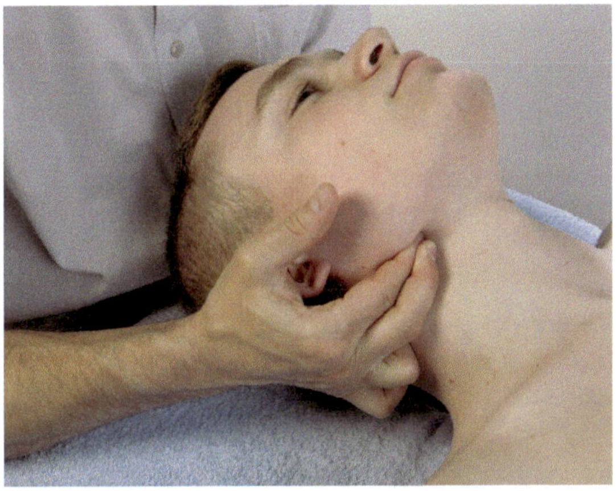

Abb. 24.5 Indirekte Manipulation des N. hypoglossus

Indirekte Technik

Der N. hypoglossus reagiert sowohl auf Gleit-Induktions-Techniken als auch auf Kompressions-Induktions-Techniken.

Nehmen Sie leichten Kontakt mit einem sensiblen Punkt am N. hypoglossus auf und bearbeiten Sie diesen oberflächlich mit Induktion (➤ Abb. 24.5).

Man kann auch die Behandlung für die A. vertebralis verwenden, die sich auch auf den N. glossopharyngeus, den N. vagus und den N. accessorius auswirkt (➤ Kap. 9.4.3).

Kombinierte Technik

Aufgrund seiner Verbindungen mit der Ansa cervicalis sollte man den N. hypoglossus auch in Kombination mit den Fixierungen der dorsalen Äste von C2 und C3 manipulieren.

Ersuchen Sie den Patienten, den Kopf leicht zur Gegenseite des zu behandelnden Nervs zu drehen. Suchen Sie mit dem Zeigefinger der kontralateralen Hand eine sensible Erhebung auf dem dorsalen Zervikalnerv und üben Sie eine leichte Kompression aus (➤ Abb. 24.6).

Verstärken Sie den Zeigefinger mit dem Mittelfinger der gleichen Hand und legen Sie diese unmittelbar außerhalb des großen Horns des Zungenbeins über den N. hypoglossus.

Behandeln Sie den Nerv, indem Sie so lange eine doppelte Induktion auf beiden Kontaktpunkten ausführen, bis sich beide Punkte vollständig lösen.

24.3.2 Entscheidende Punkte der kraniosakralen Mechanik

Im Sinne einer ganzheitlichen Behandlung sollte man auch die Mechanik des kraniosakralen Systems und die

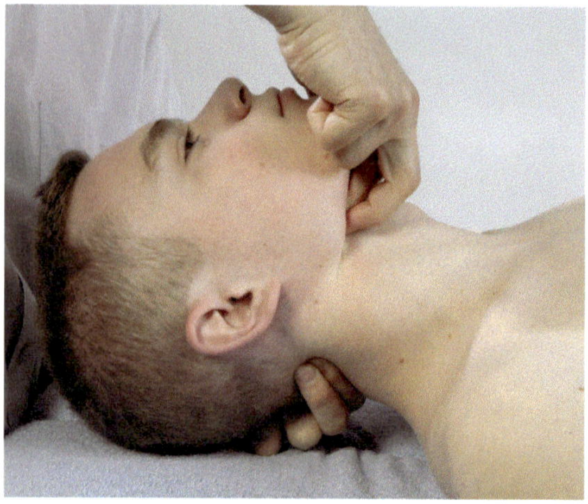

Abb. 24.6 Kombinierte Manipulation des N. hypoglossus

Elemente des primär respiratorischen Mechanismus überprüfen:
- Dura mater: hintere Schädelgrube, Tentorium cerebelli
- Okziput: Partes condylares, Foramen magnum
- Art. atlantooccipitalis und Art. atlantoaxialis.

24.3.3 Indikationen

Zungenmotorik

Der N. hypoglossus ist der wichtigste motorische Nerv der Zunge. Die Zunge wird von insgesamt 17 Muskeln bewegt, diese müssen sich in perfektem Gleichgewicht befinden und gut koordiniert sein, um die Harmonie des Mundes und der Zähne sicherzustellen.

In folgenden Fällen sollte man nach anomalen Spannungen des N. hypoglossus suchen:
- Prognathie
- Okklusionsstörungen
- Schluckstörungen
- Diktionsproblemen.

Man sollte den N. hypoglossus bei Patienten überprüfen, die sich in kieferorthopädischer Behandlung befinden, vor allem wenn es sich um langwierige Behandlungen handelt oder der Behandlungserfolg ausbleibt.

Funktionelle Dysphonie

Die Zunge ist ein sehr wichtiges Element für die Sprachartikulation. Ihre hinteren Ansätze liegen am Zungenbein und der oberen Teil im Bereich des Kehlkopfs. Jede Störung in der Zungenmotorik, motorischen oder psychologischen Ursprungs, kann sich auf die Phonation und den stimmlichen Ausdruck auswirken.

Operationsfolgen

Suchen Sie auch nach Spannungen des N. hypoglossus nach chirurgischen Eingriffen im Halsbereich, vor allem in der Narbenregion.

Unfallfolgen

Schädel-Hirn-Traumata können sich auf den N. hypoglossus auswirken.

Fixierungen der Dura mater cranialis und spinalis

Zu diesen Indikationen zählen:
- Fixierungen des unteren Teils der Dura mater cranialis, im Bereich des Foramen magnum
- schwere Fixierungen der Partes condylares bei Neugeborenen und Kindern
- vertebrobasiläre Insuffizienzen.

Schwindel und Instabilität

Aufgrund der sensiblen Rolle des N. hypoglossus und seiner Beziehung zu den Hirnhäuten der hinteren Schädelgrube und der A. und V. basilaris, kann eine Behandlung des N. hypoglossus auch Schwindel und Instabilität positiv beeinflussen.

Fixierungen der oberen Zervikalwurzeln

Bei schweren Fixierungen der Wurzeln von C1, C2 und C3 ist die Behandlung des N. hypoglossus von großem Interesse. Die Ansa cervicalis stellt eine wichtige Verbindung zwischen dem Plexus cervicalis und dem N. hypoglossus dar.

KAPITEL

25 Das Ohr

25

Wir werden versuchen, die komplexe Anatomie des Ohrs so einfach wie möglich darzustellen und uns auf jene Aspekte konzentrieren, die für die osteopathische Untersuchung und Behandlung von Relevanz sind.

Bezüglich des Innenohrs verweisen wir den Leser auch auf das ➤ Kap. 20 und die Ausführungen zum N. vestibulocochlearis.

Am Ohr unterscheidet man drei Teile:

- das Außenohr, das die Töne aufnimmt
- das Mittelohr, das die Töne weiterleitet und verstärkt
- das Innenohr, das die Tönen aufnimmt, wahrnimmt und das Gleichgewicht des Körpers regelt.

25.1 Außenohr

25.1.1 Ohrmuschel

Die Ohrmuschel nimmt die Schallwellen (Töne) auf und lenkt bzw. konzentriert sie auf den äußeren Gehörgang (➤ Abb. 25.1).

Mediale Seite

Das Relief der medialen Seite der Ohrmuschel ist weniger ausgeprägt als jenes an der lateralen Seite. Die Konvexität der Concha auriculae bildet den markantesten Teil dieses Reliefs.

Diese Seite wird durch einen Sulkus vom Schädel getrennt.

Laterale Seite

Betrachten wir kurz die verschiedenen Teile des Ohrs, an denen wir Endäste verschiedener Hirnnerven manipulieren können.

Das Ohr erfüllt seine Funktion vor allem aufgrund der besonderen Form der Ohrmuschel und ihrer Knorpel. Man unterscheidet Helix, Anthelix, Scapha, Tragus, Antitragus und Concha auriculae. Das Ohrläppchen besitzt keinen Knorpel, deshalb ist es vielleicht für die Manipulation weniger interessant.

- Die Helix, der prominente äußere Rand des Ohrs, beginnt als Crus helicis (Helixwurzel) in der Wölbung der Concha auriculae. Unter dem gerundeten Rand der Helixwölbung befindet sich die Scapha.
- Als Anthelix bezeichnet man den Teil zwischen Helix und Concha. Sie teilt sich kranial und schließt zwischen ihren beiden Anteilen die Fossa triangulare auriculae ein.
- Der Tragus ist der vorspringende Knorpelteil im anterioren Teil der Concha. Er wird von der Helix durch die Incisura anterior auris getrennt.
- Der Antitragus liegt dem Tragus gegenüber. Er wird vom Tragus durch die Incisura intertragia abgegrenzt.
- Das Ohrläppchen hat keinen Knorpel und ist daher von weicher Konsistenz.

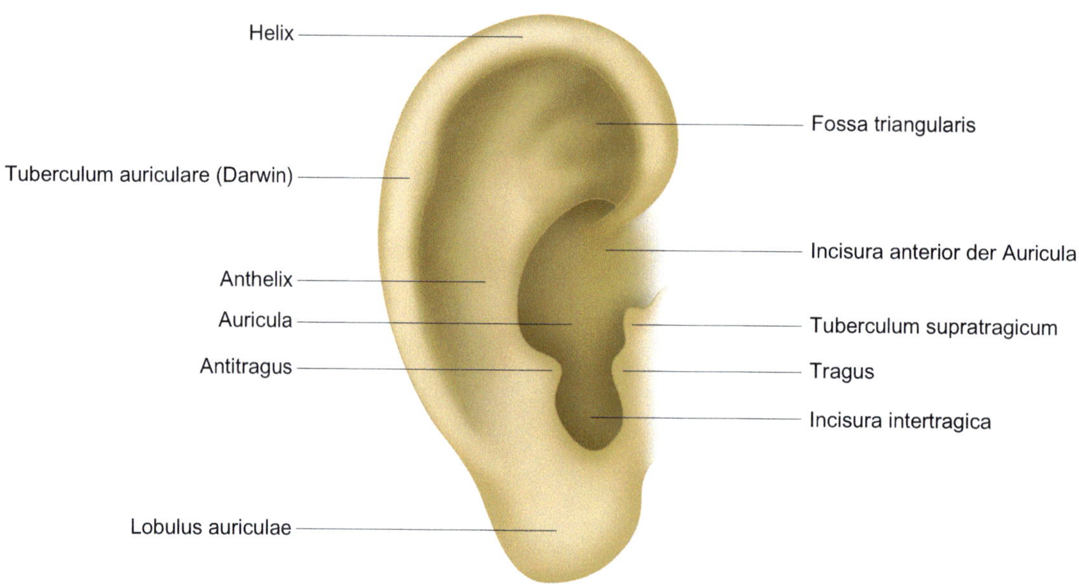

Abb. 25.1 Ohrmuschel (Auricula)

- Die Concha auriculae hat die Form eines Trichters. Ihr nach innen gerichteter Boden setzt sich im äußeren Gehörgang fort. Um die Concha liegen vier Erhebungen: Helix, Anthelix, Tragus und Antitragus.

Motorische Muskeln der Ohrmuschel

Extrinsische Muskeln

Die extrinsischen Muskeln der Ohrmuschel sind für uns interessant, da sie vom N. facialis innerviert werden. Wir unterscheiden drei Muskeln: Mm. auricularis superior, anterior und posterior (> Abb. 25.2).

M. auricularis superior

Dieser am stärksten ausgebildete Muskel setzt an der epikranialen Aponeurose (Galea aponeurotica) an und zieht auf der medialen Seite der Ohrmuschel zur Fossa triangulare auriculae.

M. auricularis anterior

Dieser Muskel nimmt seinen Ursprung im lateralen Teil der epikranialen Aponeurose (Fascia temporalis), unmittelbar oberhalb des Arcus zygomaticus. Er zieht nach hinten und endet auf der Helix und dem anterioren Teil der Concha.

M. auricularis posterior

Dieser Muskel setzt mit zwei oder drei Faserbündeln an der Basis des Processus mastoideus an und zieht zum medialen Teil der Concha.

Intrinsische Muskeln

Die intrinsischen Muskeln der Ohrmuschel verdienen ihren Namen, da ihre Ansätze ausschließlich im Bereich der Ohrmuschel liegen. Man unterscheidet sechs Muskeln:

- M. helicis major
- M. helicis minor
- M. tragicus
- M. antitragicus
- M. transversus auriculae
- M. obliquus auriculae.

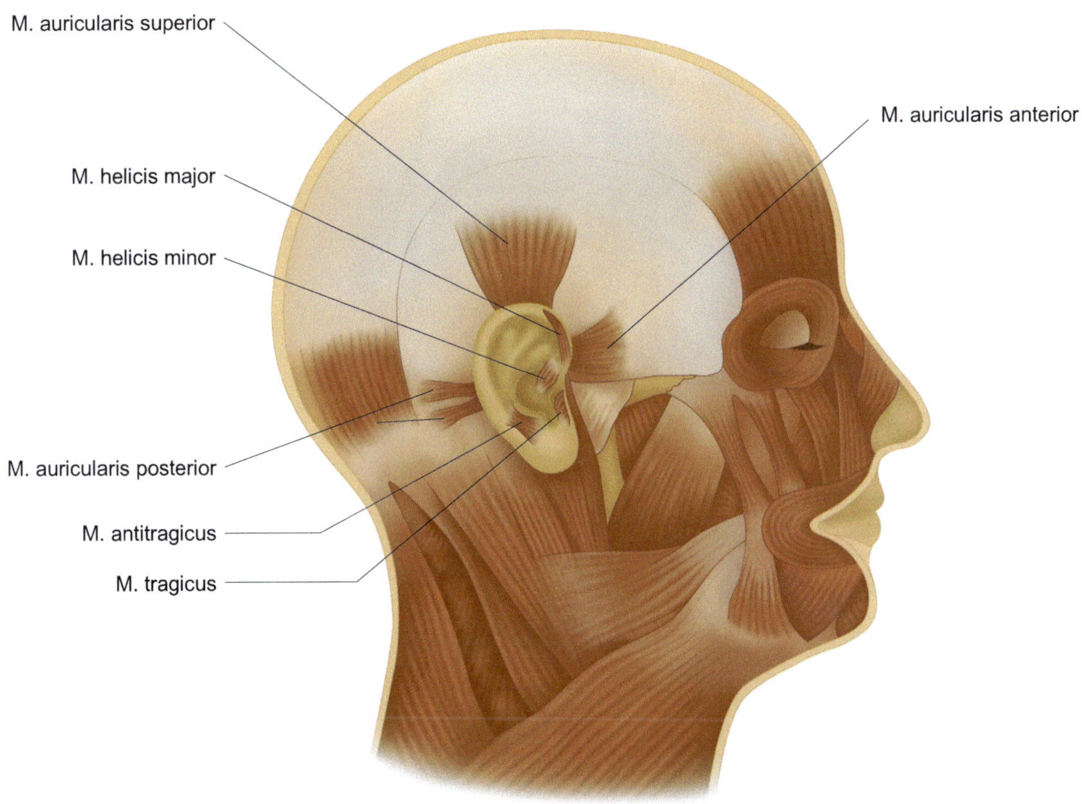

Abb. 25.2 Motorische Muskeln der Ohrmuschel

Diese Muskeln tauschen Fasern mit den extrinsischen Muskeln aus.

Bedeutung für die Osteopathie Die Präsenz der verschiedenen Muskeln der Ohrmuschel ist eine deutliche Bestätigung der bedeutenden reflexogenen Rolle des Ohrs. Diese Muskeln sind auf emotionaler Ebene wahrscheinlich mit Gefühlen wie Angst vor Verletzung oder vor dem Verlust des Lebens verbunden. Für uns haben diese Muskeln wenig Bedeutung, aber sie existieren, und das deutet darauf hin, dass sie für den Menschen einstmals unerlässlich waren.

Die kleinen Nervenfasern in diesen Muskeln sind für die Manipulation interessant, in diesem Bereich sind sie am stärksten reflexogen.

Wir konnten uns noch nicht mit den Arbeiten des leider bereits verstorbenen Dr. Nogier aus Lyon befassen. Dr. Nogier erstellte eine Kartographie der Reflexpunkte im Ohr und behandelte mit seiner Aurikulotherapie erfolgreich viele Patienten.

Nerven der Ohrmuschel

In der Ohrmuschel gibt es motorische und sensible Nerven (➤ Abb. 25.3).

Motorische Nerven

Die motorischen Nerven der Ohrmuschel sind:

- der N. facialis: für alle extrinsischen und intrinsischen Muskeln. Es gibt eine aufsteigende Faser des R. auricularis posterior für die Mm. auricularis posterior und superior.
- Rami buccales et temporales des N. facialis erhalten Anastomosen des N. auriculotemporalis (N. mandibularis V/3) und geben temporale Nervenfasern an den M. auricularis anterior ab.

Sensible Nerven

Über seinen R. auricularis, genauer über dessen sensiblen Ast, dringt der N. vagus in das Canaliculus mastoideus

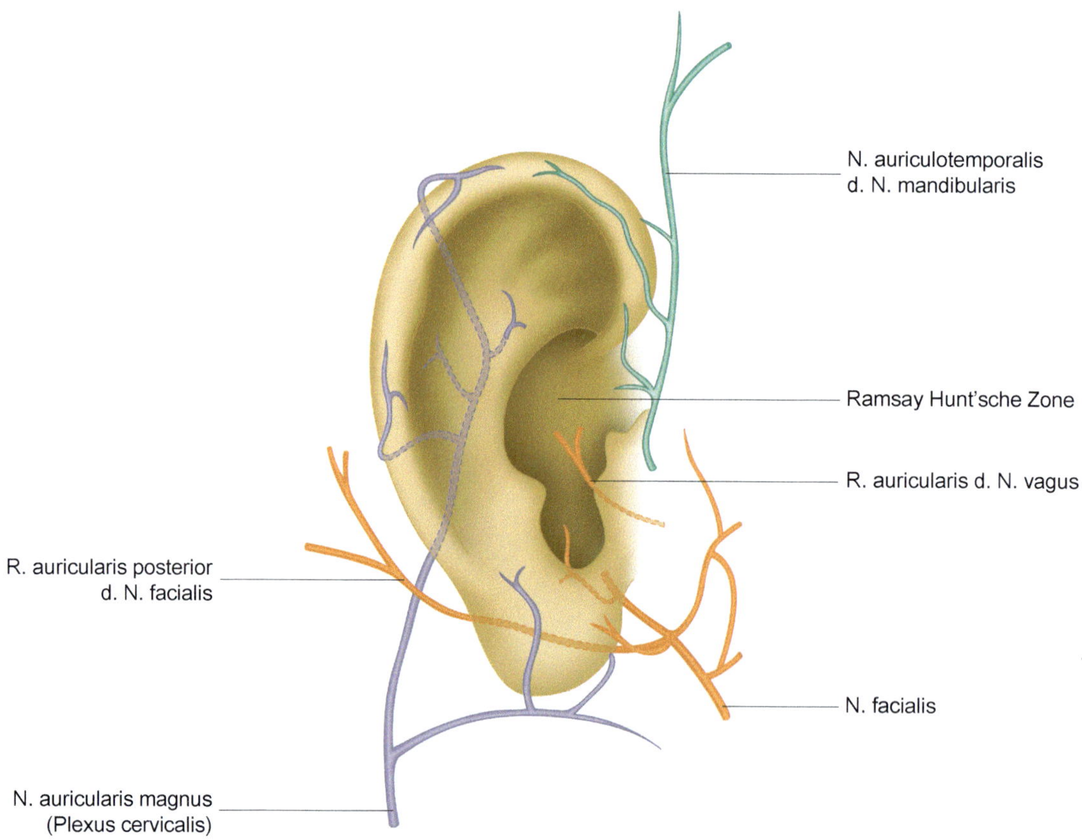

Abb. 25.3 Nerven der Ohrmuschel

ein und verlässt den Schädel zwischen dem Porus acusticus externus und dem Processus mastoideus.

Der Ramus teilt sich in zwei Nervenfasern, von denen eine mit dem N. auricularis posterior anastomosiert und die andere Nervenfasern an die mediale Seite der Ohrmuschel und an die posterokaudale Wand des Meatus acusticus abgibt (➢ Abb. 25.4).

Anmerkung

Der N. facialis wird als rein motorischer Nerv bezeichnet, dennoch nimmt er über die eben erwähnten Anastomosen zahlreiche kleine sensible Fasern auf.

25.1.2 Meatus acusticus externus

Der äußere Gehörgang ist ein 25 mm langer und 6 bis 8 mm breiter Kanal, der von der Concha auriculae zum Trommelfell reicht. Seine Wände sind von Drüsen bedeckt, die das Zerumen erzeugen. Uns interessiert vor allem die Ausrichtung dieses Kanals, da einige Techniken in diesem Kanal mit Hilfe von Wattestäbchen ausgeführt werden.

Richtung

Der äußere Gehörgang verläuft horizontal, schräg nach medial und leicht nach anterior.

Der Kanal hat keinen geraden, sondern einen kurvigen Verlauf. Ein horizontaler und vertikaler Schnitt lässt dies deutlich erkennen.

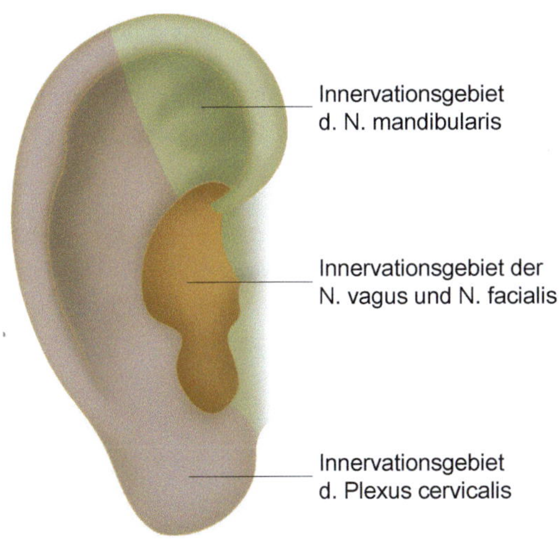

Abb. 25.4 Sensible Versorgung des Ohrs

Horizontalschnitt

Der Gehörgang zieht zunächst nach vorne, dann nach hinten und wieder etwas nach vorne (➢ Abb. 25.5).

Er weist zwei Biegungen und drei Abschnitte auf:

- einen lateralen Abschnitt, der sehr schräg nach medial und posterior zieht
- einen mittleren Abschnitt, der sehr schräg nach medial und posterior verläuft
- einen medialen Abschnitt, der länger ist und leicht schräg nach medial und anterior verläuft.

Die beiden ersten Abschnitte verlaufen im fibrös-knorpeligen Anteil des Gehörgangs, der letzte Abschnitt zieht durch den knöchernen Kanal. Der knorpelige Teil ist ca. 8 mm lang, der knöcherne 16 mm.

Frontalschnitt

Der Kanal verläuft bis zu seinem mittleren Teil horizontal, anschließend beschreibt er eine lange, unten konkave Kurve (➢ Abb. 25.6).

Bedeutung für die Osteopathie Hier nochmals die wichtigsten Aspekte hinsichtlich des Verlaufs und der Richtung des äußeren Gehörgangs für unsere Praxis.

Der Kanal zieht schräg nach medial, anterior und leicht nach kaudal.

Er beschreibt eine nach unten und kaudal konkave Schlinge.

Um das Wattestäbchen leichter ins Ohr einführen zu können, kann man die Ohrmuschel etwas nach kranial und den Tragus nach vorne ziehen.

Aufgrund der Tatsache, dass sich das innere Ende des Meatus acusticus in einer schrägen Ebene befindet (kaudal-medial), ist die kaudale Wand länger. In diesem Bereich behandeln wir den N. vagus, d. h. an der posterokaudalen Wand des Gehörgangs.

Durchmesser des Meatus acusticus

Der Durchmesser des äußeren Gehörgangs ist nicht regelmäßig. Seine engste Stelle liegt an der Verbindung zwischen dem, von lateral betrachtet, dritten Viertel und dem medialsten Viertel. Diese Region wird auch als Isthmus bezeichnet. Hinter dem Isthmus wird der Gang bis zum Trommelfell wieder weiter.

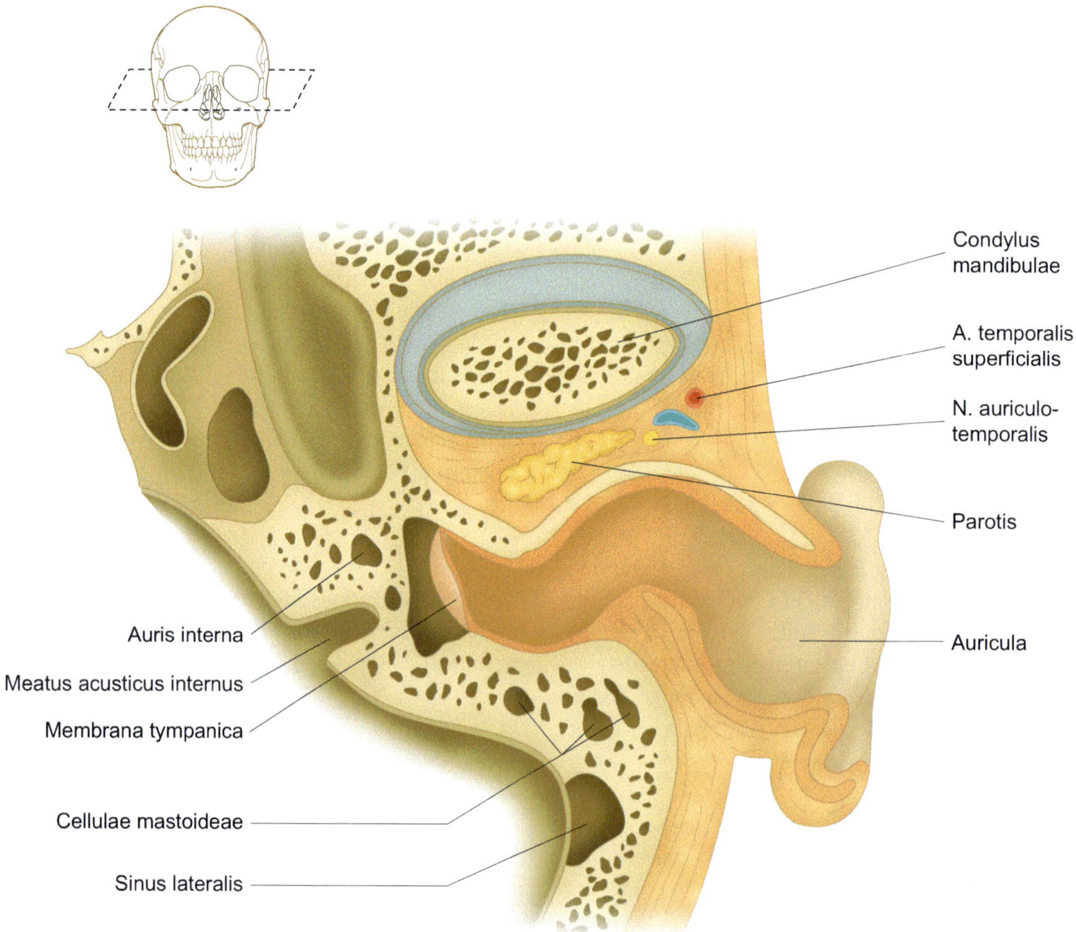

Abb. 25.5 Meatus acusticus externus (horizontaler Schnitt)

Lagebeziehungen

Die anteriore Wand des Meatus hat Beziehungen zum Kiefergelenk, vor allem mit dem Processus condylaris. Eine dünne Bindegewebsschicht trennt ihn vom Gelenk.

Nerven des Meatus acusticus

Der Meatus acusticus externus ist sehr sensibel, allerdings weniger als das Trommelfell.

Er nimmt Nervenfasern vom N. auriculotemporalis und vom N. vagus auf.

- Der N. auriculotemporalis ist ein Ast des N. mandibularis (N. trigeminus V/3).
- Der N. vagus gibt einen R. auricularis unmittelbar unterhalb der Schädelbasis ab.

Er zieht anschließend durch einen knöchernen Kanal in der Pars petrosa und bildet eine kleine Anastomose mit dem N. facialis.

Er quert die Fissura tympanomastoidea und versorgt die Haut im knöchernen Teil des Gehörgangs und das Trommelfell (➤ Abb. 25.7).

Bedeutung für die Osteopathie Über die sensiblen Fasern der posterokaudalen Wand des Gehörgangs kann man auf das Trommelfell einwirken. Diese Tatsache erweitert das Indikationsspektrum für die Manipulationen des Meatus acusticus externus.

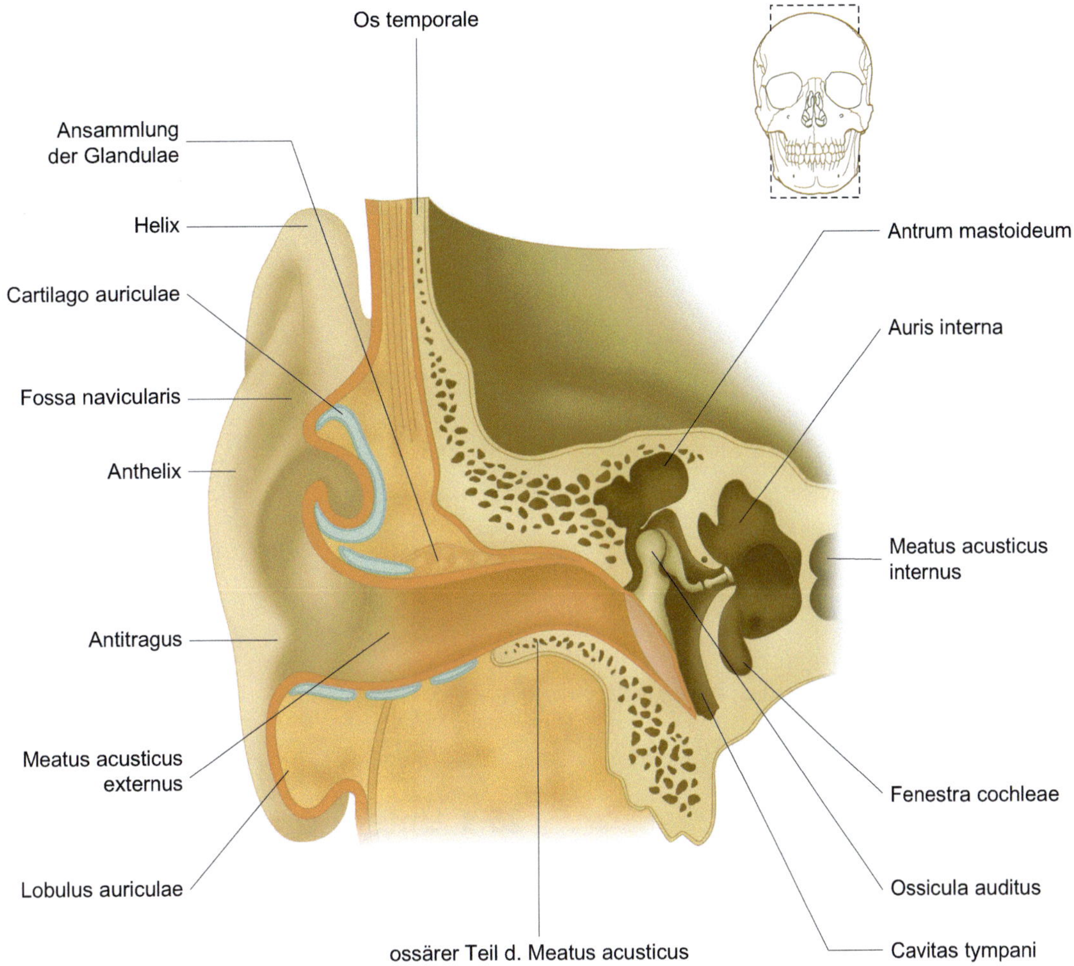

Abb. 25.6 Meatus acusticus externus (frontaler Schnitt)

25.2 Mittelohr

Das Trommelfell trennt das Mittelohr vom Außenohr. Das Mittelohr besteht im Wesentlichen aus der Paukenhöhle.

In der Paukenhöhle enden die eustachische Röhre (Tuba auditiva) und, über das Aditus ad antrum, das runde sowie das ovale Fenster.

25.2.1 Trommelfell

Das grau glänzende Trommelfell hat eine Dicke von einem Zehntel Millimeter. Es ist sehr widerstandsfähig und sensibel. Es ist medial leicht konkav und leicht nach kaudal und medial geneigt.

Durch die transparente Fläche des Trommelfells sieht man den vertikalen Teil des Hammers und, im kranialen Aspekt, die Pars flaccida.

Seine große Sensibilität verdankt das Trommelfell dem N. vagus. Einige Anatomen behaupten, dass die Musikalität eines Menschen von der Vertikalität des Trommelfells abhängig ist.

25.2.2 Paukenhöhle

Die Paukenhöhle ist ein luftgefüllter Hohlraum, dessen große Achse schräg nach medial und kaudal verläuft. Die Paukenhöhle liegt im mittleren Teil des Felsenbeins.

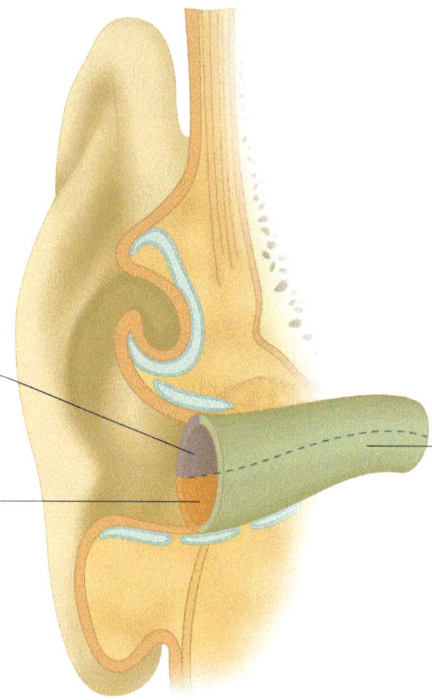

Abb. 25.7 Innervation des Meatus acusticus externus und des Mittelohrs

Gehörknöchelchen

Innerhalb der Paukenhöhle befinden sich die Gehörknöchelchen (Hammer, Amboss und Steigbügel).

Öffnungen der Paukenhöhle

- Die Tuba auditiva ist ein 30 mm langer Kanal, der die Paukenhöhle mit dem Nasenrachenraum verbindet.
- Das Aditus ad antrum, der Eingang zum Antrum mastoideum, ist einige Millimeter lang und verbindet die Paukenhöhle mit der Tuba auditiva und den wichtigsten Luftzellen des Mastoids, das Antrum mastoideum (10 mm hoch und 6 mm breit).
- Das ovale Fenster (Fenestra vestibuli) verbindet die Paukenhöhle mit dem Innenohr, es hat Verbindung zum Steigbügel.
- Das runde Fenster (Fenestra cochleae) ist gleichfalls eine Verbindung zwischen der Paukenhöhle und dem Innenohr, das durch die Membrana tympani secundaria abgeschlossen wird.

Die Schleimhaut der Paukenhöhle ist die Fortsetzung der den Rachen und die Tuba auditiva auskleidenden Schleimhaut.

25.3 Untersuchung der Ohren

25.3.1 Ohrmuschel

Man untersucht die Sensibilität, die Härte und den Widerstand der Ohrmuschel und achtet dabei auf besonders sensible Zonen. Sie entsprechen den oberflächlichen sensiblen Nervenfasern der Nn. vagus, trigeminus und facialis (im Falle des N. facialis können die motorischen Fasern sehr sensibel sein).

Die Sensibilität dieser Fasern ist für uns eine Indikation zur Behandlung, vorausgesetzt, es bestehen keine Schwellungen oder Infektionen im Ohr.

25.3.2 Periaurikuläre Region

Beobachten Sie die Regionen um das Ohr und achten Sie auf geschwollene Lymphknoten, Adenitis oder Schwellungen.

Untersuchen Sie die Region hinter dem Ohr in Richtung Mastoid genau auf Schwellungen und palpieren Sie den Knochen, um eine eventuelle Druckschmerzhaftigkeit zu erkennen, die auf eine Mastoiditis hindeuten könnte, welche meist im Zusammenhang mit einer Otitis auftritt.

Palpieren Sie außerdem auch die Parotis und das Kiefergelenk.

Adenopathien im Bereich des Mandibulawinkels treten bei Angina auf. Vergessen Sie vor allem auch Zahnprobleme nicht. Diese haben einen unwahrscheinlichen Einfluss auf den gesamten Organismus. Wir haben selbst gesehen, wie Ischialgien nach einer Kariesbehandlung plötzlich verschwanden.

25.3.3 Meatus acusticus externus

Dehnen Sie die Ohrmuschel in kranialer und posteriorer Richtung, Schmerzen bei dieser Bewegung deuten auf eine Infektion im Gehörgang hin.

Anhand der Traktionsrichtung, durch die der Schmerz ausgelöst wird, kann man auf den betroffenen Abschnitt des Gehörgangs schließen:

Schmerzen bei der Traktion:

- in kranialer Richtung deuten auf eine Infektion des superioren Abschnitts hin
- in kaudaler Richtung deuten auf eine Infektion der inferioren Wand hin
- am Tragus sind ein Hinweis auf eine Infektion der anterioren Wand.

25.3.4 Trommelfell

Osteopathen bedienen sich nur selten des Spekulums oder des Otoskops. Sie ziehen es vor, beim geringsten Zweifel den Patienten einem Allgemeinmediziner oder einem Facharzt anzuvertrauen. Dennoch kann es nicht schaden, wenn man das so genannte Valsalva-Manöver kennt.

Valsalva-Manöver

Man ersucht den Patienten, sich die Nase mit den Fingern zuzuhalten und, bei geschlossenem Mund, kräftig durch die Nase auszuatmen. Ähnliches macht man, wenn man nach einer plötzlichen Höhenveränderung den Druck in den Ohren ausgleichen möchte.

Der Luftdruck dringt über die eustachische Röhre in die Paukenhöhle und kann bei einem Trommelfellriss oder einer Infektion Schmerzen auslösen. Bei einem Riss kann es auch zum Ausfließen von Sekret kommen.

25.4 Behandlungstechniken

Dieser Abschnitt betrifft die Behandlungen der Ohrmuschel und des äußeren Gehörgangs. Einige der Techniken für den N. facialis und den N. vestibulocochlearis, die auf die knöchernen Kanäle einwirken, haben wir bereits in den jeweiligen Kapiteln behandelt. Im Nachfolgenden geht es um die Techniken zur Behandlung des Knorpels, der Muskeln und Nerven der Ohrmuschel.

25.4.1 Ohrmuschel

Knorpel

Knorpeltest

Mit Ausnahme des Ohrläppchens besteht das Ohr aus einem fibrösen Knorpel, der weich und schmerzfrei verbiegbar sein sollte.

Nehmen Sie die Ohrmuschel zwischen die Daumen und Zeigefinger beider Hände und verbiegen Sie den Knorpel auf seiner gesamten Fläche.

Wenn die Verbiegung schwierig ist oder sensibel, haben Sie eine Fixierung des Knorpels gefunden.

Technik für den Ohrknorpel

Verbiegen Sie mit den Daumen und Zeigefinger beider Hände den sensiblen Knorpelteil unter Berücksichtigung des Ecoute. Arbeiten Sie mit Induktion und versuchen Sie den Knorpelteil zwischen Ihren Fingern unter Zug zu bringen (➤ Abb. 25.8).

Die Technik ist beendet, sobald die Sensibilität verschwindet und sich der Knorpel weicher anfühlt.

Ohrmuschelmuskel

Wie bereits erwähnt, vertreten wir die Auffassung, dass die Muskeln der Ohrmuschel für das Überleben der Spezies Mensch von großer Bedeutung waren. Sie müssen daher im Innersten unseres Gehirns Verbindungen zum limbischen System aufrechterhalten haben.

Extrinsische Muskeln

Hierbei handelt es sich vor allem um die Mm. auriculares superior und posterior, die durch den N. facialis innerviert werden.

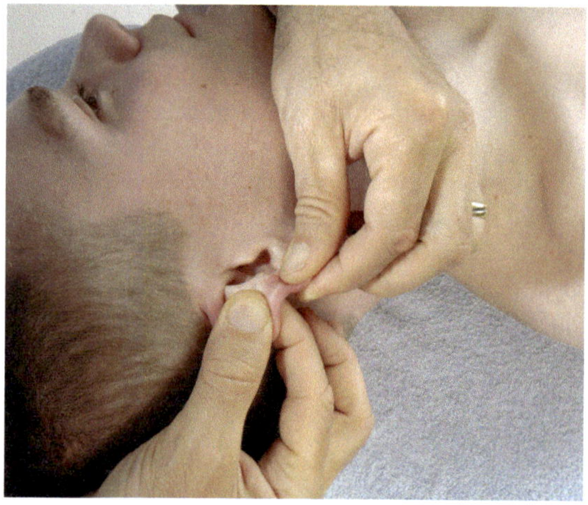

Abb. 25.8 Manipulation des Ohrknorpels

M. auricularis superior

Lassen Sie Ihren Zeigefinger entlang dem posterokranialen Teil der Temporalregion gleiten. Versuchen Sie, eine sensible Verdickung der epikranialen Aponeurose zu ertasten, und manipulieren Sie diese mit Kompression, Dehnung und Induktion.

Suchen Sie nach Fixierungen in der Fossa triangularis auriculae.

M. auricularis posterior

In gleicher Weise beginnen Sie am Processus mastoideus und gleiten bis zur Konvexität der Concha, suchen Sie wieder nach harten, sensiblen Zonen und behandeln Sie diese mittels Induktion.

Intrinsische Muskeln

Unter den intrinsischen Muskeln der Ohrmuschel sind der M. helicis major und der M. helicis minor die interessantesten.

M. helicis major

Dieser Muskel zieht zum oberen Teil des Ohrs, er liegt im aufsteigenden Teil der Helix. Suchen Sie eine sensible Zone, indem Sie die Spitze Ihres Zeigefingers gegen den posterioren Teil der Helix drücken, und arbeiten Sie mit Kompression-Induktion.

M. helicis minor

Dieser Muskel befindet sich in der Beugung der Crus helicis, zwischen dem horizontalen und dem aufsteigenden Teil. Seine Manipulation ist sehr interessant. Zögern Sie nicht, Ihren Zeigefinger in die Tiefe zu richten, denn dort befinden sich die interessantesten Fixierungen.

Wirkung

Neben der reflexogenen, also auf Distanz wirkenden Aktion, auf die wir am Ende dieses Kapitels noch zu sprechen kommen, wirken die Manipulationen der Muskeln der Ohrmuschel auf die Zirkulation im Gesicht. Man verwendet sie bei Stauungen im Gesicht, bei Fazialislähmungen, den Folgen von Hemiplegien. Dank der Verbindungen mit dem Plexus caroticus wirken die Behandlungen der Nerven des Ohrknorpels und der Ohrmuskeln auf die Gefäße im Gesichtsbereich und auf das endokraniale Gefäßsystem.

Nerven der Ohrmuschel

Sensible Innervation

Die sensible Innervation leitet sich ab:

- vom N. auriculotemporalis: Tragus und aufsteigender Teil der Helix
- von den Rr. auriculares des Plexus cervicalis superficialis : Ohrläppchen, Helix und Anthelix auf der Rückseite
- vom N. vagus, der eine Anastomose mit dem N. facialis für die Concha bildet (so genannte Ramsay-Hunt-Zone).

Diese verschiedenen Nerven kreuzen sich, sodass eine genaue Differenzierung nicht immer möglich ist.

Technik

Gleiten Sie mit Ihren Fingern den verschiedenen Teilen der Ohrmuschel entlang und suchen Sie nach kleinen sensiblen und verhärteten Nervenfasern. Sie sind besonders fein. Sie werden nur behandelt, wenn sie sehr sensibel sind. Man arbeitet so lange mit Induktion, bis der Schmerz nachlässt.

25.4.2 Meatus acusticus externus

Wir haben gesehen, dass die Innervation des Meatus acusticus externus vor allem aus dem N. facialis stammt, der zudem Anastomosen mit dem N. vagus und dem R. auricularis des Plexus cervicalis bildet.

Die Anastomose mit dem N. facialis erfolgt über den R. auricularis des N. vagus. Im Bereich des Canalis facialis zweigt eine kleine Faser zum N. facialis ab. An der Schädelbasis teilt sie sich in zwei Äste, eine für den N. auricularis posterior und die andere für die Rückseite der Ohrmuschel und den posterokaudalen Teil des Kanals.

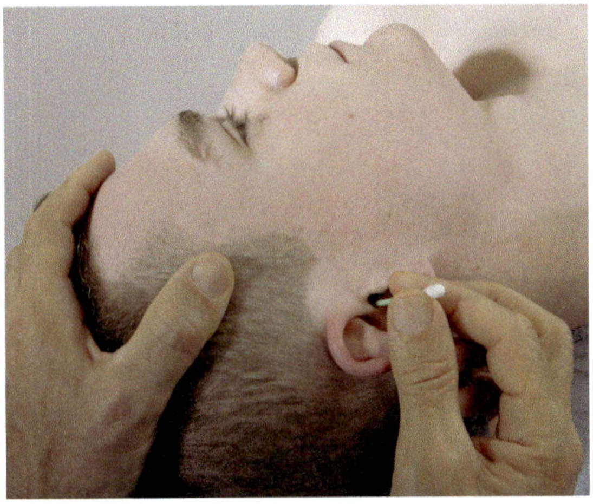

Abb. 25.9 Nervenmanipulation im Meatus acusticus externus

Der N. vagus liefert im Übrigen auch sensible Fasern an das Trommelfell, dessen Sensibilität wohl bekannt ist.

Manipulation des Meatus acusticus

Der externste Teil der Ohrmuschel kann mit dem medialen Ende des Zeige- oder Ringfingers, der tiefere Teil mit einem Wattestäbchen manipuliert werden (> Abb. 25.9).

Externer Teil des Meatus

Besonders leicht zugänglich sind die Incisura anterior auris und der externe Teil des Knorpels des Meatus acusticus externus. Suchen Sie mit Ihren Fingern die sensibelste Zone: im Prinzip liegt sie im kaudalsten und anteriorsten Teil. Entspannen Sie diese Zonen mittels Kompression-Induktion.

Tiefer Teil des Meatus

Nehmen Sie ein Wattestäbchen, befeuchten Sie es leicht, da manche Patienten das Kratzgeräusch des trockenen Stäbchens nicht ertragen können.

Richten Sie es zunächst nach kranial, anschließend nach kaudal und drücken Sie es dabei gegen die kraniale, kaudale, mediale und laterale Wand des Kanals. Fragen Sie den Patienten, ob diese Kompression schmerzhaft oder unangenehm ist, lassen Sie sich dabei Zeit. Führen Sie das Wattestäbchen in den Gehörgang ein und drehen Sie es vorsichtig in axialer Richtung.

Beim geringsten Schmerz ziehen Sie das Wattestäbchen etwas zurück, verändern ein wenig seine Position und versuchen, es etwas weiter einzuführen.

Mit etwas Übung spürt man die schmerzhaften Zonen mit dem Wattestäbchen, weil sie etwas rauer oder härter sind. Man kann auch über das Wattestäbchen, das letztlich nur eine Verlängerung unseres Fingers ist, einen Gewebe-Ecoute machen.

Führen Sie dann an der sensiblen Zone eine Kompressions-Induktions-Technik aus und entspannen Sie den schmerzhaften Abschnitt. Diese Technik zählt zu den effizientesten Manipulationen für den N. vagus. Natürlich erfordert sie etwas Erfahrung.

Praxistipp

Versuchen Sie nicht, diese Technik für das Trommelfell zu verwenden: sie kann sehr schmerzhaft sein und zu einer starken, mit Lipothymie verbundenen Vagotonie führen. Das Trommelfell ist eine empfindliche und fragile Struktur von außergewöhnlicher Sensibilität. Wenn Sie es mit dem Wattestäbchen berühren, lösen Sie einen starken Schmerz aus; ziehen Sie das Stäbchen zurück und vermeiden Sie diese Zone.

Stützen Sie das Wattestäbchen immer an der Wand des Gehörgangs ab. Damit können Sie es sehr langsam einführen und vermeiden den direkten Kontakt mit dem Trommelfell. Sobald die Sensibilität eindeutig zunimmt, sind Sie nahe an den Ansätzen des Trommelfells angelangt.

Hustenreflex

Der Hustenreflex wird durch die Stimulation des N. vagus ausgelöst. Allgemein wird er durch eine leichte Berührung des Trommelfells ausgelöst, aber er kann auch durch den Kontakt der tieferen Regionen des äußeren Gehörgangs provoziert werden. Der Hustenreflex ist ein Hinweis dafür, dass das Wattestäbchen an der richtigen Stelle ist.

25.4.3 Indikationen

Es ist schwierig, eine umfassende Liste all jener Fälle anzuführen, in denen eine Manipulation des Ohrs angezeigt wäre, da der N. vagus ein sehr komplexes Versorgungsgebiet aufweist. Manche Indikationen beziehen sich auf den N. facialis, andere auf den N. vagus:

- Fazialislähmung
- vaskuläre Schmerzen im Gesicht
- Sinusitis
- Tinnitus
- posttraumatische Schwerhörigkeit
- Fibrose des Trommelfells über die Wand des Meatus acusticus externus

- Ohrenschmerzen nicht infektiösen Ursprungs
- kraniale Fixierungen; dabei wird die Wirkung über die Regulierung des intrakraniellen Drucks und über die vagale Innervation der Meningen in der hinteren Schädelgrube erzeugt
- Eingeweideschmerzen, meist homolateral, zum Beispiel kann man zur Stimulation der Leber oder der rechten Lunge den rechten Gehörgang behandeln
- Vagotonie, bei Vaguskrisen kann man dem Patienten oder einem Familienmitglied eine Technik zeigen, bei der er den Zeige- oder Ringfinger in den äußeren Gehörgang legt und mehrere Drehbewegungen im Uhrzeigersinn ausführt. Eine weitere Technik wäre, sich auf das letzte Fingerglied des linken Ringfingers zu beißen.
- bei Folgen von chirurgischen Eingriffen, Infektionen und Traumata in der HNO-Region.

25.4.4 Vorsicht

Die Untersuchung des Meatus mit einem Wattestäbchen lässt Sie erkennen, ob die Manipulation des Meatus angezeigt ist. Lösen Sie dabei starken Schmerz oder zu große Sensibilität aus, sollten Sie besonders vorsichtig sein.

KAPITEL

26 Behandlungstechniken für das Gehirn

26

26

26.1 Mechanische Merkmale

26.1.1 Zerebrale Viskoelastizität

Das Gehirn hat die Konsistenz eines von einer festeren Hülle umschlossenen Puddings. Es wird von Liquor cerebrospinalis umgeben und reagiert sehr sensibel auf jede Art von Druckveränderungen. Bereits das Neigen des Kopfes lässt die intrakranielle Spannung ansteigen.

Um unsere Diagnose und die Behandlung des Gehirns zu verfeinern, sehen wir uns kurz an, wodurch der intrakranielle Druck verändert werden kann.

26.1.2 Mechanische Sensibilität des Gehirns

Aufgrund seiner sehr leicht verformbaren und komprimierbaren Textur ist das Gehirn sehr sensibel gegenüber kleinsten Druckveränderungen. Viele Parameter – klimatische, barometrische, hygrometrische, mechanische, digestive, hormonelle, psychoemotionale – wirken sich auf seine Komprimierbarkeit aus. Je nach Intensität der Stimulation reagiert das Gehirn mit unterschiedlichen Symptomen, die von einem einfachen Kopfschmerz zu einer epileptischen Entladung reichen können.

Die Manipulationen an der zerebralen Viskoelastizität tragen gemeinsam mit den klassischen kranialen Techniken dazu bei, den Einfluss negativer Druckgradienten auf das Gehirn zu vermeiden.

Das Gehirn und vor allem die Gliazellen erzeugen ein starkes elektromagnetisches Feld. Wir glauben, dass wir mit unseren Manipulationen und deren Einfluss auf den intrakraniellen Druck auch auf diese elektrischen Felder einwirken und zu ihrer Harmonisierung beitragen.

26.1.3 Veränderungen des intrakraniellen Drucks

Man kann den intrakraniellen Druck mit Hilfe verschiedener Körperpositionen, der Atmung, der Kompression des Abdomens, der Augen oder der Ohren verändern.

Allgemeine Regeln

- Der intrakranielle Druck steigt bei der Inspiration.
- Der intrakranielle Druck sinkt bei forcierter Exspiration tendenziell ab.
- Wenn man die Knie bis zum Brustkorb beugt, nimmt er zu.
- In Bauchlage und wenn man den Kopf nach unten hängen lässt, nimmt er zu.
- Durch die Kompression der Augen und der Gehörgänge nimmt der Druck ebenfalls zu.

Globaler kranialer Ecoute-Test während der Inspiration

Wir haben den globalen kranialen Ecoute-Test und seine verschiedenen Auswertungskriterien bereits andernorts beschrieben. Stellen wir uns vor, dass Sie nicht genau wissen, ob es sich um eine membranöse oder um eine zerebrale Fixierung handelt. Der Patient liegt auf dem Rücken, Sie legen eine Hand unter sein Okziput und die andere auf den Schädel, wobei der Mittelfinger entlang der Sutura sagittalis zu liegen kommt. Ersuchen Sie den Patienten, einzuatmen und einige Sekunden den Atem anzuhalten. Die intrakraniellen Spannungen werden durch diesen Druckanstieg deutlicher.

Wenn es sich um eine membranöse Spannung handelt, wird Ihre Handfläche genauer zur fixierten Dura-mater-Zone gerichtet werden.

Wenn es sich um ein zerebrales Problem handelt, wird die Handfläche weiter in die Tiefe gezogen, also direkter zum Gehirn hin, wobei der Endpunkt eindeutiger zu spüren ist als bei membranösen Problemen.

Die Inspiration verstärkt die intrakraniellen Fixierungen und verhilft Ihnen zu einer präziseren Diagnose.

26.2 Behandlung der zerebralen Viskoelastizität

Die Manipulation der zerebralen Viskoelastizität ist ein Spiel mit dem intrakraniellen Druck, der sich auf das Gehirn und auf die Ursprungsregionen der Hirnnerven auswirkt. Dabei kann man die Atmung oder die Position des Patienten zur Unterstützung verwenden. Legen Sie die Hände auf den Schädel und erhöhen Sie die Druckunterschiede, indem Sie die während des Ecoute gespürten Zonen komprimieren.

26.2.1 Atmung

Der Patient liegt auf dem Rücken. Sie legen eine Hand wieder unter das Okziput und die andere auf den

Schädel, der Mittelfinger liegt wieder entlang der Sutura sagittalis.

- Machen Sie einen globalen kranialen Ecoute-Test und suchen Sie die fixierte Zone.
- Ersuchen Sie den Patienten, einzuatmen und den Atem einige Sekunden anzuhalten.
- Legen Sie Ihre Handflächen so auf den Schädel, dass diese zu beiden Seiten der mit dem Ecoute-Test diagnostizierten Zone liegen.
- Drehen Sie den Kopf des Patienten, um einen optimalen Kontakt mit den beiden Handflächen zu haben, damit diese wirklich einander gegenüberliegen und gemeinsam die Kompression ausführen können.
- Ersuchen Sie den Patienten, tief auszuatmen: die intrakranielle Spannung nimmt ab. Ersuchen Sie ihn, nun tief einzuatmen, um Ihre Hände noch genauer über die Fixierung zu legen.
- Sobald die maximale Inspiration erreicht ist, ersuchen Sie den Patienten, tief auszuatmen. Gleichzeitig komprimieren Sie mit Ihren beiden Handflächen den Schädel in der Richtung des Ecoute. Zögern Sie nicht, während der Exspiration tatsächlich eine progressive Kompression auszuführen.

Dieses Wechselspiel aus Druck und Loslassen wirkt sich auf die zerebrale Fixierung aus und insbesondere auf das Flüssigkeitssystem des Gehirns.

Die Technik beeinflusst vor allem das venöse System, das eine wichtige Rolle bei der Reduzierung des tatsächlichen Gehirngewichts spielt.

Vergessen wir nicht, dass sich der negative intrathorakale Druck während der Inspiration über die Vv. vertebrobasilares bis zum Kleinhirn und zum rückwärtigen Teil des Gehirns auswirkt. Er ist einer der Faktoren, der zur Reduzierung des realen Gehirngewichts beiträgt.

Es erfüllt uns immer wieder mit Erstaunen, dass das Gehirn, das, auf eine Waage gelegt, 1,3 kg wiegt, in situ nur mehr 40 g schwer ist.

26.2.2 Atmung und kraniale Bewegung

Es handelt sich um die gleiche Technik wie oben, nur dass Sie nun die Exspirationsphase mit der Phase der kranialen Retraktion übereinstimmen lassen und die Inspirationsphase mit der kranialen Expansionsphase.

Diese Technik ist hervorragend, da sie es dem Patienten erlaubt, Druckunterschiede selbst wahrzunehmen.

26.2.3 Untere Extremitäten

Man kann die Technik für die zerebrale Viskoelastizität mit einer Knie-zur-Brust-Bewegung kombinieren.

Verwenden Sie wieder die gleiche Technik wie oben und ersuchen Sie den Patienten, während der Inspirationsphase seine Knie mit Hilfe seiner beiden Hände zur Brust zu ziehen. Diese Position erhöht den intrakraniellen Druck und verringert ihn während der Exspirationsphase, wenn die Knie wieder abgelegt werden.

Schließlich werden in der Inspirationsphase auch das Gehirngewebe und seine Hüllen in Spannung versetzt. Während der Exspiration wird mit dem Nachlassen der Spannung die Elastizität der Rückbewegung genutzt und die dichten Zonen werden behandelt.

26.2.4 Kompression der Augen und des Meatus acusticus

Augenkompression

Man beginnt wieder in der gleichen Ausgangsposition und ersucht den Patienten, seine Augen zu komprimieren. Dadurch werden die Spannungen der anterioren intrakraniellen Membranen und der intrakranielle Druck erhöht.

Kompression kombiniert mit Atmung

Der Patient atmet tief ein und komprimiert selbst seine Augen (ohne dass es unangenehm ist).

Man profitiert von der maximalen Spannung, um eine genauere Diagnose der Gewebefixierungen zu erstellen, und nützt die Elastizität der Rückbewegung.

In der Exspirationsphase

Man ersucht den Patienten tief auszuatmen und die Kompression der Augen während der Retraktionsphase zu lösen.

Suche und Behandlung von zerebralen Dysfunktionen

Beginnen Sie vor der Behandlung mit einem globalen kranialen Ecoute.

Nehmen wir an, Sie haben bei einem Patienten, der an Schmerzen im rechten Knie leidet, eine Fixierungszone am rechten Os parietale gefunden. Stimulieren Sie die Propriozeptoren der Muskeln, der Bänder und der Kapsel des Knies mittels Dehnung und machen Sie erneut einen Ecoute. Wenn Ihre Handfläche nun zu einer Zone im linken Okziput oder Frontale gezogen wird, so liegt die Gehirnzone für das betroffene Knie in diesem Bereich. Natürlich kann diese Zone auch mit der Zone übereinstimmen, die man beim ersten Ecoute gefunden hat, aber das ist eher selten.

Man behandelt in dieser Zone die zerebrale Viskoelastizität. Mit Hilfe dieser Technik kann man jene Zone im Gehirn entspannen, in der das Problem gespeichert wurde.

Man kann diese Technik für alle Körperbereiche verwenden, vor allem auch für das viszerale System.

Meatus-acusticus-Kompression

Verwenden Sie die gleiche Vorgehensweise wie bei der Augenkompression. Die Wirkung ist diesmal mehr in den mittleren und posterioren Teilen des Gehirns zu spüren.

26.2.5 Indikationen und Kontraindikationen

Indikationen

Wir glauben, mit diesen Techniken den Ursprungsbereich der Hirnnerven und die Ansätze der Dura an den Austrittsstellen beeinflussen zu können. Dabei kann angenommen werden, dass sie desto sensibler auf Druckveränderungen reagiert und ihre Fixierung desto pathogener ist, je kleiner die Durchtrittsöffnung ist.

Folgende Indikationen können für diese Manipulationen angeführt werden:

- Differenzen in der zerebralen Dichte (Demyelinisierung, Proteinplaques, Mikronarben)
- Folgen eines Schädel-Hirn-Traumas
- multiple Sklerose
- Morbus Alzheimer
- zerebrale Zirkulationsinsuffizienz.

Natürlich haben wir keinerlei Einfluss auf diese Krankheiten selbst, aber wir können ihre funktionellen Folgen behandeln.

Kontraindikationen

Folgende Kontraindikationen können genannt werden:

- Bluthochdruck
- intrakranielles Aneurysma
- Diabetes
- Folgen einer Aneurysmaruptur.

III Praxis und Behandlungstechniken

KAPITEL

27 Pathologien der Hirnnerven

27

Die manuelle Behandlung der Hirnnerven konfrontiert uns manchmal mit schweren Pathologien. Dieses Kapitel soll dazu beitragen, große Fehler zu vermeiden und dem Leser die Bedeutung sowie die lokale oder globale Wirkung mancher Manipulationen besser begreiflich machen.

27.1 Pathologien der einzelnen Hirnnerven

Die Hirnnerven sind im Allgemeinen von ähnlichen Pathologien betroffen wie die peripheren Nerven. Allerdings ist die Diagnose komplexer und erfordert die Fachkompetenz eines Neurologen.

Der Neurologe beschreibt die Läsion nach:

- Lokalisation
- Pathophysiologie
- Ätiologie
- Auswirkungen auf andere Körperregionen.

In den letzten Jahren wurde die Diagnose durch verschiedene bildgebende Verfahren beachtlich verfeinert. Allerdings wird mit diesen Geräten die Pathologie erst im Nachhinein bestätigt, wenn die Symptome bereits klar erkennbar sind.

Wie in ➢ Tab. 27.1 dargestellt, verfügt jeder Nerv entweder über seine eigene Symptomatologie oder ist Teil eines komplexen klinischen Geschehens.

27.2 Mehrere Hirnnerven betreffende Pathologien

Pathologien, bei denen mehrere Hirnnerven betroffen sind, werden in ➢ Tab. 27.2 angeführt.

Tab. 27.1 Leitsymptome und Krankheitszeichen der Hirnnerven (nach Doyen et al.)

Nerv	Funktion	Symptome und Krankheitszeichen
N. olfactorius (I)	sensibel	Anosmie oder Hyposmie
N. opticus (II)	sensibel	einseitige Verringerung der Sehschärfe, Ödem oder Dekolorierung der Papille, Zentral- oder Zentrozäkalskotom (bitemporale Hemianopsie: Schädigung des Chiasma opticum, homonyme Hemianopsie: Schädigung der Sehbahnen oder der Radiatio optica [Einteilung nach Quadranten]).
N. oculomotorius (III)	motorisch parasympathisch	Diplopie (vertikale, horizontale oder schräge), Ptose, divergierender Strabismus, Einschränkung der Adduktion, der Elevation und des Absenkens des Auges, Mydriasis, Lähmung der Akkommodation
N. trochlearis (IV)	motorisch	vertikale Diplopie beim Blick nach unten und zur gesunden Seite, Neigung und Rotation des Kopfes zur Gegenseite
N. trigeminus (V)	gemischt	Sensibilitätsverlust oder Neuralgie in einer Gesichtshälfte, Hypo- oder Anästhesie einer Gesichtshälfte, Abschwächung des Kornealreflexes, Schwäche der Kaumuskulatur, schräger, ovaler Mund
N. abducens (VI)	motorisch	horizontale Diplopie, konvergierender Strabismus, Einschränkung der Abduktion des Auges
N. facialis (VII)	gemischt	periphere Fazialislähmung (Versorgungsgebiete des kranialen und kaudalen N. facialis) Hypästhesie der Ramsay-Hunt-Zone, Ageusie der vorderen beiden Zungendrittel, Verringerung der Speichel- und Tränensekretion
N. vestibulocochlearis (VIII)	sensibel	Tinnitus, Hypakusis oder Schwerhörigkeit (N. cochlearis) Vestibularissyndrom (N. vestibularis)
N. glossopharyngeus (IX)	gemischt	Neuralgie, Hypo- oder Anästhesie des Pharynx und des hinteren Zungendrittels, Ageusie des hinteren Zungendrittels, Lähmung des Bereichs Gaumensegel-Pharynx-Larynx, Verringerung der Speichelsekretion
N. vagus (X)	gemischt	Hypo- oder Anästhesie des Pharynx und des Larynx, Lähmung des Bereichs Gaumensegel-Pharynx, Larynx, vegetative Symptome
N. accessorius (XI)	motorisch	Lähmung der Mm. sternocleidomastoideus und trapezius
N. hypoglossus (XII)	motorisch	Lähmung einer Zungenhälfte (Zunge weicht beim Herausstrecken zur betroffenen Seite ab)

Tab. 27.2 Topographie der wichtigsten Syndrome nach Schädigungen der Hirnnerven an der Schädelbasis (nach Doyen et al.)

Syndrom	betroffene Hirnnerven	Ätiologie
Fissura orbitalis superior Syndrom	III, IV, VI, V/1, manchmal II (wenn die Läsion im Apex der Orbita liegt)	raumfordernder Tumor des Sinus sphenoidale, Aneurysma
Seitenwand des Sinus cavernosus	III, VI, VI, V/1, oft Exophthalmus	Aneurysma im Sinus cavernosus, Thrombose des Sinus cavernosus, Tumoren im Bereich Sella turcica und Sinus venosi
Sutura petrosphenoidalis	II, III, IV, V (Neuralgie), VI	(voluminöse) Tumoren im mittleren Schädelwinkel
Felsenbeinspitze	V (Neuralgie), VI	Otitis mit Entzündung des Felsenbeins (Petrositis) Felsenbeintumor
Meatus acusticus internus	VII, VIII	Tumoren, infektiöse Prozesse
Cisterna pontocerebellaris	V sensibel, VII, VIII (cochlearis und vestibularis)	Akustikusneurinom, Meningeom
Foramen jugulare	IX, X, XI	Tumoren, Aneurysma, Karotisdissektion
Bereich Foramen jugulare – Canalis hypoglossi	IX, X, XI, XII	Tumoren, Aneurysma, Karotisdissektion
Garcin-Syndrom	extraduraler einseitige Ausfall aller Hirnnerven	Tumor im Mund-Rachen-Raum, Metastasen an der Schädelbasis

27

KAPITEL

28 Lymphadenopathien im Hals- und Gesichtsbereich

28

Wenn man die austretenden Teile der Hirnnerven untersucht, sollte man auch die Bedeutung der verschiedenen Lymphknoten im Halsbereich kennen.

Im Allgemeinen sollte uns jede Infektion zu größter Vorsicht mahnen und uns dazu veranlassen, dem Patienten einen Besuch bei seinem Arzt zu empfehlen.

Manche Lymphknoten haben keine große Bedeutung und sind fast systematisch bei Kleinkindern und Jugendlichen tastbar. Sie sind das äußere Zeichen für die Aktivität des Lymphsystems, ausgelöst durch die Anforderungen an das Immunsystem oder durch einen allgemeinen Ermüdungszustand.

28.1 Schwellungen im Gesicht

- Submandibuläre und submentale Lymphknoten weisen auf Läsionen des Mundes, der Zunge und des Mundbodens hin.
- Lymphknoten unterhalb des Mandibulawinkels stehen mit Läsionen der Tonsillen und der Zunge in Zusammenhang.
- Submandibuläre Lymphknoten können auch nach Lithiasen (Steinbildungen) auftreten.
- Entzündungen der Speicheldrüse:
  - akute Parotitis: bei der Palpation spürt man empfindliche Schwellungen hinter der Mandibula und unterhalb des Ohrs.
  - Parotistumoren: bei der Palpation spürt man hinter dem Ramus mandibulae einen harten, mobilen und rundlichen Knoten. Er beeinträchtigt das Kauen und das Hören.

Vorsicht: Eine Fazialislähmung, Nervenschmerzen, ein an der Haut und den tieferen Gewebeschichten anhaftendes Geschwür sollten sofort an einen Speicheldrüsentumor denken lassen.

28.2 Seitlich am Hals auftretende Schwellungen

Jeder Therapeut sollte in der Lage sein, seitliche Schwellungen am Hals zu palpieren und zu analysieren. Dabei sollte nicht vergessen werden, dass man in dieser Region sehr häufig Lymphknotenschwellungen findet. Sie spiegeln Immunreaktionen oder lokale Infekte wider.

Meist findet man eiförmige, kleine, glatte, klar abgegrenzte Lymphknoten von der Größe eines Reiskorns oder einer Erbse. Sie sind fest und druckbeständig (renitent).

Diese Lymphknoten sind gegenüber den umliegenden Geweben verschieblich.

Vorsicht bei folgenden Krankheitszeichen:

- dickliche, „verbackene“ und nicht verschiebliche Lymphknoten
- Lymphknoten von beachtlicher Größe
- weiche, fluktuierende Lymphknoten
- sehr harte Lymphknoten, die dem umliegenden Gewebe anhaften.

N.B.: Wir haben es bereits erwähnt, weisen aber nochmals darauf hin, dass bei Vorliegen von Lymphknotenschwellungen im Hals- und Gesichtsbereich keine artikulären Techniken in der Halswirbelsäule durchgeführt werden dürfen. Lymphknotenschwellungen erzeugen häufig Gelenkschmerzen oder periartikuläre Schmerzen. Sie sind immer eine Reaktion des Immunsystems auf eine Infektion, eine Entzündung oder einen Tumor.

Wir haben viele Patienten gesehen, die anfänglich nur über Schmerzen in der Halswirbelsäule klagten, die zudem manchmal durch körperliche Anstrengung oder eine schlechte Körperposition ausgelöst wurden. In diesen Fällen sind die Patienten fest davon überzeugt, dass es sich um ein rein mechanisches Problem handele, und ihre Bestimmtheit kann uns dazu verleiten, eine falsche Diagnose zu erstellen.

KAPITEL

29 Zervikalgien kranialen Ursprungs

Die Halswirbelsäule ist eine der bevorzugten Zonen für Übertragungsschmerzen aus dem Kopfbereich. Der steife Nacken, der bei Meningitis auftritt, ist eine gute Illustration dieser Zusammenhänge. Die Irritation der Hirnhäute, vor allem in der hinteren Schädelgrube, schickt Schmerzbotschaften an die Segmente C1 und C2. In ➤ Kap. 5 über die Innervation der Dura mater, haben wir bereits auf die Beziehungen zwischen der Wirbelsäule und der hinteren Schädelgrube hingewiesen.

Die Manipulationen der Hirnnerven sind eine gute Antwort auf manche Zervikalgien funktionellen Ursprungs. Dennoch muss der Therapeut die Symptome von schweren Pathologien erkennen können, um den Patienten gegebenenfalls an einen Facharzt zu verweisen.

29.1 Erhöhter intrakranieller Druck

Die Erhöhung des intrakraniellen Drucks ist meist auf die Entstehung eines raumfordernden Geschehens innerhalb des Schädels zurückzuführen.

29.1.1 Symptomatologie

Manche Symptome sind so offensichtlich, dass es sehr unwahrscheinlich ist, dass diese Patienten in unsere Praxis kommen, andere wiederum sind weniger eindeutig.

Bei einem leichten erhöhten intrakraniellen Druck kann es sich um folgende Symptome handeln:

- Sehstörungen
- retrobulbäres Druckgefühl
- Wachsamkeitsprobleme, Apathie, Somnolenz oder Benommenheit
- verlangsamter Puls
- Stauungspapille
- plötzlich auftretender Kopfschmerz. Der Kopfschmerz ist ein wichtiges, aber nicht immer vorhandenes Symptom. Am Anfang ist er intermittierend, häufig wird der Patient in der zweiten Nachthälfte durch Kopfschmerz geweckt. Er weist pseudomigränöse Symptome auf und wird von Erbrechen begleitet.

Bei starkem Hochdruck können folgende Symptome auftreten:

- strahlartiges Erbrechen ohne Anstrengung und nicht durch Nahrung ausgelöst
- Papillenödem: anfänglich handelt es sich nur um eine leichte venöse Erweiterung ohne funktionelle Sehstörungen, doch die Symptome nehmen so lange zu, bis es zur Abduzenslähmung kommt und Doppelbilder entstehen.
- Krämpfe
- Benommenheit
- Verschiebungen des Gehirns, Hirnherniationen, werden durch die mechanischen Deformierungen des Gehirns und weniger durch den Druck ausgelöst. Ihre Folgen sind gefürchtet, da es zu Dysfunktionen im komprimierten Hirnteil und zur Kompression der Gefäß- und Nervenstrukturen kommt.

Das Auftreten von Anzeichen eines erhöhten intrakraniellen Drucks und vor allem von Anzeichen einer zerebralen Herniation ist ein medizinischer Notfall.

29.1.2 Hauptursachen für erhöhten intrakraniellen Druck

Die Hauptursachen sind all jene Phänomene, die den Druck des Liquor cerebrospinalis erhöhen können: Trauma, Meningitis, Hirnhautblutungen, Tumoren, Enzephalitis.

Es gibt eine so genannte benigne Hirndrucksteigerung, bei der die Scanner-Untersuchung normal ist und mit folgenden Aspekten in Zusammenhang stehen kann:

- starker arterieller Bluthochdruck
- zerebrale Venenthrombose (Komplikation einer Otitis)
- Behçet-Krankheit
- manche Medikamente: Kortikoide, Antibiotika und Vitamin-A-Therapie.

29.1.3 Topographische Klinik

Nachstehend die wichtigsten durch Tumoren ausgelösten Krankheitszeichen, aufgelistet nach Lokalisation:

- Os frontale: psychische Störungen mit Moria euphorica
- hintere Schädelgrube: anfallsartiger Kopfschmerz, Nackensteife, Kleinhirnstörungen
- Temporoparietalbereich: Anzeichen von kortikaler Erregung, entweder motorisch (z. B. Bravais-Jackson-Anfälle) oder sensibel, manchmal begleitet von einer homolateralen Hemianopsie
- Brückenkleinhirnregion: Hörstörungen, Fazialislähmung, Trigeminusneuralgie
- III. Ventrikel und Hypophysenregion: Dysfunktionen von Hypothalamus und Hypophyse
- Sphenoid-Region: Sehstörungen mit Enophthalmus.

29.2 Meningeales Reizsyndrom

Das meningeale Reizsyndrom (Meningismus) umfasst eine ganze Gruppe von Symptomen, die mit der pathologischen Reizung der das Nervensystem und den Liquor cerebrospinalis umgebenden Hirnhäuten in Zusammenhang stehen. Es wird ständig von biologischen Veränderungen des Liquors begleitet.

29.2.1 Symptome

Die Symptome des meningealen Reizsyndroms bilden eine klassische Trias: Kopfschmerzen, Erbrechen, Obstipation.

Kopfschmerz

Der Kopfschmerz bildet das offensichtlichste Symptom, das mit größter Konstanz und bereits im Anfangsstadium auftritt. Er entsteht entweder aufgrund des erhöhten Hirndrucks oder aufgrund einer Entzündung der Strukturen an der Schädelbasis.

Der Kopfschmerz ist sehr intensiv, heftig, diffus (manchmal auf das Frontale konzentriert), kontinuierlich, anfallsartig und schlafraubend.

Er wird verstärkt durch:

- Lärm (Phonophobie)
- Licht (Photophobie)
- Husten
- abdominalen Druck
- Beugung des Nackens.

Er kann durch gängige Schmerzmittel nicht beruhigt werden und wird oft von Wirbelsäulenschmerzen sowie von einer diffusen Hyperästhesie der Haut begleitet.

Im Falle einer Hirnhautblutung kann der Kopfschmerz am Anfang lokalisiert werden. Beim subduralen Hämatom ist er oft mit einem Schmerz verbunden, der durch den Druck auf die Temporalgrube entsteht.

Erbrechen

Das Erbrechen ist inkonstanter, tritt aber auch frühzeitig auf. Man spricht von „zerebralem" Erbrechen, der Patient erbricht leicht, strahlartig und unabhängig von der Nahrungsaufnahme. Der Brechreiz tritt spontan oder bei Positionswechsel des Patienten auf.

Obstipation

Die Obstipation ist das dritte Element der klassischen Trias des meningealen Syndroms. Sie ist sehr inkonstant und daher praktisch nur begrenzt diagnostisch verwendbar.

29.2.2 Krankheitszeichen

Bei der klinischen Untersuchung soll das meningeale Syndrom objektiviert werden.

Nackensteife

Die beim meningealen Syndrom auftretende Steifigkeit ist eine Abwehrkontraktur der paravertebralen Muskulatur, eine Reaktion auf die durch die Entzündung der Meningen ausgelösten Schmerzen.

Sie ist schmerzhaft, kontinuierlich, wobei der Patient manchmal eine spezielle Liegeposition mit angezogenen Beinen (Rücken zum Licht, Kopf zurückgelehnt, Beine angewinkelt) einnimmt. Jeder Versuch, den Nacken zu beugen, führt zu unüberwindlichem und schmerzhaftem Widerstand (Nackensteife). Rotations- und Seitneigebewegungen sind möglich, aber sie verstärken den Kopfschmerz.

Klinische Tests

Zwei Tests bestätigen die Nackensteife. Vor allem bei nicht eindeutigen Formen sollte man sich auf diese Tests berufen. Wir haben einige Fälle behandelt, bei denen die Diagnose nicht einfach war.

Kernig-Zeichen

Wird am liegenden Patienten das gestreckte Bein angehoben, so beugt der Patient schmerzbedingt im Knie. Die passive Streckung der Unterschenkel bei gebeugter Hüfte (sitzend) ist schmerzhaft eingeschränkt.

Brudzinski-Nackenzeichen

Reflektorische Hüft- und Kniebeugung als Reaktion auf das passive rasche Anheben des Kopfes. Die Hyperflexion einer Hüfte führt beim anderen Bein zu einer:

- Flexion, wenn das Bein anfänglich gestreckt war
- Extension, wenn das Bein ursprünglich gebeugt war.

Begleitsymptome

Zu den Krankheitszeichen, die die Nackensteife begleiten, gehören u. a.:

- Verlangsamung des Herzrhythmus
- Hyperästhesie der Haut
- Trousseau-Zeichen[1] meningeales Reizzeichen (Dermographismus), bei dem mit einem spitzen Gegenstand ein Strich auf der Haut gemacht wird; es tritt zuerst ein weißer Strich auf, der sich rot verfärbt und erst nach relativ langer Zeit wieder verschwindet
- hohes Fieber, mangelnde Synchronizität der Pulse.

In schweren Fällen handelt es sich um:

- neurologische Krankheitszeichen, die eine Irritation des darunterliegenden Nervensystems andeuten: epileptische Anfälle, verschiedene Lähmungen (v. a. des N. oculomotorius), psychische Störungen
- eine Hirnhautreizung, die auch zu Pyramidenzeichen und gesteigerten Muskeleigenreflexen führen kann.

Klinische Formen

Das meningeale Reizsyndrom kann zwei Ursachen haben: eine Hirnhautblutung oder eine Meningitis.

Argumente, die für eine Hirnhautblutung sprechen sind:

- sehr plötzliches Auftreten
- kein Fieber, dennoch möglicherweise nach einigen Stunden eine Temperaturerhöhung auf 38 °C.

Argumente, die für eine Meningitis sprechen:

- progressive Entwicklung
- Fieber zwischen 39 und 40 °C mit Schüttelfrost, Schwitzen und Muskelschmerzen
- Epidemie oder andere Infektionszeichen: Diarrhoe, Rhinopharyngitis, Hautausschlag.

Das Fieber als Merkmal des meningealen Syndroms ist meist offensichtlich, außer der Patient nimmt Antipyretika, die den Temperaturanstieg verschleiern (ein einfaches Aspirin® zum Beispiel).

Manchmal hat das Fieber zusätzlich eine andere Ursache (Lungenerkrankung, HNO-Probleme: Sinusitis, Otitis), über die gleichfalls eine Meningitis entstehen kann.

---

[1] lt. Roche Lexikon Medizin ist das „Trousseau-Zeichen" die Pfötchenstellung der Hand bei Tetanie, Anm. d. Übers.

KAPITEL

30 Sinusitis

30.1 Pneumatische Rolle der Nebenhöhlen

Die Ausbildung von luftgefüllten Hohlräumen in den Knochen des Gesichtsschädels lässt sich durch die Schädelentwicklung erklären. Ihr verdanken wir eine beachtliche Gewichtsreduktion des Gesichts und damit verbunden eine geringere Druckbelastung der Schädelbasis.

Die Nebenhöhlen spielen eine wichtige pneumatische Rolle bei der Harmonisierung der intrakraniellen und kraniofazialen Drücke und tragen zur Verringerung des Gewichts des knöchernen Schädels und seines Inhalts bei. Jeder, der schon einmal unter einer Sinusitis gelitten hat, weiß, wie unangenehm und beeinträchtigend diese Infektion sein kann. Einige Tropfen Eiter reichen, um den Druck in den Nebenhöhlen zu erhöhen und lokal (Stauungen) und regional (Kopfschmerzen) sehr heftige Reaktionen auszulösen.

In unserer Praxis sind wir oft mit Patienten konfrontiert, die unter Sinusitis mit ungeklärter Ätiologie leiden. Viele dieser Patienten haben besonders sensible Schleimhäute, eventuell in Verbindung mit einem nicht diagnostizierten allergischen Terrain. Bei anderen lässt sich die Sinusitis durch ein asymptomatisches Zahnproblem, das den N. trigeminus irritiert und in die Nebenhöhlen ausstrahlt, erklären. Zudem können mechanische Ungleichgewichte im Kranium traumatischen Ursprungs zu Reizungen und Entzündungen der Nebenhöhlen führen.

30.2 Definition

Als Sinusitis bezeichnet man Entzündungen und Infektionen der Nasennebenhöhlen. Die Infektionen gehen meist von Nasen- oder Zahninfektionen aus, seltener handelt es sich um sekundäre Infektionen nach einer Grippe oder Scharlach.

In einer manualmedizinischen Praxis behandelt man viele nicht infektiöse Nasennebenhöhlenentzündungen.

30.3 Symptome

Die Symptome der Sinusitis sind vor allem akute oder dumpfe Kopfschmerzen, manchmal eine Art von Migräne oder Neuralgie. Geschmacks- und Geruchssinn sind beeinträchtigt. Sinusitis führt häufig zu einem schleimig-eitrigen Ausfluss. Der Patient klagt über Druck am Kopf und fühlt sich allgemein unwohl. Die Schmerzen verstärken sich durch Druckveränderungen, etwa wenn der Patient seine Körperposition wechselt (den Kopf beugt), hustet oder niest.

Die im Gesicht austretenden Nervenfasern des N. trigeminus sind auf Palpation sehr sensibel.

30.4 Lokalisation

30.4.1 Os frontale

Die Stirnhöhlenentzündung führt zu rhythmischen Kopfschmerzen oberhalb der Augen und auf der Stirn mit regelmäßigem Verlauf.

Der Augenhöhlenrand und der superomediale Orbitawinkel (N. supraorbitalis) und die Nasenwurzel sind auf Palpation sensibel.

Der Patient beschreibt ein Druckgefühl, so als würde sein Kopf in einen Schraubstock eingeklemmt werden.

30.4.2 Maxilla

Diese Form der Sinusitis (Kieferhöhlenentzündung) führt zu Schmerzen unterhalb der Augenhöhle, die zu den Zähnen ausstrahlen. Druck auf das infraorbitale Nervenbündel erhöht den Schmerz. Die Krisen nehmen einen rhythmischen Verlauf.

30.4.3 Os ethmoidale

Die Entzündung der Siebbeinzellen zeichnet sich durch dumpfe Schmerzen im vorderen Teil des Kopfes, hinter der Nase, aus.

Man unterscheidet zwischen einer anterioren Ethmoiditis, bei der der Eiter in den Meatus medius der Nasenhöhlen abfließt, und einer posterioren Ethmoiditis, bei der das eitrige Sekret über die Fossa olfactoria und die Concha media abgeleitet wird.

Chronische Formen tragen zur Ausbildung von Nasenpolypen bei.

30.4.4 Os sphenoidale

Bei der Keilbeinhöhlenentzündung ist der Kopfschmerz tief im Kopf zu spüren, oftmals mit Ausstrahlungen zum

Hinterhaupt. Die eitrigen Ausflüsse fließen über den Nasenrachenraum ab und erzeugen schlechten Geschmack im Mund. Im Gegensatz zu den anderen Sinusitisformen muss der Patient sich nur wenig schnäuzen.

30.4.5 Kombinierte Sinusitis

Dabei handelt es sich um die Verbindung verschiedener Nebenhöhlenentzündungen: fronto-maxillär, fronto-ethmoidal oder ethmoido-sphenoidal.

30.5 Ätiologie

Viele Faktoren begünstigen die Entstehung einer Sinusitis:

- Verdauungsfaktoren: z. B. der gastroösophageale Reflux und Leberdysfunktionen
- hormonelle Faktoren: v. a. Östrogensensibilität
- allergische Faktoren: alle direkten – über die Atemluft – oder indirekten (über die Blutbahn) Sensibilisierungen, ausgelöst durch die Metaboliten bestimmter Substanzen (Schokolade, Sulfite, Alkohol, Drogen, Farben, Lacke, Lösungsmittel etc.)
- toxische Faktoren: Luftverschmutzung und Tabak bilden die wichtigsten Faktoren. Der Geruch von Zigarettenrauch in der Kleidung kann ausreichen, um eine Reizung der Nasennebenhöhlen zu erzeugen.

KAPITEL

31 Autonomes Nervensystem

31

Das autonome Nervensystem ist eines unserer Haupteinsatzgebiete. In den Kapiteln 10 bis 24 haben wir die einzelnen Hirnnerven beschrieben und dabei zahlreiche Anastomosen und Verbindungen zum autonomen Nervensystem angeführt. Dennoch erscheint es uns sinnvoll, die neurovegetativen Komponenten der Hirnnerven aus globaler Sicht zu betrachten. Nervenfasern nehmen nicht immer einen direkten Verlauf und Manipulationen wirken sich nicht nur auf lokaler Ebene aus.

Die zahlreichen Anastomosen zwischen den Hirnnerven und dem Halsteil (Pars cervicalis) des Truncus sympathicus erklären die Interferenzen zwischen Kopf- und Halsregion. Aufgrund der umfassenden Wechselbeziehungen ist es manchmal schwierig, genau zu unterscheiden, ob die Symptome aus dem Kopf oder dem Hals kommen.

31.1 Sympathikus und Parasympathikus

Die beiden Komponenten des autonomen Nervensystems werden immer noch als Antagonisten betrachtet. Obwohl sie in zahlreichen Organen einander entgegengesetzte Wirkungen haben, handelt es sich in Wirklichkeit um zwei komplementäre Systeme.

Das *sympathische System* bereitet den Menschen auf die Aktion vor, man nennt es auch ergotrop. Es wird als jenes System beschrieben, das alles tut, damit der Mensch entweder kämpfen oder fliehen kann. Der Sympathikus dominiert während des Tages und im Wachzustand.

Dem *parasympathischen System* fällt die Aufgabe zu, das innere Milieu zu schützen und wiederherzustellen, man nennt es auch endophylaktisch. Es gleicht die Wirkung des sympathischen Systems aus. Der Parasympathikus dominiert während der Nacht und im Schlaf.

Die anatomische Unterscheidung zwischen den beiden Systemen basiert zum Teil auf der Lokalisierung der präganglionären Neuronen. Diese befinden sich:

- für den Sympathikus im Thorax
- für den Parasympathikus im kraniosakralen Bereich.

Wir werden uns im Folgenden mit dem zervikokranialen Anteil der beiden Systeme befassen, der natürlich nur einen Ausschnitt des autonomen Nervensystems darstellt. Auch wenn es verlockend erscheint, die eine oder andere Komponente zu stimulieren oder zu hemmen, dürfen wir nicht vergessen, dass Sympathikus und Parasympathikus komplementär sind und oftmals alternierend funktionieren.

Das autonome Nervensystem ist von schwer fassbarer Subtilität und Komplexität. Wir werden versuchen, an Hand des N. glossopharyngeus und des N. vagus sowie des Halsteils des Truncus sympathicus diese Komplexität exemplarisch darstellen.

31.2 N. glossopharyngeus und N. vagus

31.2.1 Viszerosensibilität des N. glossopharyngeus

Der N. glossopharyngeus überträgt unbewusste Botschaften aus dem Glomus caroticum (Chemorezeptor) und dem Sinus caroticus (Barorezeptor).

Die Chemorezeptoren des Glomus caroticum registrieren den Gehalt an Sauerstoff, an Kohlendioxid und die Parameter für das Säure-Basen-Gleichgewicht des arteriellen Blutes.

Die Barorezeptoren des Sinus caroticus, die auf die Dehnung der Gefäßwand sensibel reagieren, registrieren den arteriellen Druck.

Diese Informationen werden über den R. sinus carotici des N. glossopharyngeus zum Ganglion inferius übertragen, in dem sich die Perikaryen (Zellkörper) der Neuronen befinden. Sie senden Informationen zur Formatio reticularis und zum Hypothalamus und stellen damit die Reflexantworten zur Kontrolle der Atmung, des Blutdrucks und des Blutausstoßes sicher.

Glomus caroticum

Das Glomus caroticum ist ein kleines knötchenförmiges Organ von 3 mm × 6 mm Größe an der Teilungsstelle der A. carotis communis (> Abb. 31.1). Als Chemorezeptor ist es sehr sensibel gegenüber:

- Hypoxie (Verringerung des O_2-Gehalts im arteriellen Blut)
- Hyperkapnie (Erhöhung des CO_2-Gehalts im arteriellen Blut)
- Azidose (Verringerung des pH-Werts im arteriellen Blut).

Kommt es in diesem Bereich zu Veränderungen im Blut, gibt das Glomus caroticum Impulse an den R. sinus carotici des N. glossopharyngeus ab.

Sinus caroticus

Der Sinus caroticus bildet eine Erweiterung der A. carotis interna unmittelbar nach der Bifurcatio carotidis.

Er reagiert auf Veränderungen im Blutdruck. Die Wände des Sinus verfügen über eine feine Media und eine, aufgrund der dort vorhandenen Pressorezeptoren dicke Adventitia.

Die Rezeptoren sind mit den Nervenendigungen des N. hypoglossus verbunden. Sie reagieren auf die Erhöhung des Blutdrucks im Sinus und entsenden Impulse, die über einen Rückkoppelungsmechanismus zur Senkung des Blutdrucks führen.

31.2.2 Parasympathische Fasern des N. vagus

Viszeromotorik des N. vagus

Die Zellkörper der präganglionären Neuronen liegen im Nucleus dorsalis nervi vagi und im medialen Teil des Nucleus ambiguus.

Der Nucleus dorsalis nervi vagi liegt im Boden des IV. Ventrikels und in der grauen Nervensubstanz der Medulla oblongata.

Die präganglionären Fasern dieses Nukleus queren den Nucleus spinalis nervi trigeminalis, treten am lateralen Rand der Medulla oblongata aus und verlaufen im N. vagus.

Die Neuronen des Nucleus dorsalis innervieren die Ganglien des Darms sowie der Lungen, der Leber und des Pankreas.

Die Neuronen des Nucleus ambiguus innervieren die Ganglien des Plexus cardiacus.

Die beiden Nervenkerne werden durch Impulse aus dem Hypothalamus, dem olfaktorischen System, der Formatio reticularis und dem Nucleus solitarius beeinflusst.

Im Inneren des Pharynx und des Larynx aktivieren die präganglionären Axone die ganglionären Neuronen, die sekretorische Funktionen für die Schleimhautdrüsen des Rachens und des Kehlkopfes haben.

- Thorax: Die Nn. vagi nehmen unterschiedliche Wege; beide teilen sich in mehrere Äste, die zu den Nervengeflechten ziehen, die die großen Gefäße an der Basis

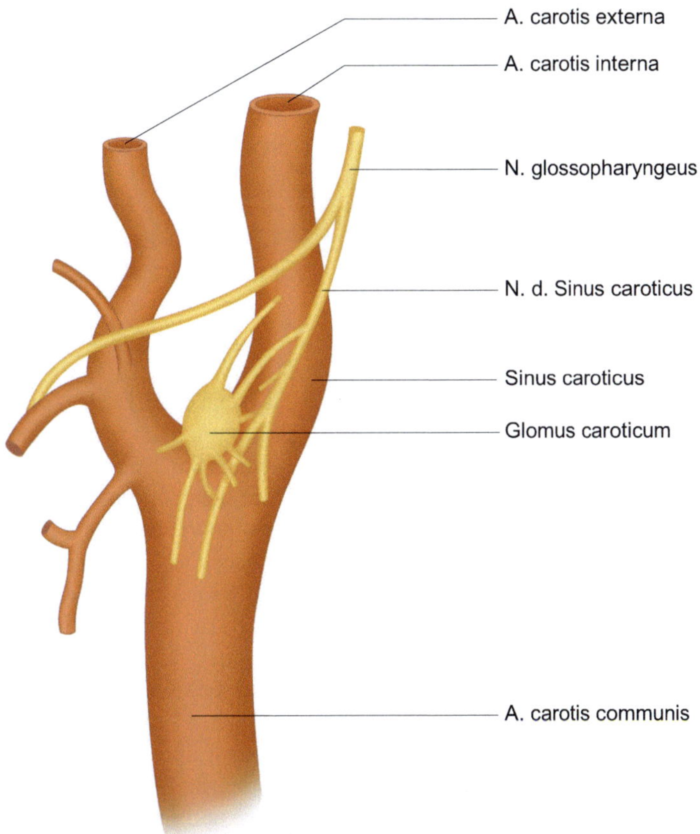

Abb. 31.1 Glomus caroticum

31

des Herzens umgeben. Die pulmonalen Äste erzeugen eine Bronchokonstriktion und die ösophagealen Äste aktivieren die Ösophagusperistaltik, indem sie die glatte Muskulatur der Speiseröhrenwände stimulieren.

- Herz: Die Zellkörper der präganglionären Axone liegen im Nucleus ambiguus. Die Axone enden in kleinen Ganglien, die mit dem Herz verbunden sind; die bewirken eine Verlangsamung der Herzfrequenz.
- Magen: Die Rr. gastrici anteriores et posteriores stammen aus dem Plexus oesophagealis. Sie stimulieren die Sekretion der Magendrüsen und haben eine motorische Funktion für die glatte Muskulatur des Magens.
- Darm: Die Darmäste wirken in gleicher Weise auf den Dünndarm, das Zäkum.

Viszerosensibilität des N. vagus

Auf bewusster Ebene kommen die vom N. vagus übertragenen viszeralen Empfindungen dadurch zum Ausdruck, dass man sich „gut fühlt" oder „schlecht fühlt". Schmerzhafte Empfindungen viszeralen Ursprungs werden über das sympathische System übertragen.

Die sensiblen viszeralen Nervenfasern aus den die Eingeweide umgebenden Nervengeflechten ziehen zu den Rr. gastrici anteriores et posteriores. Diese Nerven queren über den Hiatus oesophageus das Diaphragma und verbinden sich dann mit dem Plexus oesophagealis.

Die sensiblen Fasern aus dem Plexus cardiacus und dem Plexus pulmonalis verbinden sich mit diesen Fasern und setzen ihren Verlauf nach oben in den rechten und linken N. vagus fort.

Den beiden Nn. vagi schließen sich Nerven an, die viszerale Informationen aus folgenden Regionen weiterleiten:

- aus dem Aortenbogen – Barorezeptoren (Dehnungsrezeptoren)
- aus der Aorta – Chemorezeptoren (messen den Sauerstoffgehalt im Blut)
- aus dem unteren Teil des Kehlkopfs – über den N. laryngeus recurrens
- aus dem oberen Teil des Kehlkopfs – über den R. internus des N. laryngeus superior
- von der Epiglottisschleimhaut, der Zungenbasis und den Aryepiglottis-Falten – über den Plexus pharyngeus.

Die Zellkörper der viszerosensiblen Neuronen liegen im Ganglion inferius des N. vagus. Sie sind mit der Formatio reticularis und dem Hypothalamus verbunden und dienen den Reflexen, die die Herz-Kreislauf-Aktivität, die Atmung und den Gastrointestinalbereich kontrollieren.

Verbindungen zwischen der Formatio reticularis und den im Hirnstamm liegenden Hirnnervenkernen sowie dem Nucleus dorsalis n. vagi (motorisch) ermöglichen diese Reflexantworten direkt über den N. vagus.

Bedeutung für die Osteopathie Diese vago-vagalen Reflexe sind für uns von größter Bedeutung. Sie gestatten uns, auf die Selbstregulierung des N. vagus global einzuwirken.

31.3 Halsteil des sympathischen Systems

Der Halsteil des Sympathikus reicht von der Schädelbasis bis zur oberen Thoraxapertur. Er entsendet Äste zum Kopf, zum Hals, zu den oberen Extremitäten und zum vorderen Mediastinum.

Der zervikale Teil des Grenzstrangs liegt der prävertebralen Ebene direkt an und befindet sich hinter dem Gefäß- und Nervenstrang des Halses (➤ Abb. 31.2).

Er besteht aus drei Ganglien, Ganglion cervicale superius, medium und inferius, die untereinander in Verbindung stehen.

Die präganglionären Fasern für den Kopf und den Hals treten aus den drei oder vier ersten Brustsegmenten aus und ziehen zum Ganglion stellatum (Ganglion cervicale inferius).

31.3.1 Die zervikalen Grenzstrangganglien

Ganglion cervicale superius

Das Ganglion cervicale superius liegt im Spatium lateropharyngeum, das wie folgt begrenzt wird:

- lateral: durch den Venter posterior des M. digastricus und den M. sternocleidomastoideus
- posterior: durch die Querfortsätze des 2. und 3. Zervikalwirbels und die prävertebralen Muskeln (M. longus coli und M. longus capitis), das Ganglion stützt sich auf diese Strukturen
- anterior: durch die Mm. styloglossus, stylohyoideus und stylopharyngeus und den Gefäß- Nervenstrang zwischen V. jugularis und A. carotis
- medial: durch den Pharynx und die Lamina sagittalis.

Das Ganglion cervicale superius ist länglich wie ein Dattelkern und erstreckt sich von der Schädelbasis bis zum 4. Zervikalwirbel.

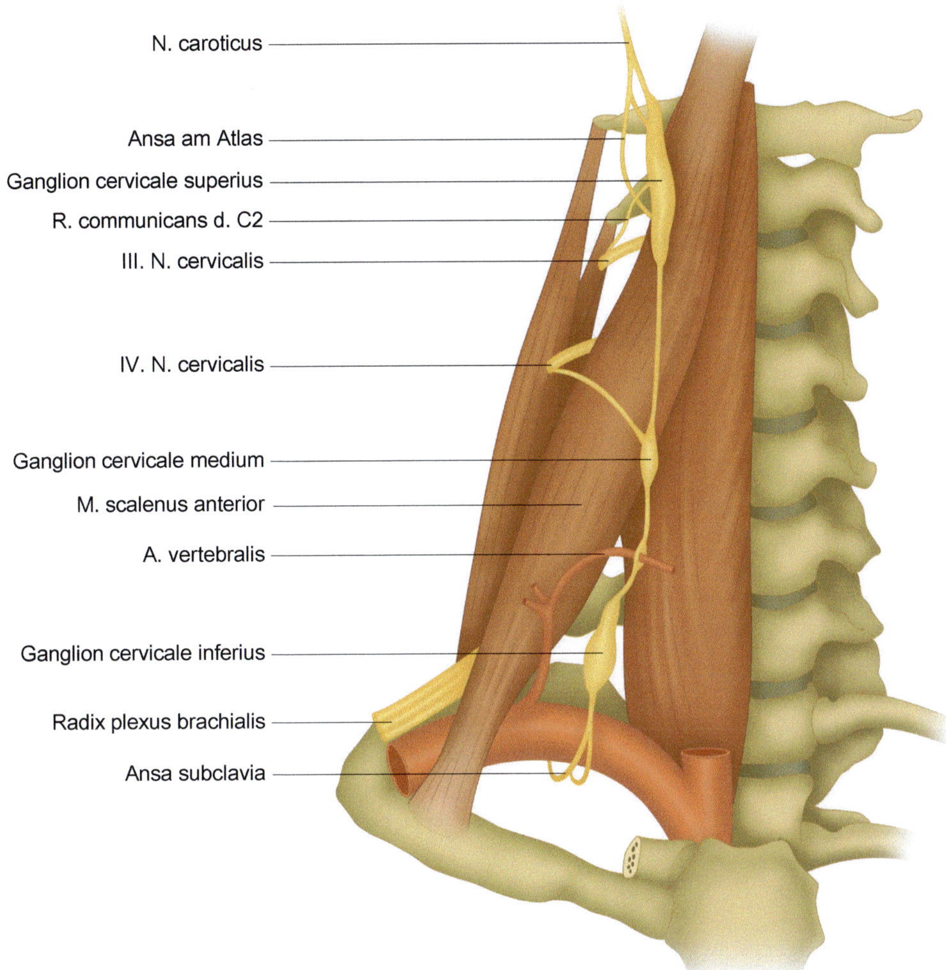

Abb. 31.2 Halsteil des sympathischen Grenzstrangs

Im Inneren des Ganglions:

- bilden manche Fasern Synapsen und ziehen zu den Aa. carotis communis, subclavia und vertebralis,
- andere Fasern ziehen durch das Ganglion zu den darüberliegenden Ganglien.

Ganglion cervicale medium

Das Ganglion cervicale medium ist bei 50 % aller Menschen angelegt. Es variiert hinsichtlich Form und Lage, hat aber oft die Form einer großen Erbse.

Es liegt häufig medial des Tuberculum anterius des Proc. transversus von C6, das besonders stark hervorspringt.

Das Ganglion cervicale medium scheint die Schaltstelle für die zur Zunge, zum Kehlkopf und zur Schilddrüse ziehenden Fasern zu sein.

Ganglion cervicale inferius

Das Ganglion cervicale inferius liegt am der Schnittstelle zwischen Hals, Thorax und oberen Extremitäten. Es entsteht durch die Verschmelzung von vier oder fünf Zervikalganglien und einem oder zwei Thorakalganglien. Es liegt in einer Vertiefung über der Pleurakuppel, die wie folgt begrenzt wird:

- vorne durch den Rückseite der Pleurakuppel
- hinten durch den Querfortsatz von C7 und den Hals der ersten Rippe
- lateral durch die Ligg. transversopleurale und costopleurale
- medial durch das Lig. vertebropleurale.

Das Ganglion liegt auf der Rückseite der A. subclavia und umgibt häufig auch die A. vertebralis.

Ab dem Ganglion cervicale superius teilen sie die postganglionären Fasern wie folgt auf:

- in Anastomosen mit den letzten Hirnnerven und den ersten vier Zervikalnerven, deren Verbindung die Rr. communicantes grisei bilden
- Gebilde von periarteriellen Nervengeflechten der Aa. carotis interna und externa, die zu Kopf und Hals ziehen.

Die sehr reichen periarteriellen Plexus der A. carotis externa und ihrer Äste versorgen die Gewebe des Gesichts und die extrakranialen Ebenen. *Sie folgen auch den Aa. meningeae zu den Meningen.*

Der Plexus caroticus internus und der Plexus vertebralis (Abb. 31.3) folgen der A. carotis interna bzw. der A. vertebralis in die Schädelhöhle, wo sie mit den Aa. cerebrales weiterziehen.

31.3.2 Verteilung

Von diesen Ganglien zweigen verschiedenste Äste ab, die wie folgt unterschieden werden können:

- Rr. communicantes
- kollaterale vaskuläre Fasern
- kollaterale Muskel- und Skelettfasern
- kollaterale viszerale Fasern
- anastomosierende Äste.

Rami communicantes

- Vom Ganglion cervicale superius zweigen die für die vier ersten Zervikalnerven bestimmten Äste ab und bilden den Plexus cervicalis. Die Fasern schließen sich der Ansa cervicalis sowie dem 2. und 3. Zervikalnerv oder manchmal auch dem 4. Zervikalnerv an.
- Vom Ganglion cervicale medium ziehen Fasern zum 4. und 5. Zervikalnerv.
- Vom Ganglion cervicale inferius ziehen Fasern zu den Nerven, die den Plexus brachialis bilden (5., 6., 7., 8. Zervikalnerv und 1. Thorakalnerv).

Kollaterale vaskuläre Fasern

Ganglion cervicale superius

N. caroticus und Plexus caroticus internus

Der N. caroticus bildet die Verlängerung des kranialen Pols des Ganglion cervicale superius auf der A. carotis interna (➢ Abb. 31.4). Er trägt die vasomotorischen Fasern für das Gehirn und die Retina sowie für die Kontrolle der Irismuskeln.

Am Eingang zum Canalis caroticus teilt er sich in einen medialen und einen lateralen Ast, die anastomosieren und den Plexus caroticus bilden (➢ Abb. 31.3).

Der laterale Ast gibt ab:

- die Nn. caroticotympanici, welche in die Paukenhöhle eindringen und sich mit einem Ast des N. tympanicus (N. glossopharyngeus) verbinden
- den N. petrosus profundus. Am Ausgang des Canalis caroticus quert dieser Nerv das Foramen lacerum und schließt sich dem N. petrosus major (N. facialis) an, um mit diesem den N. canalis pterygoidei, der im Ganglion pterygopalatinum endet, zu bilden.
- eine Anastomosefaser für den N. abducens.

Der mediale Ast gibt ab:

- Anastomosefasern für
  - die Nn. oculomotorius, trochlearis und abducens
  - das Ganglion trigeminale
  - den N. ophthalmicus.

Diese letztgenannten Fasern steuern den Irismuskel, den sie über den N. nasalis, das Ganglion ciliare und die Nn. ciliares breves erreichen. Es handelt sich um die Iris erweiternde Fasern.

- Fasern für:
  - die Hypophyse
  - die Dura mater der Sella turcia (Diaphragma sellae) und der Lamina basilaris
  - die Schleimhaut des Sinus sphenoidale.

Am Ausgang des Sinus cavenosus enden die beiden Ästen in dem die A. carotis interna und ihre Äste umgebenden Gefäßgeflecht.

Nn. intercarotici

Diese Nerven ziehen zur Karotisgabel.

Die vier bis sechs Nervenfasern bilden mit aus den Nn. vagus und glossopharyngeus stammenden Nerven den Plexus intercaroticus, der die Karotisgabel und das Glomus caroticum innerviert. Mehrere Fasern aus diesem Plexus bilden einen weit verzweigten periarteriellen Plexus um die A. carotis externa. Die Verlängerungen dieses Plexus begleiten alle Seiten- und Endäste der Arterie: Aa. facialis, thyroidea superior, temporalis superficialis, maxillaris interna und meningea media.

Ganglion cervicale medium

Von diesem Ganglion führen Nervenfasern zur A. carotis communis und vor allem zur A. thyroidea inferior (Plexus thyroideus inferius).

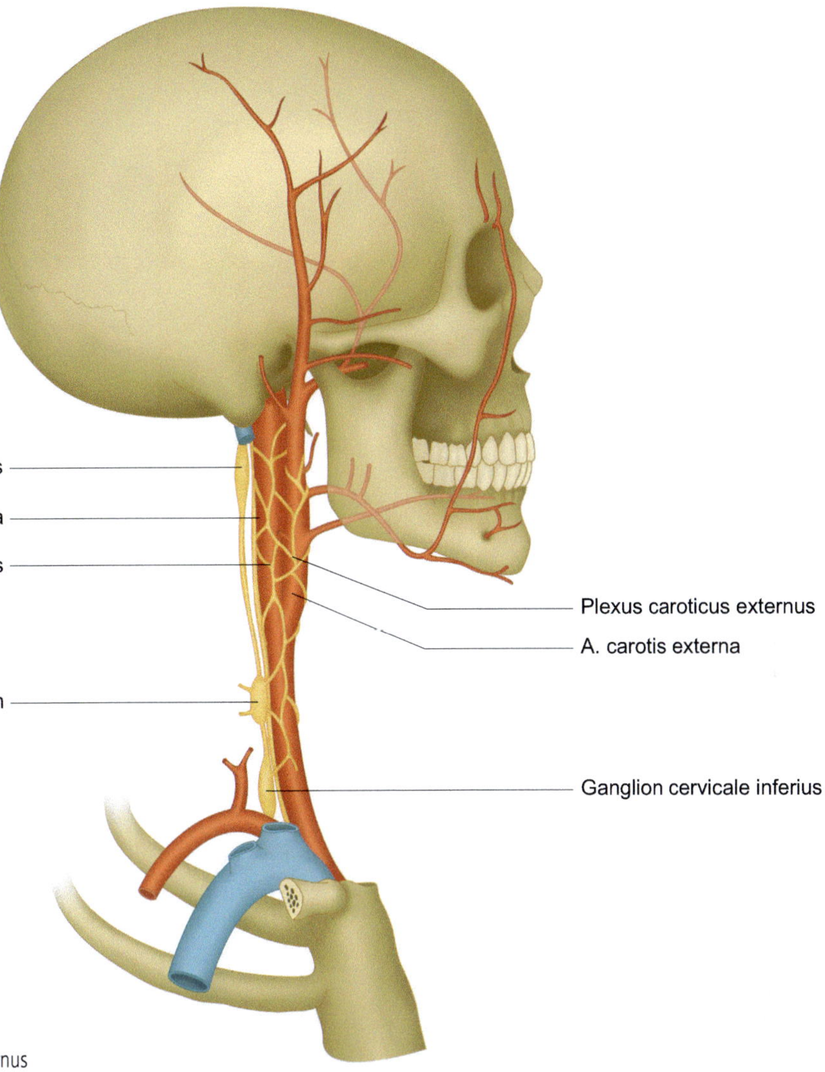

Abb. 31.3 Plexus caroticus internus

Ganglion cervicale inferius

N. vertebralis und Plexus vertebrobasilaris

Aus dem Ganglion cervicale inferius gehen die Nn. vertebrales anterior und posterior ab, die einen Plexus um die A. vertebralis bilden (➤ Abb. 31.5).

Der posteriore Ast gibt Rr. communicantes profundi an den 5., 6. und 7. Zervikalnerv ab.

Auf der Höhe des Foramen intervertebrale zweigt jeweils eine sympathische Wurzel des R. meningeus ab, die zur Dura mater spinalis und zu den Disken führt.

Der perivertebrale Plexus wird vor seinem Eintritt in die Schädelhöhle durch Fasern des Ganglion cervicale medium und Fasern der ersten beiden bzw. ersten drei Zervikalnerven verstärkt (➤ Abb. 31.6). Intrakraniell folgt er der A. vertebralis, dem Truncus basilaris und seinen Kollateralen. Als Plexus vertebralis bildet er eine Anastomose mit dem Plexus caroticus internus.

Nerven der A. subclavia

Einige Nerven der A. subclavia kommen vom Ganglion cervicale inferius, entweder direkt oder über die Ansa subclavia und ziehen zur Rückseite der Arterie. Andere, aus der Ansa vertebralis stammend, ziehen zur Vorderseite der Arterie und zu ihren Kollateralen, vor allem zu den Aa. vertebrale, thoracica interna und thyroidea inferior.

31

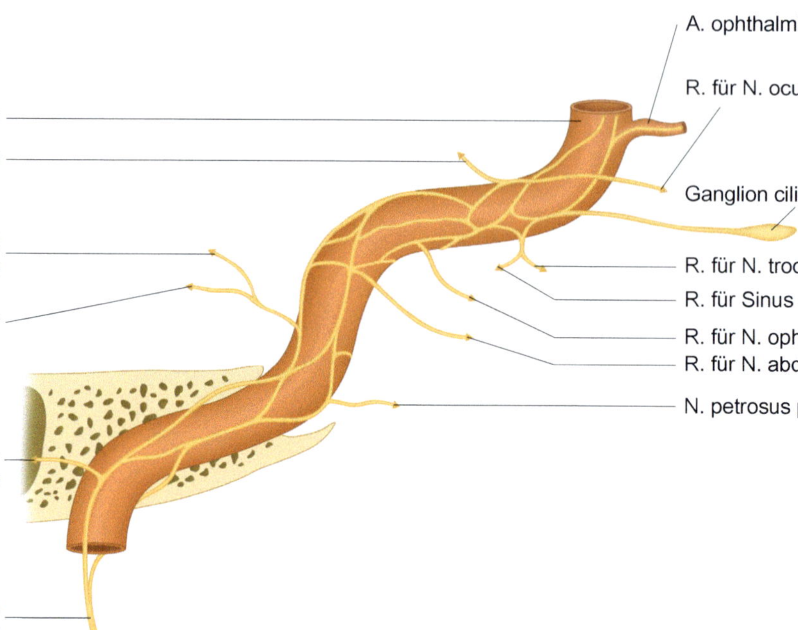

Abb. 31.4 Äste des Plexus caroticus internus

Kollaterale Muskel- und Skelettfasern

Sehr dünne Fasern aus der Rückseite der Ganglien ziehen zu den Wirbelkörpern und den prävertebralen Muskeln (M. longus coli, M. longus capitis).

Kollaterale viszerale Fasern

Bei den viszeralen Fasern sind v. a. jene aus dem Ganglion cervicale inferius interessant. Sie bieten uns eine Erklärung für die erstaunlichen Ergebnisse, die man im kranialen Gefäßsystem erzielen kann. Durch die manuelle Behandlung des Thoracic Outlet kann man insbesondere folgende Strukturen von Spannungen befreien:

- pleurale Fasern für die Pleurakuppel
- dünne und kurze Ösophagus- und Tracheafasern
- den N. cardiacus inferius, der auf beiden Seiten hinter dem Aortenbogen im Plexus cardiacus profundus endet. Entlang seinem Verlauf bildet er Anastomosen mit den Nn. vagus und recurrens und gibt Gefäßnerven an die A. subclavia, die A. carotis und den Aortenbogen ab. Er gibt auch die Rr. thymici und pulmonales ab.
- konstante Anastomosen des N. phrenicus. Rechts schließt sich eine konstante Anastomose der Ansa subclavia an, die die Verbindung zum N. vagus und zum N. recurrens herstellt.

Anastomosierende Äste

- Vom Ganglion cervicale superius zieht der N. jugularis zum Foramen jugulare. Er endet im Ganglion inferius des N. glossopharyngeus und des N. vagus. Die Anastomose erfolgt über mehrere Nervenfasern.
- Vom Ganglion cervicale medium geht eine Anastomose zum N. recurrens n. vagi.
- Vom Ganglion cervicale inferius ziehen konstante, ihrer Anzahl und Entwicklung nach sehr unterschiedliche Anastomosen zum N. phrenicus. Rechts schließt sich eine konstante Anastomose der Ansa subclavia an und bildet damit eine Verbindung zum N. vagus und zum N. recurrens.

31.4 Erhöhter Sympathikotonus

Wie bereits im Falle der Vagotonie wollen wir hier kurz die Symptome des erhöhten Sympathikotonus zusammenfassen:

- Nervosität
- erhöhte Emotivität
- Pessimismus
- große Reizbarkeit
- mehr oder weniger kontrollierte Aggressivität

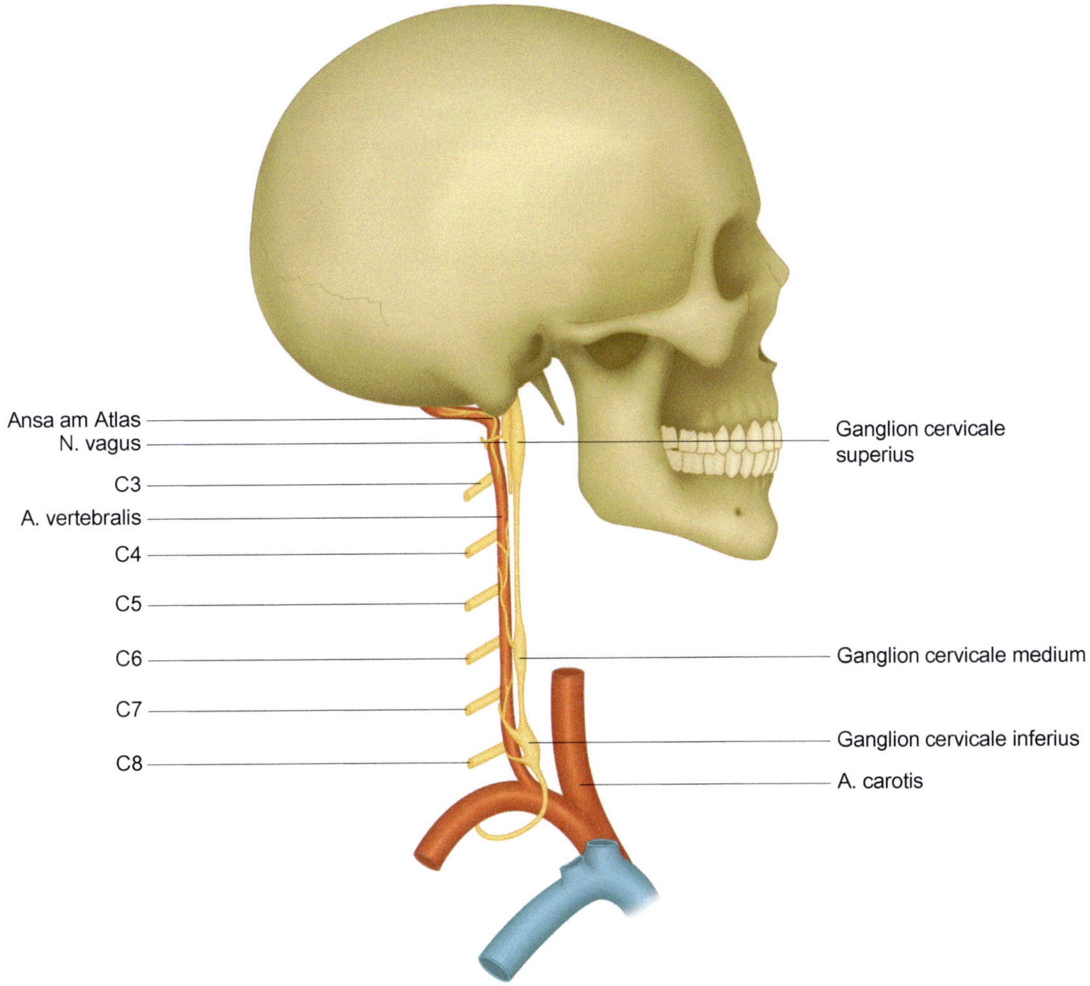

Abb. 31.5 Plexus vertebralis

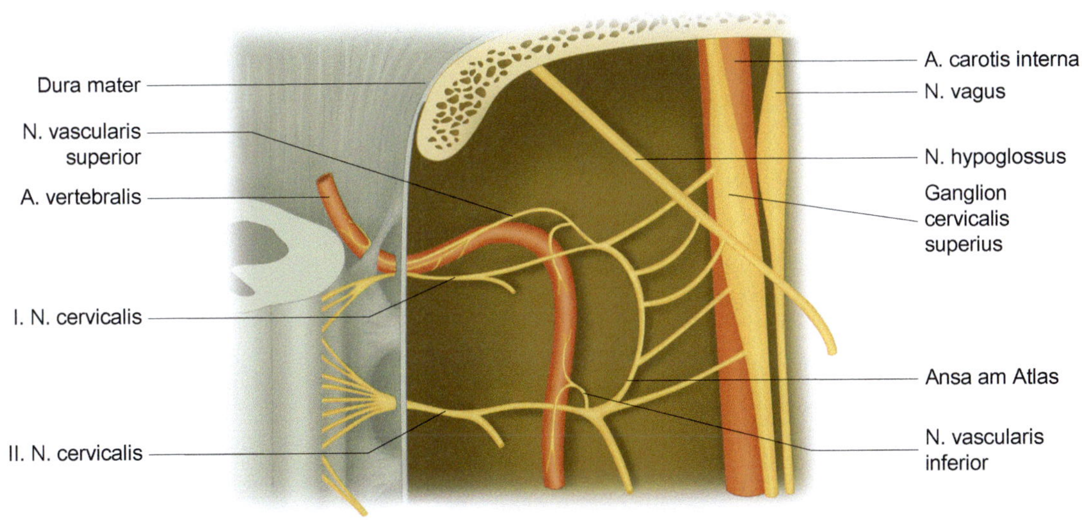

Abb. 31.6 Innervation der A. vertebralis

- Schlaflosigkeit
- Magerkeit
- gesteigerte Sehnen- und Hautreflexe
- Mydriasis
- eventuell Enophthalmus
- Tachykardie
- manchmal erhöhter systolischer Wert
- langsame Verdauung
- postprandiale Schmerzen
- Meteorismus und Obstipation.

KAPITEL

32 Neuroglia

32.1 Allgemeines

Die Gliazellen nehmen mehr als 50 % des Gehirnvolumens ein. Sie wurden vom deutschen Arzt Rudolf Virchow 1856 entdeckt, der diese Zellen unter dem Oberbegriff Glia zusammenfasste, was wörtlich übersetzt „Klebstoff" bedeutet.

Kaum entdeckt, wurden sie von den Neurowissenschaften sofort wieder vergessen und als rudimentäre Zellen abgetan. Man ging davon aus, dass sie eine amorphe Substanz bilden, die Leerräume im Gehirn ausfüllt und die Neuronen passiv voneinander trennt. Etwas später maß man ihnen zumindest dem Bindegewebe ähnliche Funktionen zu, das der Stütze, dem Austausch, der Resorption und der Narbenbildung dient.

Bis in jüngste Zeit wurde den Gliazellen von der Wissenschaft kaum Beachtung geschenkt. Neuere Forschungsarbeiten konnten jedoch nachweisen, dass sie eine sehr wichtige Rolle einnehmen. Manche dieser Zellen dienen als Schutz- und Kontrollinstanzen, andere haben an der Informationsverarbeitung im Gehirn Anteil. Sie verfügen über die Fähigkeit, Informationen zu entschlüsseln und von einem Ende des Gehirns zum anderen zu übertragen, sie bilden somit, zusätzlich zum Netzwerk der Neuronen, ein echtes Kommunikationsnetz.

32.2 Verschiedene Gliazellen

32.2.1 Oligodendrozyten

Die Oligodendrozyten bilden Fortsätze, die sich spiralförmig um die Nervenfasern legen. Sie stellen die Markscheide her, die als Isolierschicht dient und die Übertragung der Nervenimpulse schützt und erleichtert. Da sie die Markscheidenbildung für die Axone des Zentralnervensystems sicherstellen, übernehmen sie die gleiche Aufgabe wie die Schwann'schen Zellen im peripheren Nervensystem. Während allerdings die Schwann'schen Zellen bei jedem myelinisierten Nerv nur ein Axon myelinisieren, tragen die Oligodendrozyten zur Markscheidenbildung mehrerer Axone bei.

32.2.2 Mikroglia

Die Zellen der Mikroglia sind mit „Armen" ausgestattet. Die Mikroglia sind der Wachposten des Gehirns, der seine Arme ausstreckt, um die umliegenden Zonen zu erkunden. Sie bildet die Grundlage für das Immunsystem im Gehirn und verteidigt das Zentralnervensystem gegen verschiedene Aggressoren. Sie übernimmt die Aufgabe von Abräumzellen und phagozytiert Material, das nach dem Degenerationsprozess von den Neuronen und den Gliazellen übrig bleibt.

32.2.3 Astrozyten

Die Astrozyten sind die zahlenmäßig größte Gruppe der Gliazellen. Ihr Name geht auf ihre sternförmig abgehenden Fortsätze zurück. Lange Zeit wurden diese Zellen als einfaches Füllmaterial für den zwischen den Neuronen liegenden Raum betrachtet.

Tatsächlich sind sie an der Regulierung der Zusammensetzung des extrazellulären Milieus beteiligt. Sie bilden eine Hülle um die Synapsen und vermindern die Diffusion der ausgeschütteten Neurotransmitter. Sie können die Neurotransmitter und die Moleküle im Synapsenbereich einfangen.

Sie sind wichtig für die:
- Regulierung des Neurotransmitter-Anteils in den Synapsen
- Kontrolle der Konzentration von Substanzen im extrazellulären Raum, die das gute Funktionieren der Neuronen beeinträchtigen.

32.3 Motilität der Neuroglia

Osteopathen interessierten sich bereits vor ihrer Neuentdeckung durch die wissenschaftliche Gemeinde für die Gliazellen. Im Gefolge von W. G. Sutherland sahen viele Autoren in diesen Zellen den wahrscheinlichen „Motor" für den primär respiratorischen Mechanismus.

Die zahlreichen histologischen Beobachtungen an Gliazellkulturen zeigen, dass diese Zellen unterschiedliche Verhaltensweisen haben:
- Die Astrozyten haben nur eine geringe Mobilität und gelten als Stützelement der Gewebe. Nach Bear et al. scheint die von einigen Autoren festgestellte *Expansion und Retraktion der Neuriten* (Axone und Dendriten) sehr eng mit den Astrozyten zusammenzuhängen.
- Die Mikrogliazellen bewegen sich schnell zwischen den Astrozytenfortsätzen und ändern dabei ständig ihre Form.
- Die Oligodendrozyten *werden durch ein Pulsieren bewegt, durch das sich der Zellkörper in regelmäßigem*

Rhythmus kontrahiert und erweitert (Lumsden und Pomerat, zitiert bei Kahle, Leonhardt und Platzer). Wenn man nachweisen könnte, dass die Aktivität bestimmter Zellgruppen konzertiert erfolgt, wäre dies eine Bestätigung für die Existenz der die kraniale Bewegung antreibenden Kraft, die Osteopathen mit ihren Händen wahrnehmen.

32.4 Funktionen der Gliazellen

32.4.1 Kommunikation der Astrozyten

Die Astrozyten verfügen über lange Fortsätze, die sich um die Verbindungsstellen zwischen den Neuronen wickeln und eine Art Hülle bilden. Wenn der Nervenimpuls die Synapse erreicht, werden Neurotransmitter im Synapsenraum freigesetzt.

Aufgrund ihrer besonderen Stellung im Bereich der Synapsen können die Astrozyten den Informationsfluss erleichtern, verlangsamen oder auch blockieren.

Sie sind zudem fähig, Informationen, die sie in einer Synapse aufgenommen haben, an eine andere weiterzuleiten. Dies bedeutet, dass nicht nur die Neuronen Informationen austauschen.

Im Gehirn bilden Gruppen von Astrozyten Kommunikationseinheiten, die als Astrozytendomäne bezeichnet werden. Diese Gruppen arbeiten speziell mit bestimmten Neuronen.

Die Informationsweitergabe über die Astrozyten erfolgt nicht wie bei den Neuronen auf elektrischem, sondern auf chemischem Weg. Es werden viele Kalziumionen gebildet, die sich wie eine Welle von einem Astrozyten zum nächsten fortpflanzen. Die Gliaspezialisten sprechen in diesem Zusammenhang von einer „Kalziumwelle". Diese Informationsweiterleitung erfolgt sehr langsam. Sie erreicht im besten Fall 15 bis 30 µm pro Sekunde. Im Vergleich dazu werden Nervenimpulse mit einer Geschwindigkeit von mindestens 1 m pro Sekunde weitergeleitet. Über die Nervenbahn werden also *Informationen 100.000-mal schneller weitergeleitet als über die Astrozytenbahn.*

Es gibt also zwei Netzwerke, ein schnelles und ein langsames, die vermutlich eine bessere Koordination der Gehirnaktivität sicherstellen.

Neuronale Organisation

Die Astrozyten sind die großen Organisatoren der Gehirnarchitektur. Sie sind für die Bildung neuer Nervenzellen und neuer Synapsen unerlässlich.

Die Astrozyten kontrollieren zudem die Bildung neuer Neuronen, die während unseres ganzen Lebens anhält. Es konnte nachgewiesen werden, dass das Gehirn auch bei Erwachsenen noch neue Nervenzellen herstellen kann, und zwar über Stammzellen, die sich vor allem im Hippocampus befinden. Die Astrozyten liefern jene Substanzen, die die Umwandlung der Stammzellen in Nervenzellen ermöglichen.

Die Plastizität des Gehirns, entscheidendes Element für den Lernprozess und das Gedächtnis, hängt von chemischen Substanzen ab, die durch die Astrozyten ausgeschüttet werden.

Lernprozess

Die Gliazellen spielen eine entscheidende Rolle für die Intelligenz des Menschen, der unter allen Lebewesen die höchste Zahl an Gliazellen hat.

So unterschied sich das Gehirn von Albert Einstein, das in den 80er Jahren einer Autopsie unterzogen wurde, hinsichtlich der Neuronen nicht vom Gehirn des *vulgum pecus*. Die Anzahl und die Physiognomie seiner Nervenzellen wiesen keinerlei Besonderheiten auf. Nur einige Gehirnzonen, die für hochkomplexe Aufgaben zuständig sind, verfügten über einen unwahrscheinlich hohen Anteil an Gliazellen.

In jenen Gehirnarealen, die einem besonders intensiven Lernprozess unterworfen sind, nimmt das Volumen des Kortex zu, aber die Neuronendichte ab. Es scheint, als würden die Gliazellen die Neuronen weiter auseinanderrücken. Je komplexer die zu bewältigenden Aufgaben sind, umso mehr scheinen die Astrozyten an der Kommunikation zwischen den Neuronen beteiligt zu sein. Mit anderen Worten, angesichts einer neuen oder komplexen Situation passen sich auch die Astrozyten an!

Informationsspeicherung

Die Astrozyten schienen auch das Speichern von Informationen im Gehirn zu erleichtern.

32.5 Pathogene Rolle der Gliazellen

Die Gliazellen scheinen eine sehr wichtige Rolle bei Pathologien des Zentralnervensystems zu haben, manche sind sogar Schlüsselelemente bei der Entstehung von Hirnerkrankungen.

Bei den biologischen Vorgängen, die zur Alzheimer-Krankheit führen, haben die Astrozyten eine doppelte Aufgabe.

Ihre Verantwortung beim Entzündungsprozess, der die Ablagerung von Amyloidplaques im Gehirn begleitet, ließ sie lange Zeit als „die Übeltäter" erscheinen. Denn tatsächlich sind es diese Proteinablagerungen im Gehirn, die zum Tod der Nervenzellen führen und in weiterer Folge zur Demenz.

Jüngere Studien haben jedoch gezeigt, dass die Astrozyten über die Fähigkeit verfügen, diese Amyloidplaques abzubauen. Die von ihnen durchgeführte Reinigung der betroffenen Zonen scheint sogar das Auftreten von Läsionen zu verlangsamen oder hintanzuhalten.

Allgemein kann gesagt werden, dass die Astrozyten sowohl eine gute wie auch eine schlechte Rolle bei ein und derselben Krankheit haben können. Jüngste Arbeiten bestätigen dies für eine Vielzahl von Pathologien wie Morbus Parkinson, Morbus Huntington, amyotrophe Lateralsklerose, Epilepsie und Apoplexie (Ischämie, Infarkt).

Wir vertreten die Auffassung, dass die Manipulationen am Gehirn einen großen Einfluss auf die Gliazellen haben, sicherlich mehr als auf die Neuronen selbst.

KAPITEL

33 Schlussbemerkung

Die Manipulationen der Hirnnerven bilden zweifelsohne ein weiteres Element, das die Wirkung der zahlreichen Techniken, die in der Osteopathie verwendet werden, verbessern kann. Die Auswirkungen dieser Techniken auf die Dura mater, die Schädelnähte, das Gehirn und auf den gesamten Organismus helfen uns, unsere Patienten optimal zu betreuen.

Die Osteopathie ist eine komplexe Wissenschaft und eine schwierige Kunst. Sie kann sich nicht damit zufrieden geben, eine Liste isolierter Techniken zu verwenden. Das Konzept der Einheit des Körpers gebietet ihr Respekt vor den kleinsten Körperstrukturen, da jedes Element unseres Körpers Teil hat an der unter der Leitung des Gehirns gespielten Partitur.

Das Ziel einer osteopathischen Behandlung besteht darin, sich mit jenem Teil des Organismus zu befassen, der auf mechanischer Ebene die meisten Funktionsstörungen aufweist, um eine lokale Wirkung zu erzielen, aber auch um das Gehirn über die Veränderungen zu informieren. Das Gehirn hat eine große Informationsarbeit zu leisten und muss Milliarden von Botschaften aus den Geweben und zu den Geweben verarbeiten.

Die Integration der durch unsere Arbeit veränderten Gewebebotschaften wird Teil des subtilen Heilungsprozesses des Menschen. Durch die Neuorientierung der Körpermechanik und der Mechanismen der Homöostase schafft das Gehirn neue Bedingungen, die es dem jeweiligen Menschen erlauben, schrittweise zu jenem physiologischen Zustand zurückzukehren, der seinen Erwartungen mehr entspricht.

Dieser erstaunliche und wunderbare Austausch erfolgt vor allem über das 100.000 km lange periphere Nervensystem.

Neuronen haben ihre eigene mechanische Pathologie, sie sind exogenen Belastungen, Ödemen oder endoneuralen Fibrosen ausgesetzt. Unsere Hände können ihnen helfen, zu einer optimalen Funktion zurückzukehren und somit die unerlässlichen Beziehungen zwischen Körper und Gehirn zu verbessern.

Die Manipulationen der Hirnnerven sind ein wertvolles Werkzeug für den Osteopathen, sie helfen ihm, ein noch klareres und detaillierteres Verständnis des Begriffs der Globalität und der Einheit des menschlichen Körpers zu erlangen. Denn es liegt an uns, das Konzept und die Philosophie der Osteopathie zu verteidigen und immer wieder neu zu bestätigen.

Anhang

Glossar

A frigore: „durch Abkühlen", d. h. nach Zugluft oder Verkühlung. Begriff, der für die Fazialislähmungen und manchmal auch für Pleuritis und Nephritis verwendet wird. Eigentlich bildet das Abkühlen keinen Parameter dieser Krankheiten.
Aditus ad antrum: Verbindung zwischen der Paukenhöhle und dem Antrum mastoideum.
Ageusie: Verlust des Geschmacksvermögens.
Agoraphobie: Angst vor großen offenen Räumen oder großen Menschenansammlungen.
Amaurose: totale Erblindung ohne offensichtliche Läsionen des Auges.
Amblyopie: Schwachsichtigkeit, Herabsetzung der Sehkraft ohne erkennbaren pathologischen Befund.
Andersch-Ganglion: Ganglion inferius (N. glossopharyngeus), befindet sich im kaudalen Anteil der Pars petrosa, gibt den N. tympanicus ab.
Anisokorie: seitendifferente Weite der beiden Pupillen.
Anisotension: Ungleicher Blutdruck zwischen den linken und rechten Extremitäten.
Anosmie: Verlust des Geruchssinns.
Ansa subclavia: kleiner Nerv, der die Ggll. cervicales superius, medium und inferius verbindet und die A. subclavia umgibt.
Arnold-Nerv: N. occipitalis major, tritt zwischen Atlas und Axis aus.
Ataxie: Störungen der Bewegungskoordination ohne Veränderung der Muskelkraft.
Aura: Empfindungen, die dem Paroxysmus einer Krankheit vorausgehen. Diese können motorischen, sensiblen, sensorischen, vaso-motorischen, sekretorischen oder psychischen Ursprungs sein.
Avellis-Syndrom: homolaterale Lähmung von Gaumensegel, Pharynx und Stimmbändern aufgrund einer Schädigung der Nn. accessorius (XI) und vagus (X).
Behçet-Krankheit: Assoziation mehrerer Symptome: Läsionen der Augen (Uveitis, Chorioretinitis), der Schleimhäute, Gelenke (Zervikalgie), der Verdauungsorgane, der Gefäße und Nerven.
Bell-Zeichen: bei der Fazialislähmung auftretende laterokraniale Rotation des Auges mit unvollständigem Lidschluss auf der gelähmten Seite, wenn der Patient versucht, die Augen zu schließen.
Blastoderm: Teil der Eizelle von Säugetieren, aus dem der Embryo entsteht, besteht aus zwei Blättern: Ektoderm und Entoderm.
Blepharospasmus: Spasmus der M. orbicularis oculi.
Bravais-Jackson-Anfälle: siehe Jackson-Anfälle.
Brudzinski-Zeichen: unwillkürliche Beugung der unteren Extremitäten bei passiver Kopfflexion, tritt im Zusammenhang mit dem meningealen Reizsyndrom auf.
Chassaignac-Tuberkulum Tuberculum caroticum, befindet sich vor dem Querfortsatz des 6. Halswirbels, dient als Anhaltspunkt für die A. carotis communis.
Cholesteatom: Perlgeschwulst, durch aneinandergelagertes Plattenepithel mit Cholesterin-Einlagerungen gekennzeichnetes gutartige Geschwür im Mittelohr, tritt häufig nach einer Otitis auf.
Konjunktiva: auch: Bindehaut, sehr dünne Membran, die die Innenseite der Augenlider und die Vorderseite des Augapfels bedeckt und damit ihre Gleitfähigkeit sicherstellt.
Corpora geniculata: Kniehöcker, kleine Erhebungen auf der Rückseite des Thalamus. Der Corpus geniculatum laterale bildet die Zwischenstation zur Sehbahn, der Corpus geniculatum mediale die Zwischenstation zur Hörbahn.
Cushing-Syndrom häufig Hyperplasie der Nebennieren mit übermäßiger Ausschüttung der Nebennierenhormone. Kennzeichen für das Cushing-Syndrom ist ein erhöhter Cortisolspiegel im Plasma. Ursache kann auch eine hypophysäre/hypothalamische Störung sein.
Dermatom: Hautbezirk, der durch einen sensiblen Spinalnerv innerviert wird.
Diplopie: Doppelbilder, Wahrnehmung von zwei Bildern eines einzigen Gegenstands. Diplopie tritt u. a. bei einer Lähmung des N. oculomotorius auf.
Edinger-Westphal-Kern Nucleus accessorius nervi oculomotorii. Motorischer Nervenkern für die intrinsische Augenmuskulatur, Teil des N. oculomotorius.
Ehrenritter-Ganglion: Ganglion superius (N. glossopharyngeus). Nervöses Ganglion unmittelbar über dem Foramen jugulare gelegen.
Ektoderm: äußeres Keimblatt des Embryos, aus dem die Epidermis, die Hautanhangsgebilde, die Sinnesorgane und das Nervensystem entstehen.
Enophthalmus: anomales Zurückweichen des Auges in der Augenhöhle (Gegenteil: Exophthalmus).
Entoderm: inneres Keimblatt des Embryoblasten, aus dem der Urdarm und der Dottersack entstehen. Letzteres ist ein embryonaler Anhang an die primäre Nabelschnur.
Epley-Manöver: passive und schnelle Lageveränderung des Patienten, von der vertikalen zur horizontalen Position, dient zur Befreiung der Otolithen im Labyrinth.
Ergotropie: Reaktion auf nicht spezifische Reize.
Ganglia coeliaca: kleine Nervengeflechte, die um den Truncus coeliacus angeordnet sind und am Plexus coeliacus (Solarplexus) beteiligt sind.
Ganglion ciliare: Nervengeflecht an der Außenseite des N. opticus, von dem die Nn. ciliares breves abgehen.
Ganglion geniculi: Fazialisknie, sensibles Ganglion des N. facialis, innerhalb des Canalis facialis gelegen.
Ganglion inferius n. vagi: Ganglion des N. vagus unmittelbar unter dem Foramen jugulare gelegen.
Ganglion oticum: Nervengeflecht des N. mandibularis, befindet sich unterhalb des Foramen ovale.
Ganglion pterygopalatinum: Nervengeflecht des N. maxillaris in der Fossa pterygopalatina.
Ganglion superius n. vagi: Ganglion des N. vagus innerhalb des Foramen jugulare.
Ganglion trigeminale: Ganglion Gasseri. Ganglion von dem aus die drei Äste des N. trigeminus (N. ophthalmicus, N. maxillaris und N. mandibularis) ihren Ursprung nehmen.
Ganglion vestibulare: nervöses Ganglion des N. vestibularis.
Garcin-Syndrom: einseitige Lähmung der Hirnnerven durch einen Tumor an der Schädelbasis.
Gasseri, Ganglion siehe Ganglion trigeminale.
Hemianopsie: Halbseitenblindheit, teilweiser oder vollständiger Ausfall des Gesichtsfelds eines oder beider Augen.
Hering-Nerv R. sinus carotici, viszerosensibler Ast des N. glossopharyngeus, der den Sinus caroticus innerviert.
Hydrops: Wassersucht, Ansammlung von seröser Flüssigkeit in einer Körperhöhle, z. B. der Endolymphe in Kochlea und Vestibulum.
Hyperakusis: gesteigertes Hörvermögen mit Schmerzen beim Hören bestimmter Töne.

Hypermetropie: Weitsichtigkeit, Schwierigkeit, Dinge in der Nähe zu sehen.

Induktion: aktive manuelle Dehnung eines Gewebes in der durch den Ecoute angezeigten Richtung.

Iridozyklitis: Entzündung der Iris und des Corpus ciliare (Ziliarkörper), der aus dem M. ciliaris, zur Kontrolle der Linse, und den Proc. ciliares, die das Kammerwasser bilden, besteht.

Jackson-Anfälle: lokal begrenzte Epilepsieform, der Patient bleibt bei Bewusstsein, bis die Krämpfe das Gesicht erreichen. Die Krämpfe bleiben auf eine Extremität oder auf eine Körperhälfte begrenzt. Diese Anfälle werden oft durch eine kortikale Reizung erzeugt (Trauma, Tumor, Sklerose, Gefäßprobleme etc.).

Jacobson'scher Nerv: N. tympanicus, Ast des N. glossopharyngeus.

Jacobson'sches Organ: siehe Vomeronasalorgan.

Katarakt: Trübung der Linse.

Kernig-Zeichen: Unvermögen, im Liegen oder im Sitzen ohne Knieflexion die Hüften zu beugen. Das Anheben des Beins löst einen Lendenschmerz aus. Das Kernig-Zeichen ist beim meningealen Reizsyndrom positiv.

Koaleszenz: Adhäsionen zwischen verschiedenen Gebilden gleicher Art, wie etwa den Ganglien.

Lipothymie: Gefühl, in Ohnmacht zu fallen, verbunden mit Übelkeit, beschleunigter Atmung, Muskelschwäche, Sehstörungen, starkem Schwitzen, normalerweise ohne Bewusstseinsverlust.

Lobstein-Krankheit: Osteogenesis imperfecta, Glasknochenkrankheit Typ I. Genetisch bedingte Knochenschwäche mit spätem Auftreten, gekennzeichnet durch Schädeldeformationen und bläuliche Sklera.

Meatus: Kanal. Bezeichnet den Kanal und nicht nur die Öffnung des Gangs.

Meckel'sches Cavum Cavitas trigeminalis. Dura-mater-Falte, die an der Vorderseite des Felsenbeins eine kleine Aushöhlung für das Ganglion trigeminale bildet.

Menière, Morbus: kochleovestibuläres Syndrom mit plötzlich auftretendem Schwindel, Tinnitus und Schwerhörigkeit. Nur bei Vorliegen von Schwerhörigkeit spricht man von der Menière-Krankheit.

Mesoderm: Zwischenschicht des Blastoderms, zwischen Ektoderm und Entoderm, aus dem sich das Bindegewebe, Knochen, Knorpel, Muskel, Blut- und Lymphgefäße, Corda dorsalis, Pleura, Perikard, Peritoneum, Synovialkapsel, Nieren und Geschlechtsorgane entwickeln.

Moria: Witzelsucht, gekennzeichnet durch euphorisches Verhalten und exzessive Jovialität.

Myotom: Muskelsegment. Serie symmetrisch ausgerichteter Segmente aus dem Mesoderm, die sich entlang dem Medullarrohr anordnen. Aus jedem Segment entwickelt sich die gesamte gestreifte Muskulatur eines Metamers.

N. stapedius: Nerv des Steigbügels.

Nervenknoten kleines, hartes und sensibles, manuell palpierbares Relief auf einem Nerv, dessen Mobilität eingeschränkt ist.

Nervi nervorum: intrinsisches Nervensystem des Nervs.

Neurokinin: durch das Nervensystem ausgeschüttete Polypeptide mit gefäßerweiternder Funktion.

Neuropeptide: chemische Botenstoffe, die durch das Zentralnervensystem ausgeschüttet werden.

Nucleus ambiguus: gemeinsamer motorischer Nervenkern der Medulla oblongata für die Nn. glossopharyngeus und vagus.

Nystagmus: unwillkürliche Augenbewegung mit sprunghaften Bewegungen in entgegengesetzten Richtungen.

Otolithen: Statolithen. Stark kalkhaltige Gebilde, die einen Teil des Labyrinths auskleiden und zum Körpergleichgewicht beitragen.

Otosklerose: Sklerose der Gewebe des Mittel- und Innenohrs.

Paget, Morbus: Osteodystrophia deformans, deformierende Knochenerkrankung mit starker Verkrümmung und Verdickung einzelner Knochen (Tibia, Femur, Becken und Ossa parietalia).

Parosmie: eingebildete Geruchswahrnehmung.

Petrositis: Knochenentzündung der Pars petrosa (Felsenbein).

Plakode: Verdickung des Ektoderms, die den ersten Ansatz der Sinnesorgane und der nervösen Ganglien bildet.

Porus acusticus: Öffnung des Meatus acusticus.

Presbyakusis: altersbedingte Verminderung der Hörfähigkeit.

Pterygoideus: flügelförmig.

Ptose: mehr oder weniger starkes Herabhängen des Oberlids, Lähmung des M. levator palpebrae superioris oder angeborenes Problem.

Quadrantenanopsie: nur ein Viertel des Sehfeldes betreffender Gesichtsfeldverlust.

Ramsay-Hunt-Neuralgie: Neuralgie des Ganglion geniculatum (Ganglion des N. facialis im Canalis facialis). Schmerzen konzentrieren sich auf den Gehörgang und das Mittelohr.

Ramus tentorii: rekurrenter meningealer Ast des N. ophthalmicus (V/1), der das Tentorium cerebelli innerviert.

Renitenz: feste Konsistenz, die sich dem Druck der Finger widersetzt.

Rhinecephalon: Riechhirn, für das Riechen zuständiger Teil des Gehirns. Es umfasst den Bulbus olfactorius, den Tractus olfactorius und das limbische System.

Scarpa-Ganglion siehe Ganglion vestibulare.

Septum: Trennstruktur, trennt zwei Teile eines Organs, einer Körperhöhle oder einer anderen anatomischen Struktur.

Skotom: Gesichtsfeldausfall. Fehler im Gesichtsfeld aufgrund von kleinen unsensiblen Arealen der Retina.

Somiten: Ursegemente, Segmente des Mesoderms, aus dem sich Dermatom, Myotom und Sklerotom entwickeln. Embryonales Gewebe zur Bildung des Skeletts.

Tic douloureux: entsteht bei Trigeminusneuralgie (oder Fazialisneuralgie), häufig durch einen mechanischen Stimulus ausgelöst: Kopfrotation, Kompression der Triggerpunkte im Gesicht etc.

Traktus: Bündel an Nerven- oder Muskelfasern.

Trigonum caroticum: Karotisdreieck, Raum, der lateral durch den M. sternocleidomastoideus, medial durch den M. omohyoideus und kranial durch den M. digastricus begrenzt wird.

Utriculus: kleine Höhle im kranialen Teil des membranösen Labyrinths des Innenohrs, in dem die drei Bogengänge zusammenlaufen.

Uvea: Gefäßhaut des Auges, bestehend aus der Iris, dem Ziliarkörper und der Choroidea.

Valsalva-Manöver: kräftiges Ausatmung durch die Nase mit geschlossenem Mund und mit den Fingern verschlossenen Nasenlöchern; dadurch wird der Druck in der Tuba auditiva erhöht.

Vasa nervorum: intrinsisches Gefäßsystem zur Versorgung des Nervs.

Velum palatinum: Gaumensegel, muskulärmembranöse mobile Platte, die den Gaumen nach kaudal verlängert, sie trennt den Nasenteil des Rachens vom Mundteil.

Vestibulum: Vorhof, mittlere Höhle des Labyrinths des Innenohrs.

Vomeronasalorgan: syn. Jacobson'sches Organ, endonasales, an der Nasenscheidewand gelegenes Divertikel des Riechorgans, sensibel gegenüber Pheromonen.

Wrisberg-Nerv: sensible Wurzel des N. facialis.

Zinn'scher Ring Annulus tendineus communis, durch die Mm. oculomotorii um den N. opticus gebildeter Sehnenring.

Zönästhesie: meist unangenehme Empfindung aus dem Inneren des Körpers.

Register

O